U0345208

老龄化背景下的糖尿病管理

——上海和新加坡对比研究

阳 方 著

上海科学技术出版社

图书在版编目（CIP）数据

老龄化背景下的糖尿病管理：上海和新加坡对比研
究 / 阳方著. -- 上海：上海科学技术出版社，2021.1
ISBN 978-7-5478-5140-1

Ⅰ．①老… Ⅱ．①阳… Ⅲ．①糖尿病－防治－对比研
究－中国、新加坡 Ⅳ．①R587.1

中国版本图书馆CIP数据核字(2020)第224369号

老龄化背景下的糖尿病管理——上海和新加坡对比研究
阳　方　著

上海世纪出版(集团)有限公司
上海科学技术出版社 出版、发行
(上海钦州南路71号　邮政编码200235　www.sstp.cn)
当纳利（上海）信息技术有限公司印刷
开本787×1092　1/16　印张14.5
字数265千字
2021年1月第1版　2021年1月第1次印刷
ISBN 978-7-5478-5140-1/R·2209
定价：68.00元

内容简介

　　本书基于"生物—心理—社会"模式,比较探究上海和新加坡老年糖尿病管理现状及其影响因素。其中,作者利用生态瞬时评估法考察了糖尿病患者日常生活中疾病管理行为、情绪、社会情境等因素对糖尿病管理的影响,通过深入访谈糖尿病患者、一线医务人员、社会工作者来探讨糖尿病管理存在的困境,提出对未来糖尿病管理的展望和设想。同时,本书基于问卷调查和访谈结果,尝试突破传统的糖尿病健康教育形式,创新引入社会工作方法和戏剧治疗方法对老年糖尿病进行干预。可供广大糖尿病防治健康教育工作者、社区工作者及卫生健康管理工作者阅读参考。

笔者于 2010～2014 年在新加坡攻读博士学位，参与新加坡糖尿病协会一系列的糖尿病健康教育活动，包括给糖尿病患者讲解糖尿病与心理健康、参与社区延展活动（如健康食物烹调、帮助糖尿病患者测量身高与体重等）、参加病友俱乐部的活动等，收集到一些关于糖尿病管理的一手资料。

2014 年 10 月笔者入职上海大学后，继续关注上海糖尿病的干预和健康教育。笔者带领学生走访了一些社区和医院，对糖尿病患者和一线的医务工作者进行访谈，给糖尿病患者发放问卷。我们了解到患者、医务人员、社区健康教育资源等多方面的信息，反思总结了现有糖尿病健康教育工作存在的困境和挑战。结合数据分析的结果和实地调研资料，我们以上海市第十人民医院内分泌科为依托，开展了社会工作小组工作干预和戏剧治疗干预尝试。

鉴于糖尿病是一个困扰老年人的世界范围内的公共卫生问题，加上手头积累有翔实的新加坡和上海的糖尿病管理数据，笔者尝试对上海和新加坡的数据进行对比分析，来探讨两个城市存在的异同以及是否有可供借鉴的地方。

本书不同于以往主要关注糖尿病患者的疾病管理行为的研究，对影响因素进行了拓展，探索了包括对疾病认识、人格特征等心理层面的变量，以及包括社会支持、社会控制在内的社会层面的变量，还探索了患者个人自我效能与来自家属、社会控制的交互作用，这些探索可以对糖尿病管理的影响因素有一个更加全面的理解。此外，本书在探索糖尿病管理影响因素的方法方面引入了心理学领域内的生态瞬时评估法，对糖尿病患者的血糖控制、日常疾病管理行为、社会支持和情绪等有一个全面的了解，对其日常生活进行评估和测量，从而根据患者的情况作出分析，为制定个体化治疗方案和干预方案提供依据。同时，生态瞬时评估法也可作为一种干预手段，对糖尿病患者的日常疾病管理进行干预，这种干预是发生在日常生活情境中的，容易被患者接受。

本书还尝试应用社会工作和戏剧治疗的方法来对糖尿病患者进行干预。探索性地引入其他学科的干预手法，有利于克服传统糖尿病教育工作和方法的不足，为糖尿病的健康教育增加新的活力。

此外，现有的糖尿病健康教育内容一般被称为"五驾马车"，涉及教育与心理治疗、运动治疗、药物治疗、饮食治疗和血糖监测,而对患者的口腔健康重视程度不够。研究表明,糖尿病与口腔疾患互为因果关系,互相影响,口腔疾患也会影响到糖尿病患者的生活质量。本书简要梳理了现有文献中针对糖尿病患者进行的口腔健康干预研究材料,并从口腔健康干预的角度对现有的糖尿病健康教育进行了反思。

糖尿病的干预和健康教育存在困境和挑战,不仅有来自患者本身的原因(例如对待糖尿病的态度、自我效能感)、家庭方面的原因(如家属提供的积极和消极的社会控制),也有来自社区层面、医疗卫生系统等方面的原因。笔者尝试结合实地调研以及文献中的慢性病管理理论和模型,反思总结如何改善现有的糖尿病健康教育体系,包括从患者层面、家属层面、社区层面、政府层面以及各个层面之间的联动。

由于时间和学识所限,书中可能存在不足之处,欢迎广大读者同道批评指正!

阳 方

2020 年 9 月

Contents | **目录**

导论篇
研究背景、现状、理论和方法

分论篇
具体研究课题

结论篇
研究结论与展望

导论篇

研究背景、现状、理论和方法

第一章
研究背景、问题和意义

一、研究背景

（一）慢性病：全球公共卫生问题

随着人民生活水平的提高、医疗水平的发展，人类的疾病谱发生了巨大的转变，由原来的以急性病或传染病为主的疾病谱，慢慢地转变为以慢性病为主的疾病谱。

慢性病是指起病隐匿、病程长且病情迁延不愈、一般不具有传染性，需要患者持续长时间或终身治疗，通常不会痊愈的疾病，是导致残疾和死亡的主要原因（WHO，2018）。通常来说，常见的慢性病包括心脑血管疾病、糖尿病、呼吸系统疾病等。近些年来，由于医疗水平的提升，癌症患者的生存年限大大延长，癌症也被认为是一种慢性病。此外，也有越来越多的学者把精神疾病看作慢性病，因为需要长期的管理。

慢性病已成为全球范围内的一个严重的公共卫生问题。世界卫生组织的报道表明，约80％的慢性病发生在中低收入国家或地区，慢性病成为主要的死亡原因，约有70％的死亡是由于慢性病导致的，每年约有4 100万人死于慢性病，远高于由于急性病引起的死亡人数。其中，心血管疾病导致约2 000万人死亡，癌症导致约900万人死亡，呼吸系统疾病导致390万人死亡，糖尿病导致160万人死亡，这四种疾病导致的死亡人数占慢性病死亡人数的84.1％（WHO，2018）。此外，慢性病还会在很大程度上影响患者的自理能力，导致残疾等。因此，全球范围内大多数的国家和地区采取了积极应对慢性病的策略，致力于降低慢性病对国家、社会、家庭和个体的影响。

如何控制和预防慢性病？关键在于识别出危险因素，并有针对性地采取行动。WHO提出了"2030年可持续发展计划"，把慢性病看成是可持续发展的一个重要挑战。我国也提出了《"健康中国2030"规划纲要》，对慢性病也提出了明确的预防控制目标、策略。

（二）糖尿病发病率逐年上升

糖尿病是一组以高血糖为特征的代谢性疾病，原因包括：胰岛素分泌不足、胰岛素利用障碍等。长期的高血糖对糖尿病患者会产生各种影响，导致身体各种组织，尤其是眼、肾、心脏、血管、神经等的损害。典型的症状是"三多一少"：出现多饮、多尿、多食、体重下降。糖尿病主要有两大类。① 1型糖尿病：由于胰岛 B 细胞被破坏导致胰岛素绝对缺乏，约占糖尿病患者总数的10％，常发生于儿童和青少年，需要终身依靠胰岛素治疗。② 2型糖尿病：以胰岛素抵抗为主，伴随胰岛素相对缺乏或胰岛素分泌受损，约占糖尿病患者总数的 90%。发病年龄多数在 35 岁以上,起病缓慢、隐匿,大部分患者是在体检的时候才发现;还有妊娠糖尿病——妊娠期妇女在孕中期或孕晚期才发现糖尿病(葛均波、徐永健、王辰,2018)。

1. 全球糖尿病概述

世界卫生组织数据表明,糖尿病患者数从 1980 年的 1.08 亿上升到 2014 年的 4.22 亿;成年人中糖尿病的发病率从 1980 年的 4.7% 上升到 2014 年的 8.5%,现在仍有上升的趋势,尤其是在中低收入国家中糖尿病的发病率上升更快;2018 年,死亡原因中,糖尿病排第 7 位,导致 160 万人死于糖尿病。糖尿病如果控制不好,会引起一系列包括失明、肾衰、心梗、中风或截肢等严重的后果。

健康饮食、规律运动、保持健康体重和不抽烟是有效预防 2 型糖尿病的重要方式。为了更好地应对糖尿病带来的挑战,世界卫生组织在以下几个方面做出了巨大的努力。① 提供预防慢性病的科学标准。② 发展糖尿病诊断和照顾的标准。③ 促进全球对糖尿病的知晓,每年的 11 月 14 日被定为世界糖尿病日。④ 对糖尿病及其危险因素提供检测服务和帮助。世界卫生组织列有专门的糖尿病项目,主要是为了预防 2 型糖尿病,最大限度减少并发症的发生,最大限度提高患者的生活质量。该项目的宗旨是设定规范和标准,提升监测水平,鼓励预防,提高知晓率,加强预防和控制(WHO,2018)。

2. 我国糖尿病概述

糖尿病也给中国带来了巨大的挑战。2010 年我国的一项全国性调查,统计了 31 省市 9 万余 18 岁以上成年人群的糖尿病流行情况(应用美国糖尿病协会 2010 年的诊断标准,同时纳入糖化血红蛋白≥6.5% 为糖尿病诊断标准)。结果显示,有 11.6% 的成年人被诊断出患有糖尿病。具体来说,50~59 岁和 60~69 岁的成年人患糖尿病的比例分别是 17.6% 和 22.5%,呈现出随着年龄增大、发病率增加的趋势(Xu 等,2013)。如果应用世界卫生组织 1990 年的诊断标准,调查结果显示,有 9.65% 的成年人被诊断为患有糖尿病,呈现出性别和城乡差异,男性略高于女性,城市明显高于农村(Xu 等,2013)。这也说明,不同的诊断标准及不同的糖化血红蛋白测量方法会影响发病率的估计。

根据《国家基层糖尿病防治管理指南(2018)》,目前我国糖尿病防控形势严峻,总体呈现"五多一少"的现状,具体表现为:患病人数多、糖尿病后备军多、年轻患者多、2 型糖尿病患者多、糖尿病并发症多,治疗达标人数少。① 截止到 2018 年,我国约有 1.14 亿糖尿病患者,约占全球糖尿病患者的 27%,已成为世界上糖尿病患者最多的国家,平均每 10 个成人中就有一个糖尿病患者。② 处于糖尿病前期的比例约为 35.7%,平均每 3 个人中就有 1 个处于糖尿病前期(Wang 等,2017),如果没有采取有效的预防措施,转变为糖尿病阶段的风险将大大增加。③ 糖尿病发病逐渐年轻化。具体体现为:40 岁以下的糖尿病患者约占所有糖尿病患者的 10%;60 岁以下的糖尿病患者约占 56%。年轻糖尿病患者的依从性并不理想,疾病的管理也很大程度上受到工作学习的影响。④ 2 型糖尿病患者约占所有糖尿病患者的 90%。2 型糖尿病很大程度上需要严格的生活方式调整,这就需要糖尿病健康教育中要加强促进患者依从性的措施。⑤ 糖尿病的并发症多,有 60% 的患者至少有一种并发症,如果血糖控制不好,往往会导致更加严重的后果,例如中风、肾衰、冠心病、截肢、失明等。⑥ 治疗达标人数少,防治效能差。糖尿病知晓率为 38.6%,治疗率为 35.65%,控制率为 33.0%。如图 1-1 所示,贾伟平(2018)总结了从患者个体层面遇到的挑战,包括健康意识、对治疗的恐惧、自我管理行为依从性欠佳、缺少社会支持等。这说明,糖尿病的预防和治疗工作非常艰巨,需要更多的力量来加强预防和治疗,提升糖尿病知晓率、治疗率和控制率。《国家基层糖尿病防治管理指南(2018)》指出,要加强糖尿病的防治工作,尤其是加强基层医疗卫生机构的工作能力,聚力基层。

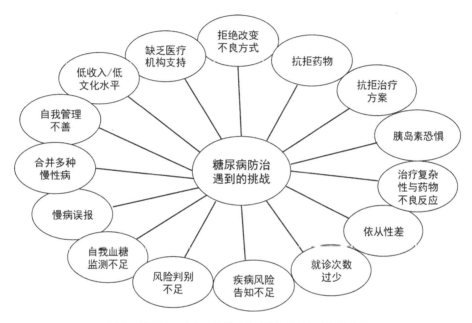

来源:贾伟平,2018 年,《糖尿病防治的战略思考及创新实践》

图 1-1　中国糖尿病防治遇到的挑战

3. 上海的糖尿病现状

根据上海市卫生健康委员会的资料(2018),糖尿病是影响上海居民健康的主要慢性病之一。本市常住居民≥35 岁成人中糖尿病患病率为 17.6%,平均每 6 个人中就有一个糖尿病患者,约有糖尿病患者 250 万人。随着年龄的增长,糖尿病患病率逐渐上升,60~74 岁、75 岁及以上的人群中糖尿病患病率分别高达 24.3% 和 31.3%,意味着 60 岁以上的老年人中有超过 1/4 为糖尿病患者,越来越多的家庭正在承受着糖尿病带来的疾病负担。

在相关的政策方面,2004 年 11 月,上海市卫生和计划生育委员会发布了《上海市社区糖尿病防治工作指南(试行)》,强调了基于社区的糖尿病管理,明确了相关部门的职责、糖尿病的分类及诊断标准、干预措施等内容。近些年来,相关部门也不断出台了政策和方案,进一步加强糖尿病的防治工作,例如 2018 年上海市政府发布的《上海市防治慢性非传染性疾病中长期规划(2018~2030 年)》和上海市卫生和计划生育委员会发布的《上海市糖尿病预防与诊治服务体系建设方案》。

上海市历来重视糖尿病防治工作,重点加强糖尿病的"医院—社区—患者"一体式管理,建立了覆盖本市疾病预防控制机构、二三级医疗机构和所有社区卫生服务中心的糖尿病防治体系。目前,参加社区健康管理的糖尿病患者已超过 70 万,累计为超过 100 万人实施了糖尿病风险评估,筛查高危人群 30 余万人,为 20 余万糖尿病患者实施了并发症的筛查,并及时转诊严重的患者。

4. 新加坡的糖尿病现状

2011 年的研究显示,新加坡有 19.3% 的 50~59 岁和 29.1% 的 60~69 岁人群患有糖尿病,且 18~69 岁人群糖尿病的发病率由 2004 年的 8.2% 上升到 2010 年的 11.3%(Ministry of Health,2011)。根据 Ministry of health 的数据(2018)显示,2017 年新加坡在糖尿病上的花费超过 10 亿美元。新加坡人患糖尿病的比例在发达国家中排名第二,仅次于美国,平均每 9 个人中就有 1 个人患有糖尿病;随着年龄增加,糖尿病发病率越高,60 岁以上的华人,平均每 10 个人中有 2 个人患有糖尿病。

面对如此严峻的糖尿病发病形势,新加坡政府出台了一系列的政策,包括征收含糖税、禁止销售高含糖饮料、限制含糖饮料广告、强制性标识含糖成分。新加坡在 2016 年 6 月成立糖尿病预防及治疗工作组,积极展开各项工作,开始全面应对糖尿病带来的挑战。

综上所述,随着生活方式的改变,糖尿病已成为全世界范围内的一大公共卫生问题,造成了严重的疾病负担,同时也给国家、社会、家庭和患者带来严重影响。此外,糖尿病的发病率还处于不断上升的趋势,随着年龄增加,发病率也有增加的趋势;同时,呈现出糖尿病患者年轻化的趋势。糖尿病的防治需要多方的努力,涉及政府、社会、家庭和个体等,但是现在的糖尿病防治工作形势严峻,面临着来自多方面的挑战,糖尿病的防治工作任重道远。

(三) 糖尿病管理现状欠佳

中国正面临着糖尿病带来的巨大负担。2013 年全国调查数据——"中国慢性病以及危险因素监测研究"数据表明,成人中糖尿病患病率达 11.6%,平均 9 个人中就有一个人患有糖尿病;糖尿病前期的比例约为 35.7%,平均每 3 个人中就有 1 个处于糖尿病前期(Wang 等,2017)。可见,我国的糖尿病防治工作,相当严峻。上海市糖尿病患者人数也接近 250 万,这已经成为上海市沉重的疾病负担之一。总的来说,糖尿病现状呈现为知晓率低、血糖控制率低、并发症筛查率低的特点。数据表明,上海市糖尿病知晓率不断上升,达到 68%,意味着即 100 个糖尿病患者中有 68 人知道自己患有糖尿病,但尚有近 1/3 的人不知道自己患有糖尿病,这也给糖尿病防治工作带来了很大的挑战。

研究表明,与其他糖尿病群体比较,老年糖尿病患者对糖尿病相关知识缺乏了解,对糖尿病及并发症诊治、自我管理的重要性认识更为不足(周春枝,2011)。朱元斌等(2018)对 98 例老年 2 型糖尿病患者自我照顾行为与疾病控制状况的调查显示,仅 1.02% 的患者自我照顾行为执行情况良好,而 51.02% 的患者为不及格。何叶等(2013)对老年糖尿病患者的自我管理现状研究发现,遵医行为、饮食行为和运动行为较好,而血糖自我检测和足部护理显示不理想,可见老年糖尿病患者自我管理普遍处于中等或偏低的水平且自我管理各个维度水平不一。总体来说，老年糖尿病的管理现状不容乐观。探究老年糖尿病患者管理依从性欠佳背后的原因是什么，有利于我们认清问题，给现有的服务和实践提供依据。

二、研究问题

鉴于糖尿病的发病率逐年上升，已成为困扰老年人生活的一个问题，而且老年人糖尿病管理现状不容乐观，本书将比较分析上海和新加坡糖尿病患者疾病管理的现状，并探究有哪些因素会影响到糖尿病患者的管理；此外，本书还将创新性地采用社会工作的方法和途径来开展糖尿病的干预；最后，结合问卷调查、访谈、干预现状和探索以及现有的理论，提出对未来糖尿病管理的展望和设想。具体的研究问题如下。

（1）上海和新加坡糖尿病患者疾病管理的现状以及影响因素有哪些？

（2）目前都有哪些干预措施？从社会工作的角度出发，如何为糖尿病患者提供服务？服务成效如何？

（3）糖尿病管理的困境表现在哪里？未来糖尿病管理有何展望？

三、研究意义

本书将主要基于"生物—心理—社会"模式，探究老年糖尿病患者的多维适应现状以及影响因素；在干预方面，尝试引入社会工作方法和戏剧治疗的手段对老年糖尿病患者开展干预。总的来说，体现在下述的理论意义和实践意义两方面。

（一）理论意义

文献中关于糖尿病的管理更多集中在自我管理行为方面，而对患者的社会和心理层面的因素重视程度不够。本书基于"生物—心理—社会"模式，探究糖尿病患者的多维适应以及影响因素，例如本书将探究心理层面的自我效能感、社会层面的健康相关的社会控制等。通过社会心理层面的探究，本书希望能对糖尿病管理提供一个更加全面的认识，提供一些理论方面的思考。

（二）实践意义

从实践角度来说，现有的糖尿病教育和干预主要以糖尿病疾病知识和疾病管理宣教为主，形式较为单一。在现有糖尿病健康教育和干预的基础上，本书将尝试引入社会工作和戏剧治疗的方法到糖尿病的管理中，更多关注患者的社会心理层面，缓解患者的负性情绪对于疾病管理的影响，帮助患者更加积极地管理疾病和面对人生。这样的探索，有利于拓展糖尿病教育和干预服务，从而更全面地帮助糖尿病患者，提升生活质量，更好地管控糖尿病。此外，本书还将进行上海和新加坡老年糖尿病患者管理现状和干预现状的对比分析，并讨论新加坡的经验是否可以借鉴用于提升上海老年糖尿病患者的依从性和生活质量。

参考文献

［1］ 何叶,绳宇.空巢老年糖尿病患者自我管理水平和生存质量的相关性研究［J］.中华护理杂志,
2013,48(2)：136~138.

［2］ 周春枝,宋小琴.行为干预在老年糖尿病患者自我管理中的应用［J］.医学信息,2011,32(4)：
1592~1594.

［3］ 朱元斌,许向东,潘杰.南浔区 50 岁及以上人群 2 型糖尿病患病率调查［J］.预防医学.2018,
30(11)：1138~1141.

［4］ 葛均波,徐永健,王辰.内科学［M］.第九版.北京：人民卫生出版社,2018.

［5］ 中华医学会糖尿病学分会,国家基层糖尿病防治管理办公室.国家基层糖尿病防治管理指南
(2018)［J］.中华内科杂志,2018,57(12)：885~893.

［6］ GBD 2015 Risk Factors Collaborators. Global, regional, and national comparative risk assessment
of 79 behavioral, environmental and occupational, and metabolic risks or clusters of risks, 1990 -
2015: a systematic analysis for the Global Burden of Disease Study 2015［J］. *Lancet*, 2016, 388
(10053)：1659~1724.

［7］ Ministry of Health, Singapore. National Health Survey 2010［EB/OL］. http://www.moh.gov.sg/
content/dam/moh_web/Publications/Reports/2011/NHS2010%20 -%20low%20res.pdf.

［8］ Wang L, Gao P, Zhang M, et al. Prevalence and Ethnic Pattern of Diabetes and Prediabetes in
China in 2013［J］. *JAMA*. 317(24)：2515~2523.

［9］ World Health Organization. Non-communicable disease［EB/OL］. https://www.who.int/en/
news-room/fact-sheets/detail/noncommunicable-diseases.

［10］ Xu Y, et al. Prevalence and Control of Diabetes in Chinese Adults［J］. *JAMA*, 310(9)：948.

　　糖尿病患者的管理以保持理想的血糖水平为主要目标之一。糖尿病治疗的依从性包括遵医嘱服药、定期复查及改变不良生活方式,其中的改变生活方式在糖尿病的治疗中尤为重要。糖尿病患者需要对自身日常生活中的多个方面进行管理,包括药物使用、血糖监测及饮食、运动、情绪管理等。研究发现,患者的依从性往往并不是很理想(李鸣镝等,2012;仲学锋等,2010;Delamater,2006)。例如,仲学锋等(2010)发现只有49.5%的患者具有良好的自我管理行为,其中血糖监测行为最低,仅有6%。目前国内只有约1/4的糖尿病患者在接受药物治疗,其中不到40%的患者血糖水平得到了良好控制(Xu等,2013)。患者的依从性不好,引起血糖控制不佳,往往引起多种并发症甚至会提高死亡率(Groeneveld,Petri,Hermans,Springer,1999)。糖尿病的管理受到多种因素的影响,下面将重点讨论心理因素和社会因素对糖尿病的影响。

一、心理因素和糖尿病

(一) 疾病认知和糖尿病

　　患者对一个疾病的认知,会影响患者的临床症状、自我管理行为和心理健康。关于个体对疾病认知的研究起始于1960年代的关于健康威胁的传播研究。Leventhal等(1984)提出了疾病的自我调控模式(self-regulatory model)来描述个体应对感知到健康威胁的过程。自我调控模式指出,情境性的刺激(如临床症状)会引起患者产生对疾病认知和情绪上的感知。这些感知分三个阶段来发挥作用:首先,个体会形成对疾病的感知;然后,患者会采取行动来应对;最后,患者会评价所采取行动的有效性。这个模式包括了持续性的反馈环,即患者对采取行动有效性的评价会进一步影响到他们对疾病的感知以及应对行为的实施。

　　早期的研究明确了疾病认知的5个维度,具体如下。① 认同:即个体用于描述疾病和症状的用语。② 后果:疾病可能导致的后果。③ 原因:个人觉得有可能导致疾病的原因。④ 时长:个体觉得疾病可能持续的时间。⑤ 治疗或控制:个体觉得在多大程度上他们可能会康复或治愈疾病的概率(Leventhal等,1984;Lau & Hartman,1983)。大量的研究证实,对疾病的认知会影响到患者的行为,而改变患者的消极认知会提高患者的依从性(Broadbent等,2015;Petrie等,1997;Petrie等,2002;Petrie等,2003)。例如,Mann等

(2009)发现,如果糖尿病患者的疾病、药物、认知与糖尿病的慢性病属性越不一致,则患者的药物依从性越不好。Broadbent 等(2011)发现,糖尿病患者的疾病认知与患者在服药、饮食、运动方面的依从性息息相关。Mc Sharry 等(2011)在疾病认知和糖化血红蛋白的荟萃分析中,发现认同感越强、感知后果越严重、感知疾病持续时间越长与糖化血红蛋白呈正相关;个人控制感越强与糖化血红蛋白呈负相关。他们还发现,关于糖尿病的疾病认知可以通过针对性地干预来改变,从而影响到最终的糖化血红蛋白。由此可见,合理、科学的疾病认知有利于促进疾病管理的依从性。

(二) 人格和糖尿病

人格,体现了个体在认知、情绪或行为等方面稳定且持续的个体差异。在慢性病的研究中,现有的研究倡导从"生物—心理—社会"模式来看待健康或慢性疾病,从而对慢性病患者有一个更加全面的认识(Len,2000;Wiebe 等,1996)。仅从生物角度来看待慢性疾病的管理,忽略患者的社会、心理背景,无疑是只关注冰山一角。

人格是心理学中非常重要的概念,研究中常用的有大五人格(the Five-Factor Model)(Digman,1990;McCrae,2003),包括外向性、宜人性、尽责性、神经质(或情绪稳定性)和开放性。外向性的个体往往是外向的、善于交流的、寻求他人陪伴的。宜人性的个体往往是有同理心的、善于与他人合作的。尽责性高的个体往往比较自律,严格要求自己,做事情比较有计划。神经质的个体,往往情绪不稳定,倾向于有更高的心理压力。开放性体现个体对新鲜事物的接受程度。

文献中也有大量的关于人格特征与慢性疾病适应的研究,例如肿瘤、心血管疾病、糖尿病等。例如,在肿瘤与人格的研究中(Dahl,2010),研究比较多的人格变量包括:神经质、外向性、尽责性和乐观,该研究考察了人格与肿瘤发生、疾病管理以及生存期之间的关系。Kim(2005)发现在肺癌患者中,神经质个人特征与更多的抑郁症状呈正相关。在关于人格特征与糖尿病的研究中,Čukić 等(2014)发现,外向性的人患糖尿病的风险较低。Wheeler 等(2012)发现,患者的神经质与降糖药物的服用呈负相关,患者的外向性与运动呈正相关,患者的尽责性与药物服用、饮食遵守呈正相关。Lane 等(2000)发现,神经质的个人特征与糖尿病患者的糖化血红蛋白呈显著相关。也有一些研究并未发现个人特征与慢性病管理之间的相关性(Lillberg 等,2002)。

(三) 自我效能感、健康控制焦点和糖尿病

1. 自我效能感

有大量的研究表明,自我效能感和健康控制焦点是影响慢性疾病适应的两个非常重要的因素(DeVellis & DeVellis,2001;Knappe & Pinquart,2009)。自我效能感是个人对自己是否有能力执行某行为的感知(Bandura,1986)。自我效能感能够通过以下四个机制影响到社会心理功能(Bandura,1999):认知、动机、情绪和选择过程。从认知的角度来说,自我效能高的个体能够想象成功的场景,并显示出策略上的灵活性,从而能够进一步提升他们的自我效能感。另外,自我效能感的个体更有动力去付出努力,去想出更好的办法去实现自己制定的目标。当个体面临困难或压力时,自我效能感也会影响个

体感知到的压力、焦虑甚至是抑郁情绪。此外,自我效能感能够鼓励人们去创造更加友好的环境,并对周围的环境或选择实施控制。总体来说,自我效能感高的个体倾向于有一个积极的自我评价,会积极进取实现自己的目标,并能通过创造友好的环境,来降低压力感。

自我效能感更高的患者能够更好应对由于慢性病导致的压力,也能够促进患者更积极地管理疾病,从而有更好地适应(DeVellis & DeVellis,2001;Mancuso 等,2001;Stretcher 等,1986)。文献表明,自我效能感对不同慢性病患者都具有积极的作用。自我效能感与慢阻肺和心衰患者的身体功能呈正相关(Arnold 等,2005)。乳腺癌患者自我效能感越高,越往往有更少的功能障碍(Manne 等,2006)。同样的,对于糖尿病患者来说,自我效能感高,有抑郁情绪的概率较低(Cherrington 等,2010;Sacco 等,2005),而自我效能感低的患者有更高水平的心理压力(Law 等,2013)。此外,自我效能感能够提升自我照顾行为(Bean 等,2007;Sarkar 等,2006)。例如,自我效能感高能够促进患者的足部护理行为(Chin 等,2013)和体育锻炼(Dutton 等,2009)。以上研究表明,自我效能感能够促进患者的心理和行为适应。对于糖化血红蛋白,研究的结果并不一致。例如,Cherrington 等(2010)和 Venkataraman 等(2012)发现,自我效能感与糖化血红蛋白呈负相关。然而,也有研究表明,自我效能感与糖化血红蛋白没有显著相关(Bean 等,2007)。总体来说,大部分研究表明,自我效能感高的患者能够更加积极地参与糖尿病的管理、更好地应对疾病带来的压力。

2. 健康控制焦点

内在健康控制焦点来源于控制焦点的概念。在 Rotter 的社会学习理论中,他提出,人们基于对事件或情境的控制发展出了对结果的一般期待。控制焦点是指个体发展出来的对于事件或结果是否有控制感的信念(Rotter,1966)。Rotter 认为有两种控制源,包括内在和外在。内在控制焦点的个体认为,事件结果取决于他们自身的行为,然而外在控制焦点的个体认为,事件结果取决于外在的因素,例如有影响力的他人、运气或机会(Rotter,1966)。

控制焦点通常是分领域的,该概念也逐渐被扩展到其他领域。Wallston 等人把控制焦点的概念应用在健康领域,并发展出了测量健康控制焦点的量表。健康控制焦点,是指内在或外在的因素,或自身行为或自身之外的因素,在多大程度上决定他们健康的信念。Wallston & DeVellis(1978)将健康控制焦点的概念扩展为三个维度,包括内在、有影响力的他人、运气健康控制焦点。内在健康控制焦点是指在多大程度上个体将自身健康归于自身内在的因素,例如自己的行为。有影响力的他人健康控制焦点测量个人认为自身健康在多大程度上取决于有影响力的他人,比如医生、家人。运气健康控制焦点测量个体在多大程度上认为自身健康取决于运气。

内在健康控制焦点同时显示有更多的个人应对资源和机会(Landau,1995)。具有高内在健康控制焦点的个体更可能有健康的生活方式,能够更好应对压力,从而获得更好的幸福感和心理健康。大量的研究表明,内在健康控制焦点与健康行为呈正相关。例如,有更高内在健康控制焦点的个体在一个由吸烟、喝酒、运动和饮食共同测量的生活方式指标上得分更高(Norman 等,1998)。同时,内在健康控制焦点与内科患者的积极情绪呈正相关(Knappe & Pinquart,2009)。除了内在健康控制焦点对行为和心理健康带来的积极影响外,内在健康控制焦点也能显著预测身体健康与寿命长短。例如,内在健康控制焦点与老人的身体功能呈显著正相关(Wallhagen 等,1994)。Burker 等(2005)发现,内在健康控制焦点与肺移植后的患者的生存时间呈显著相关,即使在控制年龄和医疗诊断的影响后。内在健康控制焦点水平高的个体往往更加愿意遵从医嘱,因为他们相信,自己的能力或行为能够决定病情的发展。相反,如果个体认为健康主要由运气或他人决定的而并非自身的行为,则这样的个体往往更不愿意改变已有的不良生活习惯,因为他们觉得自身的行为对改善结果作用不大。

然后,内在健康控制焦点并非总是对慢性疾病的适应有利。例如,对于更加严重或威胁生命的疾病来说,比如 AIDS 或癌症,高内在健康控制焦点并不是可适应的(Burish 等,1984;Ruffin 等,2012)。更加严重或威胁生命的疾病可能确实在患者的掌控之外,因此对于高内在健康控制焦点患者来说,由于高内在健康控制焦点和实际健康状况的绝大差距,反而让患者觉得受挫或觉得有压力。然后对糖尿病患者来说,高内在健康控制焦点可能帮助患者调整或适应,因为糖尿病需要患者长期的努力和付出,患者的行为很大程度上决定了症状和预后。研究也发现,内在健康控制焦点与糖尿病自我管理行为呈正相关(Schlenk & Hart,1984;Montague 等,2005),与营养门诊出勤呈正相关(Spikmans 等,2003)。

此外,内在健康控制焦点也与心理健康呈正相关。对于糖化血红蛋白来说,有些研究发现,内在健康控制焦点与糖化血红蛋白呈负相关(Nabors 等,2010;Ulf 等,1998),内在健康控制焦点越高,患者血糖控制地越好。然而,也有些研究发现,内在健康控制焦点与糖化血红蛋白并不显著相关(Auerbach 等,2002)。

相较于内在健康控制焦点,其他维度的健康控制焦点的研究相对较少。在现有的相关研究中,研究结果并非一致。例如,Schlenk 等(1984)发现,在糖尿病患者中,内在健康控制焦点和有影响力的他人健康控制焦点能够显著预测依从性,而其他维度的健康控制焦点不显著。也有一些研究表明,外在控制焦点与糖尿病的自我管理行为显著相关(Daniels,2000;Hayes 等,2000;O'Hea,2005a,2005b)。O'Hea 等(2005a)研究中发现,各个维度的健康控制焦点的主效应对于糖尿病患者的糖化血红蛋白影响不显著,但是健康控制焦点各维度之间的交互作用则对糖化血红蛋白影响显著。在 Hummer 等(2011)关于健康控制焦点与糖尿病患者糖化血红蛋白研究的荟萃分析中,他们指出,包括的 17 个研究中,健康控制焦点与糖化血红蛋白之间的关系很微弱,主要体现在有影响力的他人健康控制焦点与糖化血红蛋白之间的微弱相关性。

二、社会关系和糖尿病

(一) 社会支持和糖尿病

社会支持是来自个体所处的社会网络提供的信息、物质、情绪等方面的支持,来帮助个体应对面临的压力(Cohen,Gottlie & Underwood,2000)。社会支持可以降低压力带来的消极影响,提升个体对环境的适应(Thoits,1995)。社会关系与健康的研究也表明,社会支持能够促进健康,能够降低发病率和死亡率。Uchino(2006)的研究表明,社会支持能够提升机体对于环境的适应性,有更积极的生理配置(biological profiles)。社会支持也可以促进行为方面的改变,提升自我管理的依从性。同时,也可以通过心理层面发生作用,促进积极认知与评价、提升个体自信心,从而提高健康水平(Uchino,2006;Schwarzer & Leppin,1991)。

对于慢性病患者来说,社会支持可以规范自我管理行为、提高治疗的依从性(DiMatteo,2004;Gallant,2003)。而关于社会支持与慢性疾病的研究中,大部分围绕糖尿病患者。Strom & Egede(2012)系统梳理了关于社会支持与糖尿病的相关研究,发现更高水平的社会支持与良好的临床结果、良好的生活方式以及更少的社会心理症状相关。Van Dam等(2005)检索了相关的临床随机试验研究结果发现,新型的社会支持,比如,群体辅导、基于互联网或电话的同伴支持、社会小组支持都有助于糖尿病患者的自我管理。具体来说,社会支持可通过以下机制影响到患者的结果,包括行为、心理、生理。从行为方面来说,社会支持可以帮助糖尿病患者意识到健康行为的好处,改变不良行为,增强自我管理的依从性。从心理方面来说,社会支持可以提升糖尿病患者的自我效能感,改善不良情绪,促进行为和情绪健康。从生理上来讲,社会支持可以缓冲压力对糖尿病患者带来的不良影响,增强机体的免疫功能,延缓并发症的发生。

(二)健康相关的社会控制和糖尿病

社会控制是来自社会学的一个概念,通常是指,通过社会或政治的力量来对群体或个体的行为进行调控,从而维持群体或个体对社会规范的服从和遵守,最终实现社会的稳定(Janowitz,1975)。社会控制通过两种形式来实现,一种是非正式的社会控制,一种是正式的社会控制。非正式的社会控制是指通过社会化的过程来实现对社会规范或价值观的内化,而正式的社会控制是指外在的强制性措施。后来,社会控制被应用在犯罪学领域。社会控制理论指出,从事越轨行为的倾向可以通过社会化或社会学习习得的自我控制来阻止,社会控制通过直接和间接两种形式来发挥作用。具体来说,直接社会控制是指针对错误行为实施惩罚,针对遵从行为给予奖赏。间接社会控制是指与重要他人的链接,从而减少越轨行为。社会控制能够指引人们进行常规行为,预防越轨行为,比如犯罪(Gibbs,1981;Hirschi,1969)。总的来说,社会控制通过两种形式来发挥作用,直接(外显)或间接(内隐),社会规范在社会控制发挥作用的过程中起着非常重要的作用。

把社会控制应用到健康领域的时候,健康或没有疾病是一个常态。进行健康促进行动,远离不健康的行为,是健康相关的社会规范。而进行非健康的行为,远离健康的生活习惯,则违反了健康相关的社会规范。当个体没有遵守该规范时,社会网络中的他人可能会实施健康相关的社会控制,试图鼓励健康行为,制止不健康行为(Umberson,1987)。健康相关的社会控制,反映了社会关系的健康调控作用,也通过两种方式发挥作用:直接和间接(Rook,Thuras & Lewis,1990;Umberson,1987)。直接健康相关的社会控制是指社会关系成员试图调控、影响或限制健康相关行为,为了阻止健康损害行为以及增加健康促进行为(Lewis & Rook,1999;Umberson,1987)。间接健康相关的社会控制则指为了他人要保持健康的一种内化的责任感或使命感,从而促进个体维持健康(Umberson,1987)。总的来说,健康相关的社会控制关注规范性的健康相关行为如何通过个体在社会关系中的参与被强化。

1. 直接健康相关的社会控制和糖尿病

近些年来,健康相关的社会控制越来越受到关注。到目前为止,关于健康相关的社会控制的研究包括健康人群中的父母、夫妻或约会男女(Lewis & Butterfield,2007;Lewis等,2004;Umberson,1992)。Hughes & Gove(1981)在关于社会关系和健康的经典研究中发现,与独居的人相比,与他人共同居住的研究对象汇报有更少的物质使用,但是有更高的心理压力水平。这些研究结果显示了直接健康相关的社会控制的“双重效应模式”,即直接健康相关的社会控制能够减少健康损害行为,但是建立在损害心理健康的基础上。该模式得到了部分验证和支持(Lewis & Rook,1999)。

直接健康相关的社会控制是社会关系影响健康和健康行为的一个非常重要的作用机制。来自家属的健康相关的社会控制是家属尝试对患者健康行为进行调控和影响的一种人际作用机制(Lewis & Rook,1999)。通常来说,它是指家属试图调控、影响或限制健康行为,试图阻止健康损害行为,或者增加健康促进行为。当家属认为患者依从性不好,家属会实施健康相关的社会控制,来降低患者不健康行为,提高患者的依从性(Lewis & Rook,1999)。但是,家属提供的社会控制并非总是对患者有利。家属提供的社会控制有时候可能传达一种对患者现有健康行为的不认可或不满意。因此,尽管患者会改变不健康的行为,但是他们可能会有一些消极情绪。这称之为“双重效应”,即:家属提供的社会支持会促进健康行为改变,但同时会引发心理压力(Lewis & Rook,1999)。

文献中,关于健康相关的社会控制和健康行为的研究也较多,包括临床样本和非临床样本。在非临床样本中的关于直接健康相关的社会控制的研究表明,直接健康相关的社会控制是能够促进健康行为的。例如,对于抽烟的人来说,Westmaas等(2002)发现,配偶对于抽烟人的行为调控可以减少日常抽烟的行为且这种效应有性别差异,对于男性来说,调控产生的作用更大。另外,Lewis & Butterfield(2007)发现配偶提供的直接健康相关的社会控制能够预测更多的健康促进行为。但是,这与关于直接健康相关的社会控制与心理变量之间的相关性的发现却不一致。例如,Lewis & Rook(1999)发现,在一个老年群体样本中,来自某个社会网络成员的直接健康相关的社会控制能够增加心理压力。但是Rook等(1990)的研究却没有发现这样的结果。没有预料到的是,他们发现,直接健康相关的社会控制导致更少的心理压力以及更好的人际关系满意度。可能的原因是,大部分研究对象相对比较健康且有较健康的生活方式,因此他们觉得来自他们的社会控制是一种关怀,并感谢来自他人的关心,从而有较好的心理健康。总的来说,在非临床样本中直接健康相关的社会控制研究显示,直接健康相关的社会控制能够促进健康行为,但是与心理健康之间的关系不一致。

　　在临床样本中关于直接健康相关社会控制的研究发现则更为复杂。相比于非临床样本来说,在临床样本中,直接健康相关的社会控制对于慢性病患者来说可能更为普遍,因为慢性病患者可能没有严格遵守相关的医嘱。考虑到自我照顾行为的复杂性以及可能遇到的障碍,患者可能会忘记吃药,不严格遵守饮食规定。相应的,家属会试图调控或影响患者的健康行为,鼓励他们遵从医嘱。直接健康相关的社会控制已在不同的患者人群中进行研究,包括糖尿病、心血管疾病、肿瘤、关节炎。其中,糖尿病患者的研究相对较多。例如,Grzywacz 等(2012)发现直接健康相关的社会控制与糖尿病患者较差的自我管理相关,具体表现为直接健康相关的社会控制与较差的血糖控制相关。同样的,Khan 等(2013)在糖尿病患者中使用了日常日记法,发现来自配偶的直接健康相关的社会控制与锻炼行为呈不相关或呈负相关。在其他慢性疾病的研究中,Franks 等(2006)关注参加心脏康复的患者,他发现:从横截面分析来看,来自配偶的直接健康相关的社会控制与健康行为、心理健康无相关;从纵向分析来看,来自配偶的直接健康相关的社会控制导致更少的健康行为、更差的心理健康水平。在一个有关前列腺肿瘤患者的研究中,Helgeson 等(2004)并没有发现直接健康相关的社会控制促进健康行为的证据。但是,Stephens 等(2009)在一个接受膝关节手术的关节炎患者的研究中,发现直接健康相关的社会控制能够促进健康行为。

　　研究者提出,直接健康相关的社会控制的影响可能取决于具体的策略,他们区分了积极(如劝告)和消极健康相关的社会控制(Tucker & Anders,2001;Stephens 等,2009,2013)。在一个接受膝关节手术的关节炎患者的研究中,Stephens 等(2009)区分了直接健康相关的社会控制的策略,即积极和消极健康相关的社会控制。Stephens 等(2013)进一步探究了积极(如通过讲道理来劝导患者)和消极(批评或不停唠叨患者)健康相关的社会控制对于糖尿病患者的影响,他们发现,消极健康相关的社会控制,而不是积极健康相关的社会控制,与糖尿病相关的情绪压力(如担心糖尿病相关的并发症)呈正相关。Thorpe 等(2008)在一个糖尿病青年患者的样本中发现,更多的消极健康相关的社会控制预测更少的健康行为改变、更多的消极认知反应,还有不良的心理健康;相反,更多的积极健康相关的社会控制预测良好的情绪反应,但是和行为反应不相关。Fekete 等(2009)在 HIV 阳性的患者中发现,积极健康相关的社会控制与自我照顾行为呈正相关,与抑郁症状呈负相关;而消极健康相关的社会控制与自我照顾行为呈负相关,与抑郁症状呈正相关。综上所述,越来越多的研究表明,区分积极和消极健康相关的社会控制比较重要。因此,在本研究中,笔者也将直接健康相关的社会控制进行了区分,分为积极和消极健康相关的社会控制。

2. 间接健康相关的社会控制

　　(1)间接健康相关的社会控制与糖尿病:间接健康相关的社会控制是指个体的一种为了他人要维持健康的内化责任感(Umberson,1987)。在以往的研究中,直接和间接健康相关的社会控制往往是以是否承担某种社会角色作为替代变量。例如,Umberson(1987)发现,婚姻状态和父母状态能够阻止人们进行危害健康的行为,例如吸烟或喝酒。

这样的研究模式往往包含了两种形式的健康相关的社会控制,即既包括了为了他人要维持健康的责任感,也包括了来自他人的直接影响或调控。近些年来,有大量的研究探讨了直接健康相关的社会控制(Stephens 等,2013)。因此,本研究将关注间接健康相关的社会控制,从而弥补文献中的不足。

间接健康相关的社会控制是个体为了他人维持健康,进行健康促进行为的内化感受,这样的感受能够影响到个体的身体和心理健康(Mirowsky & Ross,2003)。例如,有一篇文献综述表明,负责尽职与健康促进行为呈正相关,有更良好的心理健康(Bogg & Roberts,2004)。Tucker(2002)发现,间接健康相关社会控制水平更好的人汇报有更高水平的积极情绪、有进行健康促进行为的更多尝试。另外,个体持有的他人依靠他们的想法与不健康行为(如吸烟)呈负相关(Rook 等,1990)。此外,Tucker 等(2006)发现,内化的对他人的责任感与积极兴趣呈正相关。中老年慢性病患者必须要疏解心理相关的压力,预期健康相关的社会控制与良好的心理健康呈正相关。糖尿病患者需要调整自己的行为,应对疾病引起的情绪压力来更好地适应疾病、研究预期,间接健康相关的社会控制与糖尿病疾病适应呈正相关。

(2) 间接健康相关的社会控制与心理健康之间的作用机制:为了家人保持健康的内化责任感越大,越能更大程度上提升个体能够通过自身行为控制健康结果的信念(Umberson 等,2010)。具体来说,间接健康相关的社会控制能够给个体灌输一种他们自己能够管理疾病、能够通过遵从医嘱和保持心情良好来掌控自己健康的信念,从而尽到对家人的责任感。研究也表明,对他人的责任感与处理日常压力的信心呈正相关(Gartland 等,2012)。糖尿病管理涉及生活方式的调整,这可能也是日常压力的来源,研究假设间接健康相关的社会控制会提升管理疾病的自我效能感。

(3) 间接健康相关的社会控制与糖尿病适应的作用机制:当患者与家属互动的时候,他们会产生一种为了家人要保持健康的责任感。具体来说,当患者想到自己健康的时候,他们把自己与重要他人联系起来。患者相信,家人期待他们能够照顾好自己,保持健康,否则家人们可能会对他感到失望。在家庭关系中,患者可能会经历自我概念的转变。例如,患者会把家人作为自我的一部分,患者和家人之间重合的部分会越来越大。根据自我延展理论(self-expansion theory,Aron & Aron,1986,1996),亲密的关系能够帮助个体进行自我的延展,把他人的资源、角度和特点整合到自身上,从而进一步提升自己的能力和自信心。

在糖尿病的情境中,有关自己能够管理好糖尿病的信念即糖尿病自我效能感(Bandura,1986)。自我效能感对于糖尿病患者来说尤其重要。自我效能高的糖尿病患者往往有较低的抑郁症状,而自我效能感低的患者更有可能经历糖尿病相关的压力(Cherrington,Wallston & Rothman,2010)。此外,自我效能感能够促进自我管理行为(Bean 等,2007)。这些研究发现证实,自我效能感对于糖尿病患者的心理和行为层面都有帮助。关于糖化血红蛋白,文献研究发现并不一致。例如,Cherrington 等(2010)和 Venkataraman 等(2012)发现,自我效能感与糖化血红蛋白呈负相关。然后,其他的研究却发现,自我效能感与糖化血红蛋白之间的关系并不显著(Bean 等,2007)。尽管如此,大部分研究表明,自我效能感能够促使患者更加积极地参与患者的自我管理活动,能够更好地应对疾病带来的压力,也能够更好控制血糖。

如果个体对家人有更强保持健康的责任感,他们的自我和家人之间的重合部分也将更大,从而有更高的自我效能感,而自我效能感大大促进糖尿病的管理。因此,研究假设把他人资源整合在自我中和自我效能感能够中介间接健康相关的社会控制与糖尿病适应的关系。此外,Lewandowski 等(2010)发现,把他人整合在自我中与关系满意度呈显著正相关。本研究把家庭关系满意度作为他人整合在自我中的替代变量。因此,研究发现,间接健康相关的社会控制与糖尿病适应由家庭关系满意度和自我效能感中介。

除了第一条路径外,研究也表明,内在健康控制焦点可能是影响间接健康相关的社会控制与糖尿病疾病适应的第二条路径。内在健康控制焦点是指个体在多大程度上相信是个体内在的因素决定了他们的健康,例如自己的行为(Wallston 等,1978)。研究表明,为了家人维持健康的责任感可以激发自我控制感,激励个体坚持健康行为(Mirowsky & Ross,2003)。有更高间接健康相关社会控制的个体可以提升他们通过自己行为控制健康行为的控制感(Umberson 等,2010)。内在控制焦点水平高的个体往往为自己的健康负责,积极地参与到健康促进行为中。如果间接健康相关的社会控制水平高的人能够通过自己参与健康行为而维持健康,或者至少拥有这样一种信念的时候,这将极大强化个体的内在控制焦点。

对于糖尿病患者来说,高内在健康控制焦点是有适应性的,因为糖尿病管理的确需要患者的责任和努力,患者的行为确实能够影响疾病的症状和预后。研究表明,内在健康控制焦点与糖尿病适应相关的自我管理行为呈正相关(Schlenk & Hart,1984),与参加糖尿病营养门诊呈正相关(Spikmans 等,2003)。此外,内在健康控制焦点与心理适应呈正相关(Peyrot & Rubin,1994)。就糖化血红蛋白来说,内在健康控制焦点与更好的血糖控制呈正相关(Nabors 等,2010;Ulf 等,1998)。也有些研究发现,内在健康控制焦点与糖化血红蛋白无显著相关(Auerbach 等,2002)。基于间接健康相关的社会控制对于内在健康控制焦点的促进作用,以及内在健康控制焦点的健康促进作用,研究假设内在健康控制焦点能够调节间接健康相关的社会控制与糖尿病适应之间的关系。具体来说,间接健康相关的社会控制与内在健康控制焦点呈正相关,内在健康控制焦点与糖尿病疾病适应呈正相关。

三、小结

糖尿病患者的血糖水平受到众多因素的影响,但是以往的研究往往缺乏理论导向,研究方法也有局限。研究表明,饮食控制不佳、未适量运动、未按时服药或注射胰岛素,这些不良的自我管理行为会使患者血糖升高(孙士杰等,2013)。此外,抑郁、焦虑等情绪也会影响糖尿病患者的血糖水平(孙士杰等,2013;刘晓军、张萍、李杏玲,2010)。随着研究的深入,最近有研究表明,睡眠质量不佳会提高糖尿病患者的血糖水平(沈静等,2014)。另外,社会情境性因素,如与家人关系,也被发现会影响饮食行为,从而进一步影响血糖水平(周勇妹等,2012)。总而言之,目前关于血糖影响因素的研究主要集中在患者行为和情绪的自我管理,并逐渐扩大到其他方面的影响因素,如人格特征、社会支持、家庭功能等。但是这些研究比较碎片化,缺乏系统性以及理论框架。就研究方法而言,现有研究往往使用问卷调查,而问卷调查的结果一定程度上会受到回忆偏差的影响。就研究内容而言,往往集中在分析多种因素与血糖水平之间的相关性,但无法明确变量之间的因果关系,以及行为如何随时间和情境的不同而变化,而这对于需要改变日常生活方式的糖尿病管理来说,是非常重要的。

参考文献

[1] 李鸣镝,刘颖,王斌.糖尿病患者治疗依从性述评[J].国际中医中药杂志,2012,34(8):673~676.

[2] 刘晓军,张萍,李杏玲.心理状态对糖尿病患者血糖水平的影响研究[J].中国医药导报,2010,7(20):152~153.

[3] 沈静,张焱,杜小丽,李娟,蒋燕,李婷.睡眠质量对老年糖尿病患者血糖水平的影响及其与抑郁程度的相关性[J].疑难病杂志,2014,8(13):807~809.

[4] 孙士杰,董砚虎,纪芳,韩佳琳,陈月华,马山英,王娜.影响 2 型糖尿病血糖控制的相关因素调查与分析[J].实用糖尿病杂志,2013,3(3):35~36.

[5] 仲学锋,王志敏,张莲芝,计国平,王晓琰.城市社区 2 型糖尿病患者自我管理行为现状及影响因素的研究[J].中国健康教育,2010,26(9):651~654.

[6] 周勇妹,高文娟,黄鹂.2 型糖尿病患者家庭功能与血糖控制情况相关性研究[J].中国全科医学,2012,15(5B):1566~1568.

[7] Arnold R, Ranchor A V, De Jongste M J, et al. The relationship between self-efficacy and self-reported physical functioning in chronic obstructive pulmonary disease and chronic heart failure[J]. *Journal of Behavioral Medicine*, 2005, 31(3):107~115.

[8] Aron A, Aron E N. Love and the expansion of self: Understanding attraction and satisfaction[M]. New York, NY: Hemisphere, 1986.

[9] Aron A, Aron E N. Self and self-expansion in relationships. In: Fletcher G J O, Fitness J (Eds.). Knowledge structures in close relationships: A social psychological approach[M]. Mahway, NJ: Lawrence Erlbaum Associates, 1996:325~344.

[10] Auerbach S M, Clore J N, Kiesler D J, et al. Relation of diabetic patients' health-related control appraisals and physician-patient interpersonal impacts to patients' metabolic control and satisfaction with treatment[J]. *Journal of Behavioral Medicine*, 2002, 25(1):17~31.

[11] Bandura A. Social cognitive theory of personality. In: Pervin L, John O P (Eds.). Handbook of personality: Theory and research[M]. New York, NY: Guilford Publications, 1999:154~196.

[12] Bandura A. Social Foundations of Thought and Action: A Social Cognitive Theory. Englewood Cliffs[M]. NJ: Prentice Hall, 1986.

[13] Bean D, Cundy T, Petrie K J. Ethnic differences in illness perceptions, self-efficacy and diabetes self-care[J]. *Psychology & Health*, 2007, 22(7):787~881.

[14] Bogg T, Roberts B M. Conscientiousness and health-related behaviors: A meta-analysis of the

leading behavioral contributors to mortality[J]. *Psychological Bulletin*, 2004, 130(6): 887~919.

[15] Broadbent E, Donkin L, Stroh J C. Illness and treatment perceptions are associated with adherence to medications, diet, and exercise in diabetic patients[J]. *Diabetes Care*, 2011, 34(2): 338~340.

[16] Broadbent E, Wilkes C, Koschwanez H, et al. A systematic review and meta-analysis of the Brief Illness Perception Questionnaire[J]. *Psychology & Health*, 2015, 30(11): 1361~1385.

[17] Burish T G, Carey M P, Wallstonb K A, et al. Health locus of control and chronic disease: An external orientation may be advantageous[J]. *Journal of Social and Clinical Psychology*, 1984, 2(4): 326~332.

[18] Burker E J, Evon D M, Galanko J, et al. Health locus of control predicts survival after lung transplant[J]. *Journal of Health Psychology*, 2005, 10(5): 695~704.

[19] Cherrington A, Wallston K A, Rothman R L. Exploring the relationship between diabetes self-efficacy, depressive symptoms, and glycemic control among men and women with Type 2 diabetes [J]. *Journal of Behavioral Medicine*, 2010, 33(1): 81~89.

[20] Chin Y F, Huang T T, Hsu B R. Impact of action cues, self-efficacy and perceived barriers on daily foot exam practice in Type 2 diabetes mellitus patients with peripheral neuropathy[J]. *Journal of Clinical Nursing*, 2013, 22(1-2): 61~68.

[21] Cohen S, Gottlieb B, Underwood L. Social relationships and health[M] // Cohen S, Underwood L, Gottlieb B (Eds.). Measuring and intervening in social support. New York: Oxford University Press, 2000: 3~25.

[22] Čukić I, Weiss A. Personality and diabetes mellitus incidence in a national sample[J]. *Journal of Psychosomatic Research*, 2014, 77(3), 163~168.

[23] Dahl A A. Link between personality and cancer[J]. *Future Oncology*, 2010, 6(5): 691-707.

[24] Daniels M. Type 2 diabetes mellitus among Lakota/Dakota: associated mental health factors and treatment implications[J]. *Dissert Abstracts Int*, 2000, 60(7B): 3559.

[25] Delamater A M. Improving patient adherence[J]. *Clinical Diabetes*, 2006, 24(2): 71~77.

[26] De Vellis B M, De Vellis R F. Self-efficacy and health[M] // Baum A, Revenson T A, Singer J E (Eds.). Handbook of health psychology. Mahwah, NJ: Erlbaum, 2001: 235~247.

[27] Digman J M. Personality Structure: Emergence of the Five-Factor Model[J]. *Annu Rev Psychol*, 1990, 41(1): 417~440.

[28] DiMatteo M R. Social Support and Patient Adherence to Medical Treatment: A Meta-Analysis[J]. *Health Psychology*, 2004, 23(2): 207~218.

[29] Dutton G R, Tan F, Provost B C, et al. Relationship between self-efficacy and physical activity among patients with Type 2 diabetes [J]. *Journal of Behavioral Medicine*, 2009, 32(3): 270~277.

[30] Fekete E M, Stephens M A P, Druley J A, Greene K A. Effects of spousal control and support on older adults' recovery from keen surgery[J]. *Journal of Family Psychology*, 2006, 20(2): 302~310.

[31] Franks M M, Stephens M A P, Rook K S, et al.. Spouses' provision of health-related social support and control to patients participating in cardiac rehabilitation[J]. *Journal of Family Psychology*, 2006, 20(2): 311~318.

[32] Gallant M P, Spitze G, Prohaska T. Help or hindrance? How family and friends influence chronic illness self-management among older adults[J]. *Research on Aging*, 2007, 29(5): 375~409.

[33] Groeneveld Y, Petri H, Hermans J, et al. Relationship between blood glucose level and mortality

in Type 2 diabetes mellitus: a systematic review[J]. *Diabetic Medicine*, 1999, 16(1): 2~13.

[34] Grzywacz J G, Arcury T A, Saldana S, et al. Social control in older adults' diabetes self-management and well-being[J]. *Behavioral Medicine*, 2012, 38(4): 115~120.

[35] Helgeson V S, Novak S A, Lepore S J, Eton D T. Spouse social control efforts: Relations to health behavior and well-being among men with prostate cancer[J]. *Journal of Social and Personal Relationships*, 2004, 21(1): 53~68.

[36] Hirschi T. Causes of Delinquency[M]. Berkeley: University of California Press, 1969.

[37] Hummer K, Vannatta J, Thompson D. Locus of Control and Metabolic Control of Diabetes[J]. *The Diabetes Educator*, 2011, 37(1): 104~110.

[38] Hughes M, Gove W R. Living alone, social integration and mental health[J]. *American Journal of Sociology*, 1981, 87(1): 48~74.

[39] Janowitz M. Sociological Theory and Social Control[J]. *American Journal of Sociology*, 1975, 81(1): 82~108.

[40] Khan C M, Stephens M A P, Franks M M, Rook K S & Salem J K. Influences of spousal support and control on diabetes management through physical activity[J]. *Health Psychology*, 2013, 32(7): 739~747.

[41] Kim Y, Duberstein P R, Sörensen S, Larson M R. Levels of Depressive Symptoms in Spouses of People With Lung Cancer: Effects of Personality, Social Support, and Caregiving Burden[J]. *Psychosomatics*, 2005, 46(2): 123~130.

[42] Knappe S, Pinquart M. Tracing criteria of successful aging? Health locus of control and well-being in older patients with internal diseases[J]. *Psychology, Health & Medicine*, 2009, 14(2): 201~212.

[43] Landau R. Locus of control and socioeconomic status: Does internal locus of control reflect real resources and opportunities or personal coping abilities[J]. *Social Science & Medicine*, 1995, 41(11): 1499~1505.

[44] Lane J D, McCaskill C C, Williams P G, et al. Personality correlates of glycemic control in type 2 diabetes[J]. *Diabetes Care*, 2000, 23(9): 1321~1325.

[45] Lau R R, Hartman K A. Common sense representations of common illnesses[J]. *Health Psychol*, 1983, 2(2): 167~185.

[46] Law G U, Walsh J, Queralt V, Nouwen A. Adolescent and parent diabetes distress in Type 1 diabetes: The role of self-efficacy, perceived consequences, family responsibility and adolescent-parent discrepancies[J]. *Journal of Psychosomatic Research*, 2013, 74(4): 334~339.

[47] Leventhal H, Nerenz D R, Steele D J. Illness representations and coping with health threats [M] // Baum A, Taylor S E, Singer J E. Handbook of Psychology and Health, Volume IV: social psychological aspects of health. Hillsdale, NJ: Erlbaum, 1984: 219~252.

[48] Lewandowski G W, Nardone N, Raines A J. The Role of Self-concept Clarity in Relationship Quality[J]. *Self & Identity*, 2010, 9(4): 416~433.

[49] Lewis M A, Butterfield R M, Darbes L A, et al. The conceptualization and assessment of health-related social control[J]. *Journal of Social and Personal Relationships*, 2004, 21(5): 669~687.

[50] Lewis M A, Butterfield R M. Social control in marital relationships: Effect of one's partner on health behaviors[J]. *Journal of Applied Social Psychol*, 2010, 37(2): 298~319.

[51] Lewis M A, Rook K S. Social control in personal relationships: Impact on health behaviors and psychological distress[J]. *Health Psychology*, 1999, 18(1): 63~71.

[52] Lillberg K, Verkasalo P K, Kaprio J, et al. Personality characteristics and the risk of breast cancer: A prospective cohort study[J]. *International Journal of Cancer*, 2002, 100(3): 361~366.

[53] Mancuso C A, Rincon M, McCulloch C E, Charlson M E. Self-efficacy, depressive symptoms and patients' expectations predict outcomes in asthma[J]. *Medical Care*, 2001, 39(12): 1326~1338.

[54] Mann D M, Ponieman D, Leventhal H, et al. Predictors of adherence to diabetes medications: the role of disease and medication beliefs[J]. *Journal of Behavioral Medicine*, 2009, 32(3): 278~284.

[55] Manne S L, Ostroff J S, Norton T R, et al. Cancer-specific self-efficacy and psychosocial and functional adaptation to early stage breast cancer[J]. *Annuals of Behavioral Medicine*, 2006, 31(2): 145~154.

[56] McCrae R R, Costa P T. Personality in adulthood: a Five-Factor Theory perspective[M]. New York, NY: Guilford Press, 2003.

[57] Mc Sharry J, Moss-Morris R, Kendrick T. Illness perceptions and glycaemic control in diabetes: a systematic review with meta-analysis[J]. *Diabetic Medicine*, 2011, 28(11): 1300~1310.

[58] Mirowsky J, Ross C. Social Causes of Psychological Distress[M]. New York, NY: Aldinede Gruyter, 2003.

[59] Montague M, Nichols S, Dutta A. Self-management in African American women with diabetes [J]. *Diabetes Educ*, 2005, 31(5): 700~711.

[60] Nabors L A, McGrady M, Kichler J. Children's attitudes toward their diabetes, locus of control, and HbA1c levels[J]. *Journal of Developmental and Physical Disabilities*, 2010, 22(5): 475~484.

[61] Norman P, Bennett P, Smith C, Murphy S. Health locus of control and health behavior[J]. *Journal of Health Psychology*, 1998, 3(2): 171~180.

[62] O'Hea E. Adherence to medical regimens in low-income adults with type 2 diabetes: the influence of perceived control constructs[J]. *Dissert Abstracts Int*, 2005, 65(7B): 4338.

[63] O'Hea E L, Grothe K B, Bodenlos J S, et al. Predicting Medical Regimen Adherence: The Interactions of Health Locus of Control Beliefs[J]. *Journal of Health Psychology*, 2005, 10(5): 705~717.

[64] Petrie K J, Broadbent E, Meechan G. Self-regulatory interventions for improving the management of chronic illness[M] // Cameron L D, Leventhal H. The self-regulation of health and illness behaviour. New York, NY: Routledge, 2003: 257~277.

[65] Petrie K J, Cameron L, Ellis C J, Buick D, Weinman J. Changing illness perceptions after myocardial infarction: an early intervention randomized controlled trial[J]. *Psychosom Med*, 2002, 64(4): 580~586.

[66] Petrie K J, Weinman J A. Perceptions of health and illness: current research and applications[M]. NJ: Harwood Academic Publishers, 1997.

[67] Rook K S, Thuras P D, Lewis M A. Social control, health risk taking, and psychological distress among the elderly[J]. *Psychology and Aging*, 1990, 5(3): 327~334.

[68] Rotter J B. Generalized expectancies for internal vs. external control of reinforcement[J]. *Psychological Monographs*, 1966, 80(1): 1~28.

[69] Ruffin R, Ironson G, Fletcher M A, et al. Health locus of control beliefs and healthy survival with AIDS[J]. *International Journal of Behavioral Medicine*, 2012, 19(4): 512~517.

[70] Sacco W P, Wells K J, Vaughan C A, et al. Depression in adults with Type 2 diabetes: The role of adherence, body mass index, and self-efficacy[J]. Health Psychology, 2005, 24(6): 630~634.

[71] Sarkar U, Fisher L, Schillinger D. Is self-efficacy associated with diabetes self-management across race/ethnicity and health literacy[J]. Diabetes Care, 2006, 29(4): 823~829.

[72] Schlenk E A, Hart L K. Relationship between health locus of control, health value, and social support and compliance of persons with diabetes mellitus[J]. Diabetes Care, 1984, 7(6): 566~574.

[73] Schwarzer R, Leppin A. Social Support and Health: A Theoretical and Empirical Overview[J]. Journal of Social and Personal Relationships, 1991, 8(1): 99~127.

[74] Spikmans F J, Brug J, Doven M M, et al. Why do diabetic patients not attend appointments with their dietitian[J]. Journal of Human Nutrition Dietetics, 2003, 16(3): 151~158.

[75] Stephens M A P, Fekete E M, Franks M M, et al. Spouses' use of pressure and persuasion to promote osteoarthritis patients' medical adherence after orthopedic surgery[J]. Health Psychology, 2009, 28(1): 48~55.

[76] Stephens M A P, Franks M M, Rook K S, et al. Spouses' attempts to regulate day-to-day dietary adherence among patients with Type 2 diabetes[J]. Health Psychology, 2013, 32(10): 1029~1037.

[77] Stretcher V, De Villis B, Becker M, et al. The role of self-efficacy in achieving health behavior change[J]. Health Education Quarterly, 1986, 13(1): 73~91.

[78] Strom J L, Egede L E. The Impact of Social Support on Outcomes in Adult Patients with Type 2 Diabetes: A Systematic Review[J]. Current Diabetes Reports, 2012, 12(6): 769~781.

[79] Thoits P A. Stress, coping, and social support processes: Where are we? What next?[J] Journal of Health and Social Behavior, 1995, SpecNo (Extra Issue): 53~79.

[80] Thorpe C T, Lewis M A, Sterba K R. Reactions to health-related social control in young adults with Type 1 diabetes[J]. Journal of Behavioral Medicine, 2008, 31(2): 93~103.

[81] Tucker J S, Anders S L. Social control of health behaviors in marriage[J]. Journal of Applied Social Psychology, 2001, 31(3): 467~485.

[82] Tucker J S, Elliott M N, Klein D J. Social control of health behavior: Associations with conscientiousness and neuroticism[J]. Personality and Social Psychological Bulletin, 2006, 32(9): 1143~1152.

[83] Tucker J S. Health-related social control within older adults' relationships[J]. Journals of Gerontology Series B: Psychological Sciences and Social Sciences, 2002, 57(5): 387~395.

[84] Uchino B N. Social Support and Health: A Review of Physiological Processes Potentially Underlying Links to Disease Outcomes[J]. Journal of Behavioral Medicine, 2006, 29(4): 377~387.

[85] Ulf S, Anders W, Per-Olof A, Olof R. Relationship between locus of control beliefs and metabolic control in insulin-dependent diabetes mellitus[J]. British Journal of Health Psychology, 1998, 3(1): 15~25.

[86] Umberson D, Crosnoe R, Reczek C. Social relationships and health behaviors across the life course[J]. Annual Review of Sociology, 2010, 36: 139~157.

[87] Umberson D. Family status and health behaviors: Social control as a dimension of social integration[J]. Journal of Health and Social Behavior, 1987, 28(3): 306~319.

［88］　Umberson D. Gender，marital status and the social control of health behavior［J］.*Social Science & Medicine*，1992，34(8)：907～917.

［89］　Van Dam H A，van der Horst F G，et al. Social support in diabetes：a systematic review of controlled intervention studies［J］. *Patient Education and Counseling*，2005，59(1)：1～12.

［90］　Venkataraman K，Kannan A T，Kalra O P，et al. Diabetes self-efficacy strongly influences actual control of diabetes in patients attending a tertiary hospital in India［J］. *Journal of Community Health*，2012，37：653～662.

［91］　Wallhagen M I，Strawbridge W J，Kaplan G A，Cohen R D. Impact of internal health locus of control on health outcomes for older men and women：A longitudinal perspective［J］. *The Gerontologist*，1994，34(3)：299～306.

［92］　Wallston K A，Wallston B S，De Vellis R. Development of the Multidimensional Health Locus of Control (MHLC) scales［J］. *Health Education Monographs*，1978，1(6)：160～170.

［93］　Westmaas J L，Wild T C，Ferrence R. Effects of gender in social control of smoking cessation［J］. *Health Psychology*，2002，21(4)：368～376.

［94］　Wiebe J S，Christensen A J. Patient Adherence in Chronic Illness：Personality and Coping In Context［J］. *Journal of Personality*，1996，64(4)：815～835.

［95］　Xu Y，Wang L M，He J，Bi Y F，Li M，Wang T G，Ning G. Prevalence and control of diabetes in Chinese adults［J］. *Journal of American Medical Association*，2013，310(9)：948～958.

第三章
糖尿病干预现状及效果分析

　　糖尿病是一个严重的公共卫生问题,需要患者长期坚持疾病管理,包括生活方式的调整和服用药物等。如果管理不好,会导致血糖升高,从而引起一系列的并发症。目前围绕糖尿病,相关机构有众多的干预或者健康教育服务,但效果参差不齐。目前的干预,涉及药物的使用、生活方式的调整、社会支持网络的构建、心理健康的疏导等。本章将从以下两方面展开:现有的糖尿病干预;围绕干预模式、同伴教育等相关议题展开来分析干预效果。

一、现有糖尿病干预梳理

　　糖尿病的管理和治疗较为复杂,涉及多个学科,包括医学、护理学、公共卫生学、心理学等。因此,针对糖尿病的干预往往也是从不同的学科角度进行的。本节将对现有的糖尿病干预措施进行梳理,以便读者能对不同学科提供的糖尿病干预有一个更好的理解。

(一) 医学干预

1. 糖尿病的综合管理

　　在常规的糖尿病综合管理中有"五驾马车",即饮食管理、运动保健、血糖监测、药物管理和健康宣教(中华医学会糖尿病学分会,2018)。

　　(1) 饮食干预:2 型糖尿病的医学营养治疗是糖尿病的基础治疗手段,包括对患者进行个体化营养评估、营养诊断、制订相应营养干预计划,并在一定时期内实施及监测。此治疗通过调整饮食总能量、饮食结构及餐次分配比例,有利于血糖控制,有助于维持理想体重并预防营养不良发生,是糖尿病及其并发症的预防、治疗、自我管理以及教育的重要组成部分。根据患者的体重、年龄以及日常运动程度等情况拟定饮食总热量,主要营养素包括蛋白质、碳水化合物以及脂肪。所有患者均应忌烟酒,确保饮食时间合理。

　　(2) 运动护理:对具有独立行动能力的患者给予合理的运动指导。运动的目的是为了降糖,因为运动能够消耗血液中的葡萄糖,促进对葡萄糖的利用。对于老年人来说,运动多以步行为主,比如快步走、散步等,每天早餐或者晚餐后 1 小时开始运动,长期坚持并形成习惯,进而达到降糖的目的。

　　(3) 药物管理:糖尿病的医学营养治疗和运动治疗是控制 2 型糖尿病高血糖的基本措施。在饮食和运动不能使血糖控制达标时应及时采用药物治疗,遵医嘱用药。

　　(4) 血糖监测:血糖监测是糖尿病管理中的重要组成部分,其结果有助于评估糖尿病患者糖代谢紊乱的程度,制定合理的降糖方案,反映降糖治疗的效果并指导治疗方案的调整与否。

(5)健康教育:健康教育可以是集体教育,如大课堂式、小组式,也可以是个体教育。小组教育指糖尿病教育者针对多个患者的共同问题同时与他们沟通并给予指导,每次教育时间1小时左右,患者人数10～15人为佳。大课堂教育指以课堂授课的形式由医学专家或糖尿病专科护士为患者讲解糖尿病相关知识,每次课时1.5小时左右,患者人数为50～200人不等,主要面向对糖尿病缺乏认识的患者以及糖尿病高危人群。

个体教育指糖尿病教育者与患者进行一对一的沟通和指导,适合一些需要重复练习的技巧学习,如自我注射胰岛素、自我血糖监测。

根据患者需求和不同的具体教育目标以及资源条件,可采取多种形式的教育活动,包括演讲、讨论、示教与反示教、场景模拟、角色扮演、电话咨询、联谊活动、媒体宣传等。

在面向老年患者教育方面,考虑到患者年龄偏大和理解能力普遍偏低的特点,主要采取演示法或实例法进行教学,如护士可在患者中选择康复效果较好的患者向其他患者介绍康复心得体会等;在面向患者家属教育方面,护士可采取讲授法,即在固定的时间和地点向患者家属集体进行健康教育,丰富患者家属的医学知识,为家庭治疗和护理工作的开展提供便利条件(王颖婷、王琨、王春丹、王程圆,2017)。

2.医学视角下的个案管理

个案管理是结合各医疗专业领域,系统性地提供照护服务的管理。它针对个案的疾病特点、个性需求,通过沟通、协调以及资源的分配,提供整合性的照护服务,是确保医疗管理质量、降低医疗成本及维持相当程度医疗品质的管理方式(宋意、龚敏、佘晓佳,2011)。

个案管理不是单线或者单向的活动,而是评估、促进、协调、合作贯穿于患者的整个健康照护中。个案管理的主要步骤如下。① 患者的识别与选择:主要是筛选个案管理的服务对象并获得其知情同意,患者的选择非常重要,其参与意愿或者配合程度将很大程度上决定个案管理的效果。② 问题的评估与识别:在完成患者筛选后进行,也可间歇性进行。根据实际情况,对患者的多方面情况进行评估,以识别患者面临的问题,以有利于计划的制订。此外,问题的评估有可以贯穿于整个个案管理过程中。③ 制订个案管理计划:通过建立干预目标,基于患者的需要,确定可以为患者提供的服务类型及资源,以实现既定目标或所期望的结果。④ 护理活动的实施与协调:将个案管理计划付诸行动。⑤ 个案管理计划的评价与跟进:主要是评价患者的状态及目标,来评价服务是否实现了当初指定的目标。⑥ 个案管理程序的终止:当患者的机体功能得到最佳水平的改善、获得了最好的结果或者患者的需求发生改变时,个案管理程序可以终止(王璐、朱晓萍、田梅梅、贺学敏、王西英,2018)。

个案管理在糖尿病管理中的效用较为显著,相比于常规的干预方法,应用个案管理可以帮助糖尿病患者显著改善血糖水平、改善焦虑抑郁情绪、提升生活质量。

(二) 心理学干预

糖尿病是慢性疾病,国内业界大多从医学角度进行干预,这些医学干预主要围绕疾病知识、疾病管理行为等出发,有研究证明,仅从医学角度的干预效果欠佳。较多文献表明,糖尿病患者依从性不佳的原因也涉及心理学层面的因素,因此从心理学角度进行的干预也越来越多。

老年糖尿病患者依从性欠佳的主要表现为:改变饮食习惯困难;对运动疗法认识不足,运动量不够;服药不当;自测血糖不及时、不正确;胰岛素注射存在技术问题;缺乏对各种并发症的认识等(张秀清,2009)。而依据病情严重程度不同,老年患者会有不同程度的焦虑、抑郁情绪等,造成这些心理障碍的主要原因包括对糖尿病的恐惧、经济原因,以及对该疾病的错误认知及心理偏差。老年糖尿病患者通常会有一种脆弱心理,导致的后果就是影响治疗效果,延长住院日,增加经济负担和心理负担,降低生活质量。因此,在糖尿病患者的管理中,在进行药物治疗的同时有必要进行心理干预。

通过心理干预,可帮助老年糖尿病患者正确认识疾病,消除疑虑,正确对待疾病,树立战胜疾病的信心,积极配合治疗,最终很好地适应与疾病共同生活的现状。而且长期的心理干预有助于调整患者对自身和疾病治疗的期望,以平和乐观的心态看待疾病给生活带来的影响。同时,心理干预帮助患者控制情绪,轻松训练,纠正不良行为,帮助患者更好地适应老年生活,从而减轻疾病对躯体健康的不良影响。因此,糖尿病患者的疾病认知程度和治疗依从性也就明显提高了,使血糖保持平稳,从而提高了生活质量。

文献中关于糖尿病干预通常采用的心理干预方法有以下5种。

1. 认知疗法

通常以健康教育为手段,以宣教的形式进行。由于老年糖尿病患者常合并认知障碍,病情反复,长期住院治疗及影响正常生活活动等,导致患者对治疗丧失信心,对生活失去热情而产生抑郁或焦虑情绪,所以认知疗法在帮助患者认识疾病,积极配合治疗和护理,减轻抑郁、焦虑情绪起着至关重要的作用。首先,了解患者对糖尿病知识的掌握程度,重点讲解糖尿病的概念、病因、发病机制、典型临床表现、合并症等;然后,指导患者控制和减少诱发因素,如控制饮食,低糖饮食,适当锻炼,戒烟、酒等,向患者介绍同住院病情已经好转的病例,使患者认识到糖尿病虽为终身性疾病,但通过良好的控制,可与正常人一样工作和生活,充分认识自身情况,帮助其缓解压力,校正不良情绪与行为,增加战胜疾病的勇气和信心,提高患者依从性(雷娜等,2019;徐昕等,2019)。

2. 行为疗法

帮助患者遵从药物治疗,指导患者进行血糖的自我监测和记录,指导正确使用口服降糖药物及胰岛素注射的剂量、时间、次数等,并告知他们如何识别和应付可能出现的低血糖。纠正不良生活习惯和行为方式,根据患者的实际情况,制定可行的治疗方案、合理的运动计划和食谱,戒烟限酒。认知疗法和行为疗法主要从心理层面来帮助患者建立正确的疾病认识和疾病管理行为。

3. 支持性心理疗法

主动关心体贴患者,与患者建立良好的人际关系,让患者感到温暖,获得患者的信任及积极配合,引导患者说出自己内心的痛苦并为患者分担痛苦,对其表现给予安慰及鼓励

（雷娜等，2019）。

4. 音乐与松弛疗法

音乐与松弛疗法有利于患者情绪的宣泄和稳定，平稳心境。动员患者到康复科音乐室欣赏自己喜欢的乐曲，以调节患者心境，欣赏时间和频次由患者自己掌握。指导患者放松运动，闭目养神，排除杂念，想象自己在一个非常宁静和轻松的空间，回忆自己愉快的经历，展望美好的未来，深慢呼吸，频率以自然舒适为宜。鼓励患者与病友进行病情经验交谈等，消除不良心理情绪（蒋爱丁，2012）。使用音乐疗法能够显著地帮助糖尿病患者改善焦虑抑郁情绪（赖小燕，2019）。

5. 家庭、社会支持疗法

取得家庭成员的关心和社会支持对于糖尿病的管理非常重要。家庭和社会支持不仅在生活方面给予患者相应的照顾和支持，而且能够合理地给予患者治疗方面的督促。让患者体会到家庭的温暖及亲人的理解和关心，给予患者细致的照顾，如热水烫脚时要家人试好水温，避免烫伤；给患者选择适当的鞋子，避免不适宜导致的足损伤。鼓励患者与亲戚、朋友及同事间的交往，经常与其进行交流，让患者真正体会到家人的关心，社会也没有放弃他们，从而增强他们战胜疾病的信心（Martire，2005）。

（三）社会工作干预

近些年来，随着社会工作的快速发展及其优势凸显，社会工作的理论和方法也逐渐被用来针对糖尿病患者开展健康教育和干预。社会工作干预一般都是基于相关的理论来指导干预，社会工作专业强调助人自助，不断挖掘患者的优势，而不是一味强调患者的问题，教授患者相应的知识和技能，同时关注患者的社会心理层面，给患者赋权和增能。此外，社会工作有系统且专业的工作方法，包括个案工作、小组工作和社区工作，可以从不同层面来针对糖尿病患者开展健康教育和干预。

1. 小组社会工作

进入老年期之前被诊断为糖尿病的患者大多病程较长，慢性并发症常见。新诊断的老年糖尿病多起病缓慢，无症状或症状不明显，多在常规体检或因出现并发症、伴发病而检查血糖或尿糖时发现。但被诊断糖尿病时，患者一般已存在多种并发症且比较严重。再加上老年人随着年龄的增长，听力、视力、认知能力、自我管理能力及运动耐力下降，糖尿病的不可治愈以及漫长而复杂的病程期，常常会给被诊断为糖尿病的老年患者带来较为沉重的心理压力，进而影响到老年糖尿病患者的自我管理积极性，导致血糖控制不佳。因此，积极向上的情绪不但是衡量老年患者心理健康状况的重要指标，也是老年人能够进行良好自我管理的重要因素。

在具体的实践操作中，社会工作常常以小组工作的方式介入老年糖尿病患者的自我管理，将有共同爱好、存在共同问题、彼此身体状况和能力相当的人员凝聚一起，建立伙伴关系，在轻松、舒适环境中以各种不同形式的活动对患者实施健康教育、健康行为指导、情感支持及教授疾病特殊事件的应对技巧，在活动中教会糖尿病患者饮食、运动、药物、监测、足部护理等自我管理技能，通过建立老年糖尿病患者互助小组的形式减轻其心理压力,帮助其重拾对抗疾病的信心,激发自我管理的动力,提高自我管理的能力;也可以从小组成员的经验分享中学习,通过"榜样的力量"来提升疾病管理的依从性(林水仙,2015;陈辉,2018;宫克等,2018)。例如,宫克等(2018)在医院组建了由医务社工、医师、护士、康复师、营养师组成多学科团队,提供包括"饮食无忧""运动达人""家在身边""控糖用药""远离并发症""约法三章"为主题的团体,提升了自我管理依从性。

2. 个案工作

社会工作的个案工作通常介入老年糖尿病患者的健康管理以及认知调节中。社会工作者通过与主管医生的配合,将真实的病情信息、治疗方案等信息告知患者,通过信息透明化力图使患者在充分了解自己病情的基础上减少因过分关注病情而产生的焦虑、恐惧等消极情绪。

在理性情绪疗法、问题解决模式的指导下,针对老年糖尿病患者的情绪和信念进行辅导,是开展个案工作的重点,通过采用各种理性情绪疗法的技巧使服务对象认识到自己的不合理信念,形成合理的情绪信念,或是运用以上两步逐步实施后,通过回忆之前的充实生活,帮助服务对象逐步恢复消失的优势和兴趣,帮助其树立生活的信心和勇气,对患者进行健康教育,使其了解到糖尿病的正确知识,掌握控制血糖的必要方法,等等。同时,还会根据患者自身的自理能力和优势为其制定康复计划。

(四)跨学科综合干预

考虑到糖尿病涉及多学科,跨学科综合干预模式也被推崇,主要有两方面的特点。① 跨学科:糖尿病的管理不仅仅是医学领域的研究课题,还涉及护理学、心理学、营养学、康复学等,跨学科的团队能针对糖尿病提供全方位的健康教育,从而提升患者的依从性。② 跨场域:糖尿病的管理工作大部分发生在家庭环境中,只有很少一部分发生在医院或社区层面。而糖尿病的健康教育资源又大部分存在医院层面,要实现资源的充分利用,需要建立"医院—社区—家庭"的联动机制,从而实现资源的合理流动和利用。

1. "医院—社区"一体化管理模式

由于医疗保险报销制度对住院费用的限制和医院为提高服务效能而控制住院日期的现状,老年糖尿病患者绝大多数维持治疗与疾病管理不得不在社区或家庭进行,社区或家庭作为老年糖尿病患者的主要活动和居住场所自然而然进入医务工作者的视线,"医院—社区"一体化管理模式由此应运而生(郝迎春,2019;洪芸芸,2019)。

"医院—社区"一体化管理模式,即通过糖尿病教育和管理网络系统,让社区卫生服务人员获得已出院患者的相关资料,并为其提供持续性管理,在患者出现应急情况或者急性并发症时,利用该网络向医院反馈,让社区资源和医院资源能实现共享,实现医院和社区的一体化管理(郝迎春,2019;洪芸芸,2019)。除此之外患者也可以通过社区卫生服务中心的资源来学习糖尿病课程,或者为患者制作光盘,患者能自由安排学习时间,从而更好地了解和掌握糖尿病相关知识;积极开展相关的主题活动,能让社区卫生服务中心人员的教育水平和诊治水平显著提高,进而为患者提供更加优质的服务;通过建立随访卡,可更好地了解和掌握患者的病情,动态监控和管理;通过对社区医生进行在线指导和面对面指导,可使其专业水平得以显著提高,获得患者的认可(余燕南,2018)。

2．"医院—社区—家庭"三元联动健康照护模式

该模式充分发挥医院、社区和家庭在糖尿病管理中的作用,三者联动,发挥糖尿病专业治疗团队的优势,鼓励团队进入社区和家庭,开展社区层面和家庭层面的辅导和健康教育;也能帮助患者实现双向转诊,给有需求的患者转诊到上一级或下一级医院。

以在长沙市芙蓉区三家社区卫生服务中心开展的试点项目为例,该模式以"优势整合,资源互补"为前提,组建"医院—社区—家庭"一体化互动管理团队,包括医院糖尿病多学科教育小组、社区糖尿病管理随访小组、居家照顾协管组。根据团队成员的职责,设置有系统的培训课程,由医院培训社区,社区培训居家照顾协管组成员。团队通过双向转诊、患者网络管理平台、糖尿病健康小屋、随访管理、定期义诊、讲座、经验交流等多种形式建立"医院—社区""社区—家庭""医院—家庭"之间的互动管理链条(刘芳、杨玲凤、李乐之、翁容,2015)。

3．多学科团队合作模式

糖尿病是一种长期慢性疾病,患者日常行为和自我管理能力是糖尿病控制与否的关键。最好的糖尿病管理模式是团队式管理,通过整合医师、护士、康复师、营养师和社工师等组成多学科团队,从而能够从饮食、运动、血糖监测、药物管理、并发症预防、家庭支持等维度出发,精心设计针对老年糖尿病患者的干预计划,提供贯穿医院到家庭的服务(赵雪、黄金,2017;王权等,2019)。多学科团队合作模式优势固然存在,但是不同学科的侧重点不一样,所以需要在实践中特别注重团队成员间的沟通和协商,最终达到促进老年糖尿病患者自我管理行为水平提升的目标。该模式常常以小组或团队的名义在医院或社区中开展行动。

(五) 同伴教育

1．同伴教育的概念

同伴教育是比较流行的健康教育方式之一。Lorig 等(1985)提出同伴支持的概念,是指掌握一定疾病知识和自我管理经验、沟通能力强、愿意为同伴提供社会支持的患者或者社区工作人员,在接受专业培训后,给其他患者开展健康教育。同伴教育者往往具有相似的背景或经历,具有共同的语言能够在一起分享观念和经验,从而在同伴群体中传递健康的知识、观念、技能,来促进群体的健康(李明月等,2016)。同伴教育的形式多种多样,已被广泛应用于多个领域,包括减少青少年吸烟和药物滥用,预防艾滋病、慢性病的健康教育(朱婧等,2018)。

主流糖尿病健康教育由专业人员来主导,例如医生、护士、营养师、社会工作者等,采用健康宣教的方式,给患者讲解疾病知识和管理技巧。而同伴教育是指由有患过类似疾病经验的患者来主导。相比于专业人员主导的健康教育,同伴教育在提供社会支持、经验性的知识等方面更有优势,他们能够分享自己的患病经历、解决问题的经验、自己的心路历程等。有同样患病经历的人对疾病有着深切的体会以及独特的视角和理解,而这些经验对于在慢性病管理方面面临困难的患者来说尤其珍贵。从社会支持的角度来看,同伴

可以提供以下三个方面的支持。① 情感支持：包括关心、鼓励、积极倾听、不评判。② 评价支持：对于患者自我评价、情绪、认知、行为等方面的交流。③ 信息支持：包括疾病知识和问题解决相关的信息。

总的来说，同伴教育有以下几方面的优点。① 接受度高：同伴教育者大多是经历过同样疾病且病情得到良好控制的患者，他们和其他患者之间有共同的话题，更能体会其他患者的感受，理解他们的需求，从而提供更好地同伴支持。② 灵活度比较高：同伴教育支持形式比较灵活，可以用面对面、小组、基于网络等形式展开。③ 成本较低：同伴教育者通常是志愿者，他们一般经过专业医护人员培训后开展同伴教育，给患者提供支持，可以节省不少资源(李高叶、应燕萍，2017)。同样的，刘月星等(2019)通过访谈糖尿病患者得出，"榜样作用""经验交流""身体力行"的效果要好于单纯说教。

2. 同伴教育的形式

同伴教育的研究通常在研究中设置对照组和试验组，并比较分析两组在干预前后的差异是否有统计学意义，一般采取量表的方法。通过这样的分析，检验同伴教育是否在改善患者情况方面有所帮助。

在同伴教育模式上，包括小组式、单独说教式、志愿者支持式、电话随访式健康教育，以及互联网教育模式、微信群教育模式(杨松等，2018)。小组式是以小组的形式互相分享自我管理中的经验，同伴教育者往往是具有良好沟通能力、愿意分享经验的糖尿病患者，由专业医护人员对其进行培训(杨松等，2018)。单独说教式是有医务人员深入社区选择掌握一定糖尿病相关知识、血糖控制良好、愿意为大家服务的糖尿病患者为同伴教育者，对有需要的患者单独进行辅导(杨松等，2018)。志愿者支持式是指志愿者以"助人自助"的服务形式结合自身糖尿病治疗管理的经验，为患者提供社会支持，从而使其他患者产生积极的行为改变，从而提高行为的依从性(杨松等，2018)。电话随访式是以手机为基础的交流平台，主要针对中老年为主的糖尿病患者群体，同伴教育者对出院患者进行定期电话回访，询问患者的血糖控制、饮食、运动、服药等情况，给予个体化的指导(杨松等，2018)。互联网教育模式是指利用信息化手段，给患者提供糖尿病相关知识和信息，由同伴教育者在互联网平台上对有需要的患者进行健康教育，在形式上跨越了时间和地域界限，更为灵活地满足了糖尿病患者的健康需求(杨松等，2018)，其中微信群教育模式是互联网教育模式中的一个重要的方式。总的来说，同伴教育的形式多样化，很大程度上满足了糖尿病患者多样化、动态化的需求。

3. 同伴教育的意义和前景

糖尿病群体不断增大，形势日益严峻，而健康教育倡导患者实行自我管理是控制血糖、预防相关并发症的重要手段。相比于传统的健康宣教，参加同伴教育的糖尿病患者有更高的学习动力，能从其他人的经验分享中学习，也可以通过同伴教育获取社会支持(杨松等，2018)。此外，前面章节提到，我国现有的糖尿病教育资源不足，形式比较单一，未能充分满足糖尿病患者的需求。上述优点使得同伴教育在一定程度上能够弥补我国健康教育资源不充分的不足、减轻医护人员的负担。

4. 对现有糖尿病健康教育的建议和反思

相较于国外较为成熟的同伴教育,我国的同伴教育阶段还处于探索发展阶段,面临以下几方面的挑战。

(1) 同伴教育的本土化:国外同伴教育的研究较为丰富,但是国外的文化特点以及患者的疾病特点可能与我国的实际情况有差异,国外同伴教育的经验不能完全照搬,只能是借鉴,同时考虑到我国的实际情况,要进行同伴教育本土化的探索(朱婧等,2018;刘琪等,2018;刘月星等,2019)。

(2) 同伴教育的标准化:为了在糖尿病患者群体中更好推广同伴教育,标准化的流程是有帮助的。需要尽快制订并统一糖尿病同伴教育的规范指导,在同伴教育者的选拔、培训和考核方面形成统一标准(朱婧等,2018;刘月星等,2019)。如何找到合适的同伴教育者、如何对同伴教育者进行培训、以什么样的形式开展同伴教育等,都是目前同伴教育实施和推广的难点。探索出适合我国糖尿病患者特点以及适合我国社区卫生机构实际情况的酮尿病同伴教育规范标准,为糖尿病健康教育体系添砖加瓦(朱婧等,2018;刘月星等,2019)。

(六) 基于互联网的干预

1. 优点

随着科学技术的发展以及网络的普及,"互联网＋健康"是当下的一个热点话题,"互联网＋"也慢慢渗透到健康领域的方方面面。互联网有着以下特点:覆盖广、智能化、便捷性、移动性、多样性等特点,能够大幅度提高慢性病管理的效率(闫冠韬等,2018),对于日益严重的慢性病形势来说,具有重要的现实意义和应用价值。我国现有的糖尿病管理模式主要包括:医院的健康宣教、糖尿病自我管理小组、"糖友"俱乐部、医院—社区综合管理等形式。虽然这些糖尿病的管理模式很大程度上给糖尿病群体提供了帮助,但是面对日益庞大的糖尿病患者群体及日益多元化、个性化的需求,现有的糖尿病健康教育资源并不能很好地满足患者的需求,有以下几方面的不足和欠缺:现有的糖尿病健康教育不系统不充分不完整、人力资源不足、未考虑到不同特点糖尿病患者的个性化需求、缺少跨学科的团队等。以医院或社区为主的管理模式不能充分满足患者的需求,随着科技的发展,互联网医疗是当下的一种新型医疗发展模式,对于解决健康教育资源不足有着积极改善作用,给糖尿病的管理带来了新的契机。

相比于传统的干预方式,互联网干预体现了以下几个优点。① 覆盖广,可及性:只有在有网络的地方,患者可以通过电脑或者智能手机,随时随地都能接受干预,接触到健康教育的信息。② 智能化、多样性:基于互联网的干预往往形式多样,文字、图片、视频、医患即时互动等形式,大大丰富了干预的形式,对于吸引糖尿病患者参与疾病的管理有重要的促进作用。③ 匿名性:在互联网干预中,患者可匿名,这样的环境可以让患者更愿意袒露内心的焦虑与不安,去寻求社会心理方面的帮助。一旦患者社会心理层面的困惑得到解决,他们能更好地提升自我管理依从性,改善疾病管理。④ 移动性:考虑到糖尿病的管理更多是行为管理层面,主要通过饮食、运动等方面进行控制,而移动医疗的便利性和可及性使得其易介入到糖尿病患者的日常生活管理中,显现出独特的优势(蒲琳,2018)。

闫冠韫等(2018)分析了互联网视域下的糖尿病管理模式,包括一体化数据信息系统、移动互联网管理终端、物联网管理、虚拟货币和人工智能。建立"患者—社区—医院"三位一体的数据信息共享系统平台,打破数据壁垒,实现"体检—筛查—干预—随访"的健康干预路径,充分利用互联网的优势,为糖尿病患者提供更加系统的服务(闫冠韫等,2018)。移动互联网上的信息交流可以包括:糖尿病疾病信息、个人信息、医患即时沟通和健康教育等方面。市面上也有很多的糖尿病管理 APP,界面生动活泼,图文结合,给患者提供了一个自我管理的信息平台。物联网利用智能可穿戴设备参与到糖尿病患者的疾病管理中,使之成为患者自我管理的一部分,这样可以减少医护人员的工作量,还能促进患者的参与和自我管理(闫冠韫等,2018)。闫冠韫等(2018)在文中还提到了虚拟货币,一方面可以鼓励患者进行自我数据信息健康管理,另一方面可以鼓励医生参与患者的疾病管理。患者通过日常管理行为打卡来获取虚拟货币,并可以兑换相应的医疗服务;医生通过与患者进行互动交流,推送健康教育知识来获得虚拟货币,并可以兑换绩效。这是一种基于互联网的行为激励机制。此外,人工智能可以通过大量的糖尿病患者信息、日常疾病管理行为(饮食、运动、心情、服药等),通过模型的构建,来评估糖尿病及其并发症的风险。

刘金萍等(2015)详细阐述了如何开发糖尿病互联网综合管理平台,从而实现对糖尿病患者连续、无缝化管理。作者提出,在糖尿病综合管理团队、计算机工程师、专业网络公司的协作下,建立基于互联网的糖尿病综合管理平台,主要包括五大模块:基础数据块、双向转诊平台、专家会诊平台、糖尿病知识阅览平台、糖尿病患者管理平台,从而可以实现患者资料的搜集、双向转诊、专家咨询、糖尿病知识的获得以及糖尿病患者的健康管理。患者可以通过综合管理平台,接受多种服务,从而不需要反复奔波于医院。

2. 面临的挑战

随着互联网的普及,基于互联网的干预将越来越普及,但是也面临诸多方面的挑战。

(1) 由于糖尿病患者大多数是老年人,他们对于互联网管理模式的接受度并没有像年轻人一样高。老年糖尿病患者对于网络和智能手机的操作熟练程度欠佳,对于互联网干预提出了新的挑战,包括:如何设计更符合老年人特点的操作界面? 可以将糖尿病健康教育采用图文并茂或者视频、语音等易于接受的形式发给年纪不太大的糖尿病患者(左利君等,2018)。但是对于年纪较大、文化水平较低,尤其是农村糖尿病患者,使用互联网开展糖尿病教育存在很大的局限性(左利君等,2018)。这可能会导致数字鸿沟。如何让弱势人群也能享受互联网干预带来的益处,这对于降低社会不平等来说有着重要的意义。

(2) 法律和法规方面需要进一步完善。保护个人隐私和数据安全是"互联网+健康"领域的一个重要的新课题(韩云等,2018;闫冠韫等,2018)。"互联网+健康"迅速发展,相关的政策和法规还不够完善,给个人隐私和数据安全留下了很大的安全隐患,需要加强数据安全的研究。

此外,还需要进行研究来探讨以下问题。① 糖尿病的管理涉及很多方面,需要确定到底糖尿病管理的哪些方面是最容易通过互联网的干预实现的,这样就能最大限度提高成本效果比。② 确定什么样的糖尿病群体比较适合互联网的干预,从而通过互联网的干预能更大程度上帮助到糖尿病患者改善依从性,改善症状。③ 确定什么样形式的干预能够保证干预对象有较高的参与水平,尤其是针对不同年龄、不同文化程度、不同性别的人,都需要有个性化的设计来维持较高水平的参与,从而提高干预效率。④ 商定降低数字鸿沟的措施,让弱势人群也能够享受网络干预带来的益处,这对于降低社会不平等有着重要的意义。

二、糖尿病干预效果的讨论

从上文可知,现在的糖尿病健康教育和干预涉及不同的学科,这些干预存在诸多差异性(Chrvala,Sherr & Lipman,2016;Chodosh,2005),具体体现在以下方面。① 患者的基本资料和临床特征存在较大差异性。患者的临床症状、自我管理模式、个性特征、家庭背景等,都存在较大不同,而这些差异都会导致糖尿病患者的自我管理依从性存在较大的差异性。患者在临床症状方面和自我管理方面存在的差异性给现在的干预带来了复杂性和很大的难度,也正是由于糖尿病患者多方面的差异,导致现有的干预模式多样性。② 干预模式存在较大差异性。现有的干预模式包括:单人、群体、单人和群体相结合等。随着科学技术和互联网的发达,远程信息技术(手机或网络)等也逐渐被用来对糖尿病进行干预。到底哪一种模式史有效,很难得出确切的结论。③ 干预提供者也存在较大差异性。糖尿病的管理涉及多个领域,干预提供者包括医生、护士、专职糖尿病教育者、物理治疗师、职业治疗师、心理学家、社工、同伴。由于干预者的背景不一样,提供的健康教育或干预的具体内容侧重点也会不一样。④ 干预的时间和频次存在差异性。由于干预提供者的背景和模式存在差异,导致干预持续的时间和频次存在不一样,有可能进一步导致干预的效果存在差异。⑤ 追踪的时间和频次存在差异性。现有干预在干预完成后追踪的时间和频次上也存在差异。⑥ 干预的内容和质量存在差异性。

接下来将主要从干预内容和模式、干预的实施者分析干预的效果。

(一) 干预内容和模式

糖尿病干预在内容上主要包括药物使用干预、生活方式干预、社会心理层面干预三种形式,其中主要以药物使用干预和生活方式干预为主,而现在围绕社会心理层面的干预也越来越多。

在药物使用方面,干预的内容主要涉及:教授患者注射胰岛素、服用降糖药的正确方法和注意事项,以及血糖的监控。例如,金建兰等(2018)基于保护动机理论对糖尿病患者进行了干预,涉及健康讲座、体验教育、体验式学习和个性化指导,干预明显提升了患者胰岛素注射的主动性和规范性,改善了患者的生活质量。这些方面的干预对于糖尿病患者正确学会监测血糖,掌控自己的病情起着关键的作用。同时,有些患者对于如何正确注射胰岛素、如何正确服用降糖药也存在误区,而围绕这些问题的干预纠正了患者的不正确认识和习惯,对于提升疾病的管理、加强血糖的控制,有着重要的作用。

生活方式干预是糖尿病干预中的一项重要内容。作为全世界第一个预防糖尿病的随机对照研究,我国专家于 1986 年正式启动的大庆糖尿病预防研究,干预长达 6 年,数据表明,干预组糖尿病的发病率降低 51%。随后又进行了多次跟踪调查,包括 20 年追踪、23 年追踪和 30 年追踪,数据表明,生活方式干预(包括饮食和运动)不仅能减低相关死亡率,还能降低高度致残的血管并发症发病率,延长寿命(Li 等,2008,2014)。其他国家也进行了类似的预防研究,例如美国糖尿病预防计划、芬兰糖尿病预防研究,这些研究都表明,生活方式的干预对于糖尿病的预防起着至关重要的作用。同时,大量的研究也证明,生活方式的干预对于血糖的控制和并发症的预防也起着非常重要的作用。

除了生活方式的干预,对于社会心理层面的干预也越来越受关注。糖尿病患者良好的生活方式对于糖尿病的管理和并发症的预防来说尤其重要,但是研究表明,患者的依从性并不理想。患者的依从性不好很大程度上在于患者的心理和动机因素,而非知识或者技能因素。因此,现在的研究越来越多关注患者的社会心理层面,有针对性地缓解糖尿病患者的焦虑、抑郁等方面,且研究证实了针对社会心理层面干预的成效。例如,Sherifali(2015)发现,在糖尿病自我管理干预中,针对心理层面的干预是最有效的,能够最大程度上降低糖化血红蛋白水平。Ismail 等(2004)发表在《柳叶刀》上的文章,聚焦针对糖尿病患者开展的心理干预随机临床试验,干预涉及咨询、认知行为疗法或者心理动力干预。分析结果表明,心理干预能够长期改善糖尿病患者的血糖控制,减轻糖尿病患者的心理压力,但对于体重的管理没有效果。

研究中关于糖尿病的干预涉及多方面的要素,那究竟哪方面的干预最有成效呢? 有一些研究做了些探讨。例如,Chodosh(2005)通过分析 53 个临床随机干预研究,并没有找出干预中能够显著提升干预效果的要素,尽管这些要素是很多干预提出来的或者是专家建议的。他们的研究发现,比较有效的慢性病自我管理干预往往是: 有效的药物治疗联合增强患者的依从性,两方面都涉及。Li 等(2010)进行了糖尿病干预的成本效益分析,发现有以下特点的干预往往成本效益较高。例如,在有糖耐量受损的人群中实施强度较大的生活干预、提供关于戒烟的辅导和治疗(如果有需要的话)、全面的足部护理来预防溃疡等。Minet(2010)综述了 47 个糖尿病自我管理干预研究,研究发现,干预环节紧密安排且紧凑的效果在提升自我管理效果、改善糖化血红蛋白方面要好;针对教育的干预内容会产生比较积极的效果。Moreno(2019)在一个 2 年追踪的随机临床试验中,进行了为期 6 周的同伴教育,以小组的形式开展(患者/家属+健康照护专业人员),糖尿病自我管理教育没有改善糖化血红蛋白水平,但是在自我效能感和卫生资源的使用方面有改善。Rygg(2012)检测了糖尿病自我管理教育的干预效果,发现持续的小组干预能够改善患者的糖化血红蛋白水平,也能提升患者的积极参与,提升了知识和自我管理的技巧。Norris(2002)发现,自我管理干预能够改善糖尿病患者的血糖水平,延长追踪时间能够增强干预效果。Chrvala(2016)对 120 个干预进行了分析,有以下几大发现。① 单独和群体干预相结合的糖尿病教育中,有 86% 的都取得了明显的糖化血红蛋白水平改善,相较单独、群体或远程干预来说。此外,干预组和控制组的对比分析说明,组合(个体和群体)干预引起的效果差异最大(1.22 干预组 vs 0.14 控制组),其次是个体干预(1.14 干预组 vs 0.37 控制组),最后是群体干预。② 干预前糖化血红蛋白水平高的患者在参加糖尿病自我管理干预后,改善的水平更加明显。③ 干预时间超过 10 小时的患者其糖化血红蛋白改善效果显著强于低于 10 小时的效果。④ 追踪时长超过 6 个月的患者糖化血红蛋白改善效果明显强于追踪时间短或者没有追踪时间的患者。⑤ 他们的研究还发现,相比于对照组来说,不管是哪种形式的糖尿病自我管理教育都能改善患者的糖化血红蛋白(该研究中远程干预的比较少,没法做出客观的比较分析)。具体来说,相较于控制组来说,联合干预的糖尿病自我管理健康教育能导致 0.88% 的糖化血红蛋白水平降低。

从这些研究结果看来,到底干预中的哪些要素会增强干预效果也没有确切的答案。但总体上来说,干预时间较长、追踪时间较长的干预效果往往要好。糖尿病干预的内容固然重要,但是干预的形式等其他要素也发挥着重要的作用。Chodosh(2005)提出了有以下 5 个要素决定慢性病干预的效果。① 调整干预方案:相较于那些接受一般性干预的患者来说,接受针对患者特定情况和需求的干预往往获益更大。② 团体设置:患者往往从针对同一种病开展的干预获益更大。③ 反馈:如果干预中,干预者能够针对每个人的情况进行回顾和反馈的话,患者往往获益更大。④ 心理层面的强调:患者往往从有针对心理层面的干预中获益更大。⑤ 医疗照顾:如果患者能从他们的医疗照护提供者身上接受干预,获益往往更大。这 5 个要素也体现了比较有效的干预往往有互动有反馈、针对患者的实际情况开展个性化的干预、除了生活方式干预外也需要关注患者的社会心理因素,以及医患之间有良好的互动。这 5 个要素也能对以后的糖尿病干预提供很好的启示和借鉴意义。

(二) 同伴教育的效果分析

国外在慢性病患者健康教育中进行同伴教育要早于国内,在实证研究中,同伴教育的实际成效到底如何? 国内外学者都进行了大量的研究和探讨。

虽然同伴教育在国内慢性病健康教育中还处于初步阶段,但是国内的很多学者围绕糖尿病进行了同伴教育的尝试。大部分研究发现,同伴教育有利于糖尿病患者增强对糖尿病的认识,提高疾病管理能力,改善依从性,同时促进糖尿病患者的社会支持,增强其自我效能感。例如,曹朋(2018)将 58 例糖尿病患者分成干预组和对照组,干预组采取了为期 6 周的同伴教育干预,而对照组进行了 6 周的传统教育,研究结果表明,同伴教育对于糖尿病患者的血糖控制效果更为明显,提升患者对糖尿病健康教育的支持,提高治疗依从性。蒋敏(2018)同样对糖尿病患者进行了同伴教育干预,发现与传统健康宣教相比,参加同伴教育的患者在糖尿病知识的掌握程度、焦虑情绪控制、治疗依从性方面显著优于对照组。祝春燕等(2018)对同伴教育的长期结果进行了研究,对研究组糖尿病患者的干预持续了 18 个月,干预结束后继续随访 12 个月。研究分析了研究组患者和对照组患者在宣教 6 个月、18 个月、24 个月、30 个月时的用药依从性、参与积极性、健康知识、自我护理能力。结果表明,研究组的糖尿病患者在上述指标方面均有显著改善,且与对照组的差异显著;此外,研究组在上述方面的改善效果持久。聂佳(2018)探究了同伴教育对于糖尿病患者治疗效果的影响,研究表明,与对照组相比,接受同伴教育的试验组患者在空腹血糖、饭后2小时血糖和自我管理能力方面均有显著的改善效果。雷铖等(2018)探究了在微信平台上的同伴教育效果,经过3个月的干预后,干预组的糖化血红蛋白和空腹血糖指标比对照组要低,差异具有统计学的意义。总的来说,国内关于糖尿病患者的同伴教育研究显示,同伴教育的效果优于传统的健康宣教形式,对于糖尿病的自我管理、疾病知识、情绪改善、临床指标等方面的促进作用显著好于对照组且效果持久,在微信平台的同伴教育效果也显著优于对照组,这说明同伴教育在糖尿病健康教育中的潜在优势。

国外关于同伴教育的效果研究其结果不一致。例如,Baski(2008)针对糖尿病患者进行了同伴教育和专业人员主导教育的随机临床试验,结果发现,两组均能提升糖尿病自我管理的信心,且没有统计意义上的显著性差异。由此得到结论,经过培训的同伴能像健康专业人员一样,给糖尿病患者传授疾病相关的知识,提升糖尿病管理的信息。Tang(2014)对比分析了不同模式的为期6个月的糖尿病自我管理项目的成效,发现同伴干预组的糖尿病患者在糖化血糖蛋白这个指标上得到了改善,且在干预后18个月时维持了干预效果;而由社区健康照护工作人员主持的远程干预组患者,其糖化血红蛋白指标降低了,但是改善效果仅维持了6个月。由此,他们得出结论,同伴教育的效果要强于社区健康照护人员实施的远程电话干预。但是,Cade(2009)在针对糖尿病开展的饮食干预中,发现专家患者主导的干预并没有改善糖尿病患者的饮食行为。在Dale(2012)关于糖尿病同伴教育成效的综述中,他们分析了14个随机临床对照试验得出结论,同伴教育对于有些糖尿病患者有所帮助,但是相关的依据太有限了,而且结果不一致,没法做出强有力的推荐。

综上所述,现有针对糖尿病患者的同伴教育形式比较多样化、同伴教育者质量不一、参与同伴教育的患者特点差异较大、同伴教育追踪的时间不一、同伴教育没有标准化的内容等,导致同伴教育的效果难以明确。此外,同伴教育的哪种模式、哪个要素起着重要的作用,什么样的人更适合成为同伴教育的主导者,什么样的患者更能从同伴教育中获益,以及同伴教育背后的理论是什么,今后还需要更多的研究来探讨如何提升同伴教育的效果。

(三) 基于互联网的干预效果分析

实证研究中发现,网络干预或者远程干预研究有不一致的结果。例如,Farmer(2005)分析了32个远程医疗干预个案,发现血糖结果的电子化转变在临床中是可行的,但是发现这样的干预并没有显著改善患者的血糖水平,也没有降低成本。Cotter(2014)检验了基于互联网的干预在改善糖尿病患者生活方式方面的改变,他们考察了9个研究,发现2个研究中饮食和运动方面明显改善,2个研究中患者的血糖水平明显改善。

国内的大部分研究表明,基于互联网的干预对于改善患者血糖控制有积极的作用。基于互联网的干预可以实现医院或社区卫生中心与患者手机APP的实时无缝对接,实现信息共享,患者在医院及医联体就医时,能通过手机APP系统查看自己的健康信息(韩云等,2018)。当糖尿病患者参加基于互联网的干预时,往往需要每天在平台上提交日常疾病管理的信息,在一定程度上会增加患者的依从性。例如,患者每天提交饮食的数据,这有利于提升患者对于食物量的了解和掌控,从而提升患者在饮食方面的依从性。韩云等(2018)针对 2 型糖尿病患者进行了"互联网＋"理念的医院社区一体化管理,基于软件开发公司联合医院共同研发的 APP,有医护端和患者端,平台为糖尿病患者提供了一个"寓教于乐"的网上学习和活动环境,包括健康档案、知识教育、线上问诊 3 个资源库板块,线上签到、互动游戏、亲友共享 3 个游戏互动板块,多维测评、线上随访 2 个评价板块。试验组患者在常规管理的基础上,加入了网络平台,开展为期 12 个月的在线管理和随访,干预是由医生、营养师、运动康复师、糖尿病专科护士等执行。而对照组进行常规管理。结果表明,试验组在空腹血糖、自我管理行为依从性、生活质量均优于对照组,且差异具有统计学意义。苏小游等(2018)探究了"互联网＋医疗"模式在"糖尿病医院—社区—家庭"管理模式中的应用效果,干预对观察组患者建立了完善的个人电子健康档案,建立了远程健康管理平台,上门安装了医用传感器、终端等医用无线传感设备,患者每日在家定时测量各项生理参数,并上传;专业人士进行数据分析,并提供个性化的建议。观察组患者在饮食、用药和运动依从性方面均高于对照组,在发病次数、住院次数、住院天数和住院费用均低于对照组。董朝妮等(2019)通过建立微信公众号、出院时指导患者及家属共同参与慢病管理、有专人负责信息的推送,对住院糖尿病患者进行了互联网管理模式的研究,结果表明,在患者出院 3 个月后,观察组的糖化血红蛋白显著降低,且显著低于对照组。马晨姣和吴爱娟(2018)利用手机 APP 对糖尿病患者实施了延续护理干预,结果表明,干预组的患者在饮食、运动、药物依从性、血糖监测、足部护理等方面明显高于对照组。同样的,刘梦等(2018)利用手机健康管理软件对糖尿病患者实施饮食干预的结果表明,干预组的饮食行为改善显著高于对照组,满意度也高于对照组。

此外,基于互联网的干预也被广泛应用到多个领域,包括社会工作。例如,马洪波等(2017)通过引入智能血糖仪和糖尿病管理 APP,同时结合社会工作的方法,为糖尿病患者搭建了线上检测平台,同时在线下开展社会工作小组干预,线上和线下合力为糖尿病患者构建了一种新型的疾病管理支持系统。"互联网＋社会工作"小组干预取得了显著的效果,改善了糖尿病患者的自我效能和血糖控制。

基于对大量互联网干预的分析研究,研究者提出,效果比较好的干预往往有以下特点。① 对患者有持续的追踪,而非干预结束后即停止。② 设置个性化的目标,针对患者的临床特征和社会心理因素,制定符合特定患者的目标和干预方案。③ 有扎实的理论基础,尤其是好的理论给干预方案提供支持。④ 提供了社会支持和同伴支持,来给患者提供资源和支持(Cotter 等,2014)。

基于这些宝贵的建议,近些年来有越来越多的研究体现了以上特点,且实证干预研究证实,干预取得了不错的效果。例如,Nes(2012)设计了基于接受与实现理论(acceptance commitment therapy),为期 3 个月,使用智能手机来支持自我管理的干预。在干预中,患者每天三次输入饮食、药物使用、体育锻炼、情绪情况,以及血糖水平。干预者能够即时收到患者的输入信息,并给出个性化的反馈;且血糖结果能即时自动发送到干预者的客户端。结果表明,患者汇报有显著且积极的生活方式改变,患者自觉干预是有帮助的、有意义的。Dack(2019)具体描述了 HeLP - Diabetes 网络干预的设计过程以及干预的具体内容。从前期的理论选择、围绕干预对象做的有针对性的访谈来确定自我管理的决定因素、干预的具体内容,循序渐进,在设计的过程中进行验证和修改。此外,还邀请跨学科团队对干预方案提修改意见,对干预的形式、内容等进行了反复的斟酌和讨论。研究表明,HeLP - Diabetes 能够改善血糖水平,能够降低医疗费用,能够被广泛推广到不同的人群中。总的来说,他们在研究中详细阐述了网络干预设计背后的理论基础、科学设计的过程,详细呈现了干预的内容并提供了翔实的干预效果证据,这对于其他国家和地区借鉴提供了非常宝贵的经验。

(四) 小结

鉴于糖尿病患者管理血糖的重要性,针对患者依从性、心理辅导、社会支持等的干预也越来越多,这些干预尽管有短期效果,但长期效果往往不太理想。我国现在流行的糖尿病教育形式是以医院为依托,对患者实施小组教育,内容一般包括糖尿病基本知识、症状管理、饮食和运动注意事项、胰岛素注射、降糖药的使用(路永刚、黄明明、王凤琴,2008;虞芳、刘学荣,2011)。另外,干预形式也逐渐多样化,包括心理干预(晏启明、李建,2011;Long 等,2015)、社会工作小组干预(陆培兰等,2014)、糖尿病志愿者同伴教育(陈鸿尔等,2014)等。这些干预措施都不同程度地提高了患者的知识水平,提高了患者的依从性,改善了患者的血糖水平。总体而言,干预的短期效果比较理想,但是长期效果往往不如人意(Norris 等,2002;Norris 等,2001;Khunti 等,2012)。可能的原因包括以下两点。首先,随着时间的推移,学习效应逐步消退,从而影响糖尿病教育的长期效果。其次,一般而言,糖尿病干预的场所往往不是患者的日常生活情境。干预通常把患者组织成小组,由专业医护人员给患者讲授知识,教授技巧,或者进行心理辅导。在离开干预小组后,患者并不能很好地把学习到的知识和技巧融入日常生活中,从而降低了糖尿病干预的长期效果。

针对现有糖尿病干预和健康教育的不足,需要改变传统的宣教模式,创新健康教育的模式,在健康教育中增加互动性和反馈;增加健康教育的系统性,针对不同患病阶段的患者设计干预内容;丰富干预的内容,增加针对患者社会心理层面的干预,开展有针对性和个性化的干预,提升干预效果;创新干预模式,融入同伴教育以及依托互联网开展健康教育。如何设计更有成效的研究、提高干预的成本效益,还需要更多的研究来探讨,在干预的模式、干预的频率和时长、追踪的时间、干预的内容、干预实施的团队等方面多加考量。

参考文献

[1] 曹朋.同伴教育对糖尿病患者血糖控制的效果探讨[J].循证护理,2018,4(7):660~663.

[2] 陈鸿尔,葛庆青,郑亚华,陈鸣敏.同伴情景式健康教育在老年糖尿病患者自我管理中的应用[J].中国护理管理,2014,14(5):497~499.

[3] 陈辉.循证实践:糖尿病自我管理小组干预策略之构建——以华东医院"棒棒糖＋"小组为例[J].中国社会工作,2018,34:38~44。

[4] 董朝妮,方丹,杜梅梅.互联网慢病管理模式对糖尿病患者血糖控制的影响[J].护理与康复,2019,

4(19)：153～154.

[5] 宫克,张雪峰,白姣姣,叶文琴.团体社会工作介入老年糖尿病患者自我管理干预效果的观察[J].老年医学与保健,2018,24(3)：292～298.

[6] 韩云,徐宇红,叶新华等."互联网＋"慢性病管理模式在2型糖尿病患者中的应用[J].中华护理杂志,2018,53(7)：789～794.

[7] 郝迎春.医院—社区—家庭一体化管理模式对糖尿病患者的价值分析[J].中国社区医师,2019,35(12)：25～28.

[8] 洪芸芸.医院—社区一体化管理对糖尿病患者糖化血红蛋白、血脂异常的控制效果观察[J].中国医学创新,2019,6(4)：122～125.

[9] 蒋爱丁.心理干预对老年糖尿病患者抑郁情绪的影响[J].实用医学杂志,2018,28(10)：1740～1741.

[10] 蒋敏.同伴教育在老年糖尿病患者健康宣教中的应用[J].临床检验杂志,2018,7(4)：694～695.

[11] 金建兰,萧文泽,周里钢,顾勇刚,徐澍人,顾建芳.基于保护动机理论的护理干预对糖尿病患者胰岛素注射的影响[J].上海护理,2018,18(8)：19～22.

[12] 赖小燕.音乐联合心理干预对糖尿病视网膜病变患者不良情绪及生活质量的影响[J].糖尿病新世界,2019,22(7)：145～146.

[13] 雷铖,孙子科技木,张宝露,黄琪,罗建梅,鞠梅.联合微信的同伴教育在院外2型糖尿病患者中的应用效果[J].职业与健康,2018,34(21)：2967～2971.

[14] 雷娜,曹日芳,雷兰英,付文,付晓燕.综合心理干预对城市社区2性糖尿病患者心理健康的影响[J].实用预防医学,2019,26(2)：194～196.

[15] 李高叶,应燕萍.同伴教育在慢性病患者健康管理中的应用现状及展望[J].循证护理,2017,3(6)：583～589.

[16] 李明月,唐艳华,曾艳,等.同伴支持教育在糖尿病教育管理中的研究进展[J].世界最新医学信息文摘,2016,16(58)：106～109.

[17] 林水仙.社区小组工作模式对2型糖尿病患者自我管理及糖化血红蛋白的影响[J].社区医学杂志,2015,13(20)：26～28.

[18] 刘芳,杨玲凤,李乐之,翁容.老年糖尿病患者医院—社区—家庭一体化互动管理模式建立与应用效果[J].中国老年学杂志,2015,35(24)：7210～7212.

[19] 刘金萍,曹建勋,张菊霞,张凤娃,韩琳.基于互联网糖尿病综合管理平台的开发与实现[J].医院与管理,2015,6：86～87.

[20] 刘梦,丁浔,刘佳.糖尿病患者应用智能手机健康管理软件的饮食干预效果研究[J].中国医药指南,2018,16(26)：32～33.

[21] 刘琪,刘晨红,李伊傲,李春玉.社区糖尿病同伴教育的研究现状[J].科技视界,2018,7：165～166.

[22] 刘月星,蔡淳,黄珏,贾伟平.上海市社区糖尿病同伴支持模式推广策略[J].中华内科杂志,2019,58(5)：389～391.

[23] 陆培兰,方秉华,阎玮婷.医务社工小组干预对2型糖尿病患者焦虑及社会支持的影响[J].中国卫生资源,2014,1：53～54.

[24] 路永刚,黄明明,王凤琴.全方位糖尿病教育对2型糖尿病患者的长期干预效果及医疗费的评价[J].现代预防医学,2008,28(12)：2267～2268.

[25] 马晨姣,吴爱娟.手机APP在2型糖尿病患者延续护理中的应用[J].当代护士,2018,25(11)：57～59.

[26] 马洪波,俞忠魁."互联网＋"视角下的糖尿病管理支持小组[J].中国社会工作,2017,36(12)：40～44.

[27] 聂佳.糖尿病患者进行同伴教育的重要意义[J].现代医学与健康研究,2018,2(5):177.

[28] 蒲琳.移动医疗 APP 在糖尿病防治领域的应用[J].糖尿病新世界,2018,1:189~190.

[29] 宋意,龚敏,佘晓佳.个案管理的基本概念与应用[J].中国护理管理,2011,11(12):92~93.

[30] 苏小游,戴慧芳等."互联网+医疗"在糖尿病医院—社区—家庭管理模式中的应用研究[J].医院管理论坛,2018,35(4):74~77.

[31] 王璐,朱晓萍,田梅梅,贺学敏,王西英.个案管理模式在糖尿病患者护理中的应用现状[J].护士进修杂志,2018,33(2):121~124.

[32] 王权,段敏,杨晓静,贺丽.多学科团队模式在糖尿病患者管理中的应用[J].中国中医药现代远程教育,2019,17(9),123~125.

[33] 王颖婷,王琨,王春丹,王程圆.综合护理干预对老年糖尿病患者康复效果和医学知识掌握情况的影响观察[J].中国医学创新,2017,14(16):93~96.

[34] 徐昕,寿涓,黄倩,白璐.心理干预对老年糖尿病患者血糖和情绪的影响[J].中国健康心理学杂志,2019,27(3):389~392.

[35] 闫冠韫,陈洪恩,李舜,王长义,尹梅.大数据视域下糖尿病患者管理模式探析[J].中国全科医学,2018,21(9):1066~1084.

[36] 晏启明,李建.心理疏导对 2 型糖尿病血糖及情绪的影响[J].华西医学,2011,26(9):1306~1308.

[37] 杨松,任华栋,苏赵娜,杨杰.同伴教育应用于糖尿病健康教育中的研究进展[J].中国医师杂志,2018,20(4):632~635.

[38] 虞芳,刘学荣.健康教育在 2 型糖尿病患者治疗中的作用分析[J].临床和实验医学杂志,2011,10(20):1629~1632.

[39] 余燕南.医院—社区一体化糖尿病管理对患者及家属参与度的影响分析[J].基层医学论坛,2018,22(23):3325~3326.

[40] 张秀清.老年糖尿病患者 100 例心理护理体会[J].中国医药导报,2009,6(13):237~238.

[41] 赵雪,黄金.多学科糖尿病照护团队建设与实践的研究进展[J].中华护理杂志,2017,52(3):369~372.

[42] 中华医学会糖尿病学分会,国家基层糖尿病防治管理办公室.国家基层糖尿病防治管理指南(2018)[J].中华内科杂志,2018,57(12):885~893.

[43] 朱婧,丁丽萍,许振锻,姚炯.同伴健康教育及其方法探讨[J].医院管理论坛,2018,35(2):76~80.

[44] 祝春燕,陈育群,陈云仙.同伴教育在社区糖尿病健康宣教中的应用[J].健康研究,2018,38(1),41~43.

[45] 左利君,王可,王继红.基于"互联网+"的 2 型糖尿病患者健康管理现状研究[J].中西医结合护理,2018,4(3):163~165.

[46] Baksi A K, Al-Mrayat M, Hogan D, et al. Peer advisers compared with specialist health professionals in delivering a training programme on self-management to people with diabetes: a randomized controlled trial[J]. *Diabetic Medicine*, 2008, 25(9):1076~1082.

[47] Cade J E, Kirk S F L, Nelson P, et al. Can peer educators influence healthy eating in people with diabetes? Results of a randomized controlled trial[J]. *Diabetic Medicine*, 2009, 26(10):1048~1054.

[48] Chodosh J, Morton S C, Mojica W, et al. Meta-Analysis: Chronic Disease Self-Management Programs for Older Adults[J]. *Annals of Internal Medicine*, 2005, 143(6):427.

[49] Chrala C A, Sherr D, Lipman R D. Diabetes self-management education for adults with type 2 diabetes mellitus: A systematic review of the effect on glycemic control[J]. *Patient Education and Counseling*, 2016, 99(6):926~943.

［50］ Cotter A P, Durant N, Agne A A, et al. Internet interventions to support lifestyle modification for diabetes management: A systematic review of the evidence[J]. *Journal of Diabetes and Its Complications*, 2014, 28(2): 243～251.

［51］ Dack C, Ross J, Stevenson F, et al. A digital self-management intervention for adults with type 2 diabetes: Combining theory, data and participatory design to develop Help-Diabetes[J]. *Internet Interventions*, 2019, 17: 100241.

［52］ Dale J R, Williams S M, Bowyer V. What is the effect of peer support on diabetes outcomes in adults? A systematic review[J]. *Diabetic Medicine*, 2012, 29(11): 1361～1377.

［53］ Farmer A, Gibson O, Hayton P, et al. A real-time, mobile phone-based telemedicine system to support young adults with type 1 diabetes[J]. *Informatics in Primary Care*, 2005, 13(3): 171～177.

［54］ Ismail K, Winkley K, Rabe-Hesketh S. Systematic review and meta-analysis of randomised controlled trials of psychological interventions to improve glycaemic control in patients with type 2 diabetes[J]. *The Lancet*, 2004, 363: 1589～1597.

［55］ Khunti K, Gray L J, Skinner T, et al. Effectiveness of a diabetes education and self management programme for people with newly diagnosed type 2 diabetes mellitus: three year follow-up of a cluster randomised controlled trial in primary care[J]. *BMJ*（Online）, 344(7860): 1～10. ［e2333］.https://doi.org/10.1136/bmj.e2333.

［56］ Guangwei Li, et al. The long-term effect of lifestyle interventions to prevent diabetes in the China Da Qing Diabetes Prevention Study: a 20-year follow-up study[J]. *The lancet*, 2008, 371: 1783～1789.

［57］ Li Guangwei. Cardiovascular mortality, all-cause mortality, and diabetes incidence after lifestyle intervention for people with impaired glucose tolerance in the Da Qing Diabetes Prevention Study: a 23-year follow-up study[J]. *The lancet Diabetes &Endocrinology*, 2014, 2(6): 474～480.

［58］ Li R, Zhang P, Barker L E, Chowdhury F M, et al. Cost-Effectiveness of Interventions to Prevent and Control Diabetes Mellitus: A Systematic Review[J]. *Diabetes Care*, 2010, 33(8): 1872～1894.

［59］ Long F, Yan J, Xia M, et al. Effect of group counseling on depression, compliance and blood sugar level in diabetic patients. Journal of Central South University[J]. *Medical Science*, 2015, 40(8): 879～885.

［60］ Lorig K, Lubeck D, Kraines R G, et al. Outcomes of self-help education for patients with arthritis[J]. *Arthritis & Rheumatism*, 1985, 28(6): 680～685. doi: 10.1002/art.1780280612.

［61］ Martire L M. The "relative" efficacy of involving family in psychosocial interventions for chronic illness: Are there added benefits to patients and family members[J]. *Families, Systems & Health*, 2005, 23: 312～328.

［62］ Minet L, Møller S, Vach W, et al. Mediating the effect of self-care management intervention in type 2 diabetes: A meta-analysis of 47 randomised controlled trials[J]. *Patient Education and Counseling*, 2010, 80(1): 29～41.

［63］ Moreno E, Mateo-Abad M, Ochoa de Retana García L, et al. Efficacy of a self-management education programme on patients with type 2 diabetes in primary care: A randomised controlled trial[J]. *Primary Care Diabetes*, 2019, 13(2): 122～133.

［64］ Nes A A G, van Dulmen S, Eide E, et al. The development and feasibility of a web-based intervention with diaries and situational feedback via smartphone to support self-management in patients with diabetes type 2 [J]. *Diabetes Research and Clinical Practice*，2012，97(3)：385~393.

[65] Norris S，Engelgau M M，Narayan K M. Effectiveness of self-management training in type 2 diabetes[J]. *Diabetes Care*，2001，24(3)：561~587.

[66] Norris S，Lau J，Smith S J. Self-management education for adults with Type 2 diabetes：A meta-analysis of the effect on glycemic control[J]. *Diabetes Care*，2002，25(7)：1159~1171.

[67] Rygg L Ø，Rise M B，Grønning K，et al. Efficacy of ongoing group based diabetes self-management education for patients with type 2 diabetes mellitus. A randomised controlled trial[J]. *Patient Education and Counseling*，2012，86(1)：98~105.

[68] Sherifali D，Bai J W，Kenny M，et al. Diabetes self-management programs in older adults：A systematic review and meta-analysis[J]. *Diabetic Medicine*，2015，32(11)：1401~1414.

[69] Tang T S，Funnell M，Sinco B，et al. Comparative Effectiveness of Peer Leaders and Community Health Workers in Diabetes Self-management Support：Results of a Randomized Controlled Trial [J]. *Diabetes Care*，2014，37(6)：1525~1534.

第四章

生态瞬时评估法在糖尿病患者管理中的应用

生态瞬时评估法是一种可以对研究对象日常生活中生理、心理和环境因素进行实时监测，从而对研究对象有一个全面、综合认识的研究方法。该方法较为广泛地应用到众多研究领域，在糖尿病的管理中有较大应用前景。本章将介绍生态瞬时评估法的实施步骤及其在相关领域的应用，并探讨生态瞬时评估法在糖尿病管理中的应用，最后从社会工作的角度讨论如何在糖尿病管理中应用生态瞬时评估法。

一、生态瞬时评估法简介

（一）方法介绍

生态瞬时评估法（ecological momentary assessment，EMA）作为心理学研究方法之一，目前广泛应用于社会科学、自然科学、医学等相关专业领域。生态瞬时评估法将人的生理、心理及其物质环境相结合，获取对人全面且综合的认识，实时获取来自研究对象的数据，可以降低研究对象的回顾偏差，提升研究的生态效度，具有独特的优势，受到很多研究者的青睐（陈红、陈瑞，2006；段锦云、陈文平，2012；封丹珺、石林，2004；李文静、郑全全，2008；Stone 等，1998）。根据学者 Hufford & Shiffman（2002）的解释，生态瞬时评估法是一种目前较为流行、高效、实时的进行数据采集和分析的研究方法，通过对研究对象在日常生活情境中自身行为、思维想法、心理过程在一定周期内进行多次重复的取样，获得关于个人日常生活中某些特定时间或特定时刻的详细描述，从而可以对个体认知、情绪和行为的持久性、周期性变化以及时间结构等方面进行探讨分析（段锦云、陈文平，2012；李文静、郑全全，2008）。

文献中也有学者为了提高研究的生态效度开发出了研究方法，例如经验取样法（experience sampling method）、即时数据获取（real-time data capture）等方法，一般地说，这些方法没有严格区分，但也有一些差异。但是在本质上，都是在事件发生的真实情境下，对被试者的感受、态度、情绪、认知或行为进行实时的取样（段锦云、陈文平，2012；李文静、郑全全，2008）。

生态瞬时评估法有 4 个最基本的特点。首先，这种方法对研究对象的评定是即时的。使用生态瞬时评估方法对研究对象的认知、情绪、行为等方面进行即时的评价，需要研究对象进行即时的记录和反馈。其次，为了避免出现抽样误差，需要合理地安排时间。再次,这种方法需要对研究对象的认知、情绪和行为等进行重复测量,以防止出现特殊情况影响调查质量。最后也是最重要的特点,这种测量方法只适用于被试者所在的日常生活情景中,深入其生活世界,更好地帮助研究对象解决问题,以及帮助研究者能更好地研究问题(Stone 等,1998)。

(二) 适用范围

生态瞬时评估法是在自然环境条件下动态地、准确地、高效地进行数据收集和研究分析的一种方法。生态瞬时评估法的优势就在于它能够对个体的差异、特定的环境因素、研究对象的行为以及影响因素进行梳理总结和探究(段锦云、陈文平,2012;李文静、郑全全,2008)。因此,以下几种情况适用生态瞬时评估法。① 研究事件需要在日常生活情景下发生,而不是在实验室中进行或是在特定情景中进行观察,换句话说,是希望提高研究的生态效度。② 研究需要一个长期的过程来收集全面的资料进行分析,对个体间模式和时间模式有明确要求。③ 研究希望克服研究对象可能由于身体状况或回忆偏差导致出现资料收集不准确情况,运用生态瞬时评估法跟踪记录就显得尤为重要。④ 研究需要联系研究对象的实时认知、情绪或行为与生理指标之间的关系,利用电子设备来进行监测(李文静、郑全全,2008)。

(三) 具体实施

1. 研究对象选择

在研究对象选择方面,如果使用生态瞬时评估方法,通常需要研究对象满足以下条件:研究对象愿意参加研究,根据研究要求如实完成记录且能保证完成整个研究过程。通常来说,生态瞬时研究方法涉及研究过程中多次重复抽样,因此对被试者的要求较高(段锦云、陈文平,2012)。

2. 抽样方法

生态瞬时评估法的抽样方式可以分为两类:一类为时间抽样,也叫信号追随记录;另外一类为事件抽样,也叫事件追随记录。

就时间抽样来说,可以是任意时间的抽样,也可以是时间段抽样,具体用哪种方法取决于具体的研究问题。任意时间抽样,即研究者在每天规定的时间段内,任意发送一定次数的信号,但研究者建议,两次信号之间的间隔不少于 10 分钟。时间段抽样需要先把研究规定的时间段划分为几个大时间段,再在每个大时间段里随机发送信号,例如,把一天分为上午、下午和晚上三个时间段,然后在每个细分时间段随机发送信号。时间段抽样对时间段的细分需要遵循事物的动态发展过程(段锦云、陈文平,2012;李文静、郑全全,2008)。

事件抽样需要研究对象在目标事件发生时随时记录。例如,研究者旨在探究吸烟以及什么因素会导致吸烟,这个研究的目标事件就是吸烟。在研究中,需要研究对象记录在目标事件发生时的情况,包括目标事件的发生,目标事件发生前的心情、情境、压力、社会支持等情况,从而研究者能够分析影响研究对象吸烟的因素,也能针对吸烟者进行个体化的干预(Shiffman,2009b;Shiffman 等,2009c)。

两种方法相比较各有优缺点。就时间抽样方法来说,给研究对象发送一个信号提醒其及时记录,能较好捕捉研究对象当下的认知、情绪或行为,但有可能会对研究对象的正常生活产生干扰。事件抽样需要对事件进行严格定义,能够较精准地捕捉研究对象在特定事件发生时的认知或情绪反应,可以较好回应研究问题,但是对研究对象要求很高,需要研究对象对研究事件灵敏察觉并做记录(段锦云、陈文平,2012;李文静、郑全全,2008)。

3. 实施过程

生态瞬时评估法的应用需要在前期进行充分的准备,包括研究对象的选择、研究周期的长短、信号的发送时间设置、记录的内容、记录的方式等。在资料搜集过程中,生态瞬时评估法通常持续1~2周,需要研究对象在日常生活情境中记录与研究相关的数据。记录的方式可以选择电脑、掌上设备或者纸质问卷;最后研究结束,需要回收所有的研究记录(段锦云、陈文平,2012)。

(1) 记录内容:李文静等(2008)梳理了生态瞬时评估法的常见记录内容,包括:开放式问题,等级式量表和清单式量表。开放式问题信息量丰富,能够反映个体特征,但是在数据处理过程中较为复杂和烦琐。等级式量表在大多数生态瞬时评估研究中使用,简单明了,便于进行量化分析,但是相对而言信息量较少。而清单式量表介于前面两者之间,信息量较大,对参与者的侵犯性相对较小,研究对象能够从清单中选择符合自己的选项,但清单可能会没法包括所有的选项。

(2) 记录方式:生态瞬时评估法的记录工具通常包括纸笔记录和电子记录。纸笔记录方便易行,对于大多数研究对象来说都可以做到,尤其是对智能终端不熟悉的老年人来说。但是纸笔记录也存在一些不足,包括在保存方面容易丢失遗漏、在数据录入方面需要较大人力且容易发生差错。随着智能技术和互联网技术的广泛使用,电子记录越来越被广泛使用。电子记录大大提升了资料搜集的便利性,可以准确记录研究对象记录的时间,简化了数据的录入和管理工作,提高了数据处理的准确性,但是电子记录也存在花费较大的问题(李文静、郑全全,2008)。

二、生态瞬时评估法的应用

生态瞬时评估法是由心理学家提出,但是现在备受不同领域学者的青睐,诸如在医学护理学、临床心理学、教育学、社会学等领域内经常使用,并取得了不错的研究成果。接下来将主要介绍生态瞬时评估法在各领域的应用。

(一) 护理领域

由于生态瞬时评估法能够探究日常生活中研究对象认知、情绪和行为的变化,加上护理领域对于患者自我管理以及症状管理较为重视,因此,生态瞬时评估法逐渐被护理领域的学者所采用。总的来说,该方法在国外应用较多,在国内应用较少。

在国外,生态瞬时评估法被用来研究接受化疗的癌症患者、接受造血干细胞移植的癌症患者等。例如,Hacker & Ferrans(2007)发现,使用生态瞬时评估法能够对癌症患者在接受造血干细胞移植前后的疲倦和体力活动进行实时捕捉。该研究使用等级式量表,具体为1~10个等级来测量患者的疲倦水平,要求患者在干细胞移植前3天和移植后3天,每天3次,对疲倦水平进行打分。研究发现,干细胞治疗前后患者的疲倦水平没有明显差异。此外,研究得出结论,即使是患重度癌症的患者,生态瞬时评估法也能测量患者的疲倦状态,这对于探究癌症患者的症状变化非常有帮助。Ratcliff等(2014)使用生态瞬时评估法探究了接受化疗治疗的癌症患者在化疗前的睡眠状况是否会影响到化疗后的症状和心情。研究在患者接受化疗前使用匹兹堡睡眠质量量表测量了患者的睡眠状况,在化疗后的3周内,持续监测患者的睡眠情况、相关症状和心情,每天3次,分别为早上、下午和晚上,研究者使用的是手提电脑。研究发现,接受化疗前患者的睡眠质量将直接影响患者化疗后的症状和心情。具体表现为,如果化疗前患者睡眠质量紊乱,患者在治疗后有更高水平的疲倦,有更多的负性和焦虑情绪;而化疗前患者睡眠质量良好,则会减少治疗后患者的症状水平和负性情绪。研究得出结论,改善患者化疗前的睡眠情况有利于化疗后的生活质量。由此可见,生态瞬时评估法能够准确评估患者治疗前后在症状、睡眠、情绪方面的变化,并进一步探究影响患者术后生命质量和症状的影响因素。

在国内,生态瞬时评估法在护理领域应用的较少。吴静等(2017)详细梳理了国外护理领域内如何利用生态瞬时评估法来开展研究的,同时指出国内的相关研究较为缺乏。吴静等(2017)认为,随着"生物—心理—社会"医学模式广泛应用于护理工作的各个领域,生态瞬时评估法能够提高研究的生态效度,也符合护理领域中讲究个体化护理、患者自我护理的新理念,该方法具有非常好的前景。同时,也提出了几点注意事项,包括样本量要控制、复杂的EMA设计到模块化等。

总之,生态瞬时评估法在护理领域有非常大的应用前景,可以随时间的变化探究患者的情绪和行为,从而考察患者症状和生活质量的影响因素,为护理工作和临床干预提供实证依据,相比于国外,国内使用生态瞬时评估法的研究还较为欠缺,期待护理领域的学者能够广泛开展生态瞬时评估法在护理领域中的应用研究。

(二)物质成瘾领域

物质成瘾是全世界范围内的公共卫生问题和社会问题。不同领域的研究者也从不同的研究视角来探究物质成瘾之谜。研究者尤其关注以下问题:到底是什么导致物质成瘾?物质成瘾者的个人特征如何与情境和环境因素相互作用影响到其物质滥用行为?哪种干预方法能够更好帮助物质成瘾者戒掉成瘾物质?对于这些问题的探究,仅仅停留在实验室研究或者问卷调查是存在诸多不足的。为了更好地探究这些问题,需要深入到物质成瘾者的实际日常生活中,挖掘他们的认知、想法、情绪和物质使用行为现状,以及这些因素相互之间的关系。而生态瞬时评估法由于其较高的生态效度、克服研究对象的记忆偏差等优点,成为物质成瘾研究者推崇的研究方法,因此该方法被广泛使用在物质成瘾研究的各个方面(Shiffman,2009b;陈明瑞、周萍,2017;张娟娟、张更生、杨玲,2017)。

经对文献进行梳理,生态瞬时评估法主要应用在以下三个方面。

1. 成瘾物质的使用行为评估

生态瞬时评估法由于其超强的动态监测能力,可以捕捉个体行为的实时数据,从而能够动态捕捉物质成瘾者的使用行为。例如,Shiffman(2009b)在对使用生态瞬时评估法研究物质成瘾行为的综述中提到,生态瞬时评估法能够测量到使用问卷或者回顾性数据测量不到的物质使用模式,对于推动物质成瘾行为的研究很有帮助。Shiffman(2009a)使用了多种不同的方法测量了研究对象的吸烟行为,包括汇报平均吸烟数量、回顾上周的吸烟行为和用生态瞬时评估法来测量吸烟行为。结果表明,相比于前两种研究方法来说,生态瞬时评估能够更加精准测量吸烟者的吸烟行为。Shiffman 等(2009c)使用生态瞬时评估法探究了间断吸烟者的吸烟模式和规律。该研究使用事件抽样,要求研究对象每次吸烟都记录,结果显示,间断吸烟者可以分类为白天吸烟者、晚上吸烟者、社交吸烟者(只有在跟别人社交的时候才吸烟)。

也有研究者使用生态瞬时评估法来研究其他成瘾行为,例如酒精成瘾、大麻使用等。例如,Collins 等(2003)使用了纸笔自我监测和手机自我监测的生态瞬时评估法来测量社交饮酒者的饮酒行为,结果发现,两者均能较好监测研究对象的饮酒行为,但是手机自我监测在数据输入的便利性、数据的抽样方面等有明显优势。Buckner 等(2012)使用生态瞬时评估研究来探究研究对象的大麻使用行为,并探究了大麻使用的危险因素,给大麻使用的研究提供了更为丰富的实证依据。

2. 成瘾物质的危险因素评估

通过探究研究对象成瘾物质的渴求或情绪研究,可以考察成瘾物质的高危因素。例如,Buckner 等(2012)使用了三种生态瞬时评估方法来探究成瘾者的社交焦虑水平与大麻使用的关系。研究者使用了三种生态瞬时评估的测量方法,包括时间抽样(每天随机发送 6 个信号)、事件抽样(要求研究对象在目标事件发生时填写相关量表)和每天晚上睡觉前记录当天情况。为期两周的研究结果表明,社交焦虑和大麻渴求的交互作用显著增加成瘾者的大麻使用行为。具体来说,高社交焦虑和高大麻渴求的成瘾者最有可能使用大麻。Piasecki 等(2014)使用生态瞬时评估法对 393 名社区饮酒者进行了为期 21 天的测量。结果表明,饮酒者的提升动机预测了饮酒者的饮酒愉悦感和更多的饮酒行为,而应对动机与饮酒者的惩罚认知相关。Shiffman 等(2002)使用生态瞬时评估法探究了吸烟及其情境性线索,对 304 名吸烟者进行了为期一周的追踪调查。结果表明,吸烟行为与吸烟渴求明显呈正相关,同时喝咖啡和吃东西、有其他吸烟者在场也会和吸烟行为呈正相关。

生态瞬时评估法不仅可以对物质成瘾者的行为进行动态的检测,也能对物质成瘾行为的影响因素进行探究。文献中使用该方法探究物质使用行为影响因素的研究较为多见,包括吸烟、饮酒、大麻使用等。这些研究促进了我们对于物质成瘾行为之谜的破解。

3. 使用生态瞬时评估法在物质成瘾行为干预中的应用

生态瞬时评估法逐渐被用来对物质成瘾行为进行干预,称为"生态瞬时干预"。Heron & Smyth(2010)针对吸烟、饮酒等行为的生态瞬时干预研究进行了系统梳理,结果表明,生态瞬时干预能够被研究对象接受,对于改变不健康行为和降低精神症状是有效的。Riordan 等(2015)针对 130 名大学生新生使用了生态瞬时干预来降低他们的饮酒量,研究为期一周,结果表明,生态瞬时干预显著降低了女生的饮酒量。Rodgers 等(2005)利用移动手机给青少年吸烟者发送信息进行了生态瞬时干预,结果表明,相比于控制组来说,干预组中断烟草行为的可能性更大,但随着时间的推移,26 周后,两组之间并没有显著性差异。

这种干预方法是在研究对象的日常生活中的真实情景中提供的,可以针对研究对象日常生活中的物质使用行为或者不健康行为进行干预。相比于在特定场所进行的传统干预方法,生态瞬时干预有着明显的优势,具体体现为以下几点。① 生态瞬时干预对于研究对象的日常生活提供干预,可以很好地融入研究对象的生活中。② 因为生态瞬时干预是在日常情境下提供的,因此研究对象也可以在日常生活中更好地练习习得的技巧或行为。传统的干预方法虽然能让研究对象学习到一些技巧,但大部分研究表明,很多研究对象并不能把学习到的技巧应用到自己的日常生活中去(Heron & Smyth,2010)。

总的来说,由于生态瞬时评估法有较强的动态监测能力、能够减少回顾偏差且能深入到研究对象的日常生活中等优点,故该方法在物质成瘾领域被广泛应用。其中,大部分研究关注吸烟和饮酒行为,而关于违法物质滥用的研究相对较少(Serre,2015;Shiffman,2009a)。该方法不仅被用来探究物质成瘾行为的现状和危险因素,还被用来对物质成瘾行为进行干预,并取得了初步的效果。随着 5G 移动技术的发展和统计方法的成熟,该方法在物质成瘾领域将有更大的发展空间(张娟娟、张更生、杨玲,2017)。

(三) 情绪研究领域

情绪是心理学的重点研究对象,来源于心理学的生态瞬时评估法,理所当然被心理学家用来研究情绪(Susan 等,2010)。其中,生态瞬时评估法大部分被用来研究情绪障碍,也有少部分用来研究积极情绪。情绪障碍亦称"情感障碍"或"心境障碍",是指正常情感反应的夸张、混乱和减退,主要临床症状包括大家目前比较熟悉的抑郁症和双相情感障碍。因为生态瞬时评估法能够对研究对象进行实时的动态检测,像情绪障碍这类疾病发病症状通常是短暂的、难以预测的,如情绪或思维的中断、不正常的信念和直觉紊乱,难以通过观察收集到有效的数据。生态瞬时评估法特别适合这类研究。

Wenze & Miller(2010)系统梳理了利用生态瞬时评估法来研究情绪障碍问题的文献。文章指出,现在生态瞬时评估法主要用来研究以下问题,包括:情绪问题的现象学研究、情绪的变化、情绪的反应性。具体来说,情绪的现象学是指使用生态瞬时评估法来监测研究对象的日常情绪体验;情绪的变化性是指来探究情绪变量随时间的波动;而情绪的反应性是来考察研究对象对日常生活琐事或者负性事件的反应。围绕这些问题的探究丰富了我们对于情绪障碍的认识,尤其是抑郁和双向障碍患者在日常生活中的情绪波动和情绪困扰来源。现在利用生态瞬时评估法研究情绪障碍的研究中,主要使用的研究方法包括:纸笔研究、智能设备研究等。

在实证研究中,Kanning & Schlicht(2010)对 13 名研究对象进行了为期 10 周的追踪,让研究对象每天完成日记,探究锻炼身体对于情绪的影响。结果表明,锻炼身体有利于提高情绪的兴奋度、保持平静和情绪偏向性。Wegner 等(2012)探究了自然情境下大学生情绪和暴饮暴食之间的关系,为 27 位有亚临床暴饮暴食行为的大学生进行了为期 2 周的生态瞬时评估研究,每天让研究对象汇报 7 次当天的情绪和饮食行为。结果表明,研究对象暴饮暴食的天数里,情绪明显要差。在一项研究中,研究者研究了 21 名儿童情感障碍者,对其在周末期间进行评估并延续了八周(Axelson 等,2003)。研究人员主要通过打电话的方式要求参与者回答一系列问题,例如当前在做的活动、周围的环境、参与者的情绪状态。除此以外,要求参与者完成每日睡眠状态的评估。结果发现,除了少数参与者因特殊情况退出之外,有 17 名参与者完成了研究。这表明生态瞬时评估在情绪障碍的研究中是可行的。除了病情较重的参与者难以完成研究之外,生态瞬时评估在病情较轻的参与者中接受度较高,有参与者表示乐意自己被研究。

Ebner-Priemer & Trull(2009)指出,生态瞬时评估在情绪相关研究中有 6 个显著的优点。① 实时的监测,可以提高精准性和较少回顾性偏差。② 多次重复测量可以显示动态的过程。③ 多模块测量可以整合分析心理、生理和行为的数据信息。④ 场景或情境和行为之间的关系可以进行考察。⑤ 可以进行实时的互动和反馈。⑥ 日常生活中的测量可以提高结果的可推广性。总的来说,生态瞬时评估法对于情绪研究有较好的发展前景,等待着我们进一步去探索。

(四) 健康心理学中疾病管理的研究

生态瞬时评估方法也被应用在慢性病的管理中,例如,糖尿病、关节炎、心脏病中,其中以糖尿病相关的研究最为常见。Skaff 等(2009)对 206 名糖尿病患者进行了研究,每天电话询问患者的积极和消极情绪,同时也对每天的血糖进行了检测。结果表明,前一天的负性情绪和第二天的快速血糖呈正相关,由此可见,负性情绪会对血糖产生不良影响,以及患者积极情绪对控制血糖的重要性。Khan 等(2013)探究了老年糖尿病患者的身体锻炼情况以及配偶的参与对其身体锻炼的影响。研究对 70 名糖尿病患者进行了为期一周的追踪,结果表明,来自配偶的社会支持能够促进患者的身体锻炼,而来自配偶的社会控制与患者的身体锻炼没有显著相关或者呈负相关。此外,还有研究者使用生态瞬时评估法对糖尿病的预防和治疗进行干预。例如,研究者使用了生态瞬时评估法,给出租车司机发送关于糖尿病知识和疾病管理的知识(试验组),对照组则未接收到相关的短信。结果表明,相比于对照组,试验组在干预后的一年内患上糖尿病的风险显著降低,但是两组的差异在 24 个月追踪的时候消失了(Wong 等,2013)。

(五) 其他领域的研究

除了上述研究领域,生态瞬时评估法也被用来研究家庭和教育学等领域。例如,在家庭研究中,生态瞬时评估也有潜在的研究前景。生态瞬时评估法可以用来研究家庭成员之间的互动、变量之间的动态关系、个体差异在关系中的调节作用、情境性因素所起的作用等(Smyth & Heron,2014)。该文章还指出,今后的研究需要探讨如何将生态瞬时评估法应用到家庭场景下的干预研究中。

三、生态瞬时评估法的优缺点及其展望

（一）优点

综合查阅到的文献，生态瞬时评估法有以下优点。首先，生态瞬时评估法的自我报告的即时性能够减少研究对象产生回忆的偏差，从而保证数据的真实性、可靠性。而在传统回忆性的调查之中，会受到生理因素、时间因素、事件因素等影响，降低了调查的质量。其次，利用电子设备的优势，当研究对象因为特殊情况忘记做记录时，电子设备可以定时发出提示音对研究对象进行提示，具有较高的灵活性，从而保证收集数据的全面性、高效性。此外，相比较传统的面谈法或问卷法等纸笔记录方式，生态瞬时评估法可以通过电子设备及时记录并将收集起来的信息进行全面综合地研究分析。然后，生态瞬时评估涉及多次重复测量，能够很好反应变量随时间的动态变化以及变量之间的相互关系，从而对现象或行为有更加全面且清晰的理解。最后，生态瞬时评估法通过深入研究对象的日常生活，在自然、自发的情境中对研究对象的认知、情绪和行为进行研究，有非常高的生态效度，是实验室研究和问卷调查等传统研究方法无法比拟的。该方法尤其适合研究那些需要在日常生活情境中去观察的行为(Ebner-Priemer & Trull，2009；陈明瑞、周萍，2017)。

（二）缺点

生态瞬时评估法也有其缺点。首先，生态瞬时评估法对研究对象的要求很高。如果研究对象的依从性较差，未能按照研究的要求及时记录的话，会导致数据的缺失，从而影响研究结果。其次，生态瞬时评估法涉及多次重复测量，这种频繁的纵向评估会增加研究对象的负担，也有可能对其日常生活带来影响。更为重要的是，生态瞬时评估法要求的即时测量可能促使研究对象重新审视自己的行为，从而引起行为的改变，导致搜集的数据并非反应研究对象的真实日常生活。此外，生态瞬时评估法的数据搜集成本较高，如果使用电子设备的话，需要更高的成本。最后，虽然生态瞬时评估能够搜集到较丰富的动态数据，但是在数据分析和处理上却是一个较为复杂的问题，包括缺失数据的处理、双层数据的分析等，数据的分析处理对于研究者的要求较高(陈明瑞、周萍，2017)。

（三）未来展望

综上所述，我们已经了解到生态瞬时评估法在多个领域的应用，如在护理领域，可以对乳腺癌患者造血干细胞移植后的乏力症状进行评估，通过生态瞬时评估的测量可以知道移植前后患者的乏力症状并没有明显差异。在物质成瘾领域，我们可以对物质成瘾人群进行动态评估，主要包括行为、渴求感和其他相关因素的评估。例如可以对酒精依赖者酗酒时的状况进行评估，还可以了解导致酗酒的相关因素。在情绪障碍方面，生态瞬时评估法也发挥了重要的作用，它可以随时监测患者的状况，可以对患者的情绪、周围环境进行良好的评估。生态瞬时评估法能够应用的领域如此之广泛，有着巨大的研究前景，相信在不久的将来，还会在更多的领域发挥作用。

四、生态瞬时评估法在糖尿病患者中的应用

（一）应用前景

首先,众所周知,糖尿病是一种以高血糖为特征的代谢疾病,是一种慢性病。糖尿病需要患者进行强度较大的日常生活管理,涉及饮食、运动、药物服用、情绪等多方面,而且这些方面会呈现出动态性,可能会随着时间和情境的变化而变化。针对这些特点,由于其较高的生态效度、能够捕捉到日常生活情境中的动态变化,生态瞬时评估法能够被用来探究糖尿病患者的疾病管理行为现状及其动态变化,此外,还能探究有哪些因素影响患者的疾病管理行为(Khan 等,2013;Skaff 等,2009;Stephens 等,2013)。

其次,对于大部分糖尿病患者来说,他们的认知能力没有受损,能够完成生态瞬时评估的要求。生态瞬时评估在一定程度上也能作为一种干预,对糖尿病患者的疾病管理行为起到一定的监督作用(Yoon & Kim,2008)。定时的记录信息或者每天晚上需要完成的记录,可以帮助患者回顾过去一段时间内的疾病管理行为,并反思在哪些方面做得好以及哪些地方做得不好,从而鼓励糖尿病患者改进。如果糖尿病患者定期检测血糖,若血糖监测显示偏高或不稳定或偏低,可以提醒患者进行相应的处理,如服用降糖药、注射胰岛素、合理控制饮食等,积极寻求最佳的治疗模式,从而更好控制血糖。

最后,研究者通过使用生态瞬时评估法可对糖尿病患者的血糖控制、日常疾病管理行为、社会支持和情绪等,都有一个全面综合的了解,从而能够根据患者的情况作出分析,并针对每一个患者的情况,设计出个体化的治疗方案和干预方案。

总的来说,生态瞬时评估法既能对糖尿病患者的日常情况进行评估和测量,通过系统且全面的研究和分析,能为现有的干预服务提供进一步的研究依据。同时,生态瞬时评估也能作为一种干预手段,对糖尿病患者的疾病日常管理进行干预。这种干预手段是在患者的日常生活情境中进行的,患者会有较高的接受度。虽然生态瞬时评估在国内的研究和干预中不多见,但这种研究方法有着较大的优势和潜能,也有较大的发展空间,希望研究者和实践者能更多应用生态瞬时评估法加强对糖尿病患者疾病管理的研究和干预。

（二）在糖尿病研究中的优点与不足

随着老年人口的增加,老龄化问题逐渐凸显出来。尤其是老年人的病情发展,不但会影响老年人的生理和心理,也会对老年人的家庭造成一定程度的影响。虽然我国医疗体系不断改革,医疗技术不断地发展,但是还是有些病目前还无法解决,只能控制,例如本书所研究的糖尿病。对有糖尿病的老人来说,病情控制和管理十分重要,如果没有很好的管理和控制病情,不仅会影响老年人的生活质量,还会对其家庭造成一定的经济和心理负担。现在大部分老年人没有意识到糖尿病的严重性,依从性差,而且现在的医务人员和社会工作者只关注到糖尿病患者本身,忽视了糖尿病患者社会心理层面的影响因素。

1. 优点

正如前文所提到的,生态瞬时评估法是在自然环境中即时记录研究对象的行为、思维、情绪等。本章尝试通过这种方法深入老年糖尿病管理之中,研究糖尿病患者的日常生活、病情管理、思维情绪以及糖尿病患者与病情适应之间的关系,从而为糖尿病患者提供更好的干预和服务,也有利于对糖尿病这种慢性疾病进行研究。

首先,糖尿病的管理非常的复杂,涉及患者的方方面面,如患者的饮食、服药、打针、睡眠等,除了上述患者的基本生理情况,也包含了糖尿病患者的心理状况、情绪起伏等。而生态瞬时评估法就是在糖尿病患者自然的生活情境背景下去研究老年糖尿病的课题,将糖尿病患者的真实生活状况呈现出来,具有明显的生态效应价值(Smyth & Smyth,2003)。例如老年糖尿病患者依从性低或出现病情恶化等问题,可以通过生态瞬时评估法与患者协商,记录自己每日的生活状况,同时也能够保证患者的依从性增加,起到给自己提示的作用。对于病情恶化问题,医务人员或研究人员可以通过患者的记录资料来获得真实信息,从而针对患者的病情查找原因,制定进一步的缓解病情的方案。

其次,生态瞬时评估法适用于中国老年人表达含蓄、思想保守等性格特点。例如用访谈法访问老年人时,研究者的主观色彩可能会影响到老年人,老年人也可能碍于面子或者不好意思未能给出真实的回答,或者由于回忆偏差,导致研究者搜集到的资料和数据不能真实反映实际情况。通过生态瞬时评估法老年人可以在自由的熟悉空间里记录下自己的真实情况,不受研究者主观干扰,研究者更容易发现其中存在的问题,及时采取措施。

2. 不足

生态瞬时评估法应用在糖尿病管理上也有一些困难。首先,糖尿病患者的依从性问题是最主要的也是关乎研究质量和研究成果的问题。在研究过程中可能出现研究对象虚报或者忘记记录等问题,从而影响到研究的质量。例如研究对象在饮食过程中吃了含糖量很高的食物,但在记录中却填写饮食正常,最终出现病情加重现象,而研究者或医生通过收集研究对象自填的记录,却无法找出其中的原因,导致研究的无效。

其次,对于生态瞬时评估法中研究对象每天记录的模板设计也是非常复杂的。记录模板的设计为了保证收集资料的全面性,不仅要包括患者的饮食、医疗、运动、睡眠等时间安排,还要包括其心理的状态和心情状况,以及患者家属的照顾情况和社会关系方面的问题。只有记录模板设计的合理全面,才能收集到有用的信息。但问题设计过多,也会导致患者的烦躁、厌烦心理,增加患者的精神负担(段锦云、陈文平,2012;李文静、郑全全,2008)。

最后,生态瞬时评估法的数据分析也是烦琐的一道程序(段锦云、陈文平,2012;李文静、郑全全,2008)。生态瞬时评估法搜集到的数据涉及多次重复测量,需要利用多层模型分析方法来探究变量之间的关系,过程较为烦琐,可能让研究者却步。

五、社会工作方法结合生态瞬时评估法对老年糖尿病患者的管理

对糖尿病患者来说,他们面临的不仅仅是疾病管理的问题,还涉及社会和心理方面的

问题或需求,而糖尿病患者社会心理层面的问题或需求在现有的健康教育体系中往往不被重视。如何帮助老年糖尿病患者应对疾病的恐惧、焦虑乃至沮丧、绝望,帮助老年糖尿病患者配合医生的治疗和家属的照料,减少疾病带来的消极负面情绪,提高老年患者对未来生活的信心,需要专业的医务社会工作者发挥自身独特的优势,运用社会工作的知识和技巧来帮助老年糖尿病患者从身体和心理上得到更好的照顾,以及缓解糖尿病给患者和家人的负担。一般地说,由于每个患者的病情严重程度不同,所以造成身体上和心理上的影响也不同,社会工作者可通过生态瞬时评估法获取患者的资料,尊重患者的个别化需要,给患者制定个别化方案,进行个案管理。

结合生态瞬时评估法,社会工作者可对糖尿病患者进行如下帮助。

首先,结合生态瞬时评估法搜集到的资料,社会工作者对每一位患者的日常疾病管理进行分析,从生物、心理和社会层面考察影响患者疾病管理依从性的促进因素和阻碍因素,再结合患者的情况进行分析,各个击破,强化促进因素,消除阻碍因素,通过个性化的干预,引导患者加强自我管理,促进患者疾病管理依从性。

其次,社会工作尤其注重个体的社会心理层面。基于生态瞬时评估,社工可以加强对患者社会心理层面的关注,分析社会心理因素对于患者疾病管理依从性的影响,着重帮助患者构建社会支持网络,建立正确的疾病观念,树立应对疾病的信心,改善患者的情绪,全面提升患者的生活质量。

生态瞬时评估法和社会工作方法各有优点和独特之处,社会工作方法结合生态瞬时评估法将在糖尿病管理和干预的研究中发挥更大的作用。

参考文献

［1］陈红,陈瑞.日常经验法:一种人格心理学研究方法[J].西安师范大学学报,2006,32(2):8~12.

［2］陈明瑞,周萍.成瘾物质使用的生态瞬时评估与干预[J].心理科学进展,2017,25(2):247~252.

［3］段锦云,陈文平.基于动态评估的取样法:经验取样法[J].心理科学进展,2017,20(7):1110~1120.

［4］封丹珺,石林.应对方式的生态瞬时评估法及其他测量方法简介[J].心理科学发展,2004,12(2):429~434.

［5］李文静,郑全全.日常经验研究:一种独具特色的研究方法[J].心理科学进展,2008,16(1):169~174.

［6］吴静,吴彩琴,董璐,张锦玉,周洁.生态瞬时评估法的研究策略及在护理领域的应用现状[J].解放军护理杂志,2017,34(9):59~62.

［7］张娟娟,张更生,杨玲.生态瞬时评估在药物成瘾领域的应用前景[J].中国药物依赖性杂志,2017,26(1):18~23.

［8］Axelson D A, Bertocci M A, Lewin D S, et al. Measuring Mood and Complex Behavior in Natural Environments: Use of Ecological Momentary Assessment in Pediatric Affective Disorders[J]. *Journal of Child and Adolescent Psychopharmacology*, 2003, 13(3): 253~266. doi: 10.1089/104454603322572589.

［9］Englewood Cliffs, Bandura A. Social foundations of thought and action: A social cognitive theory [M]. NJ: Prentice Hall, 1996.

[10] Buckner J D, Crosby R D, Wonderlich S A, Schmidt N B. Social anxiety and cannabis use: An analysis from ecological momentary assessment[J]. *Journal of Anxiety Disorders*, 2012, 26(2): 297～304. doi: 10.1016/j.janxdis.2011.12.006.

[11] Collins R L, Kashdan T B, Gollnisch G. The feasibility of using cellular phones to collect ecological momentary assessment data: Application to alcohol consumption[J]. *Experimental and Clinical Psychopharmacology*, 2003, 11(1): 73～78. http://dx.doi.org/10.1037/1064～1297. 11.1.73.

[12] Ebner-Priemer U W, Trull T J. Ecological momentary assessment of mood disorders and mood dysregulation[J]. *Psychological Assessment*, 2009, 21(4): 463～475. doi: 10.1037/a0017075.

[13] Hacker E D, Ferrans C E. Ecological Momentary Assessment of Fatigue in Patients Receiving Intensive Cancer Therapy[J]. *Journal of Pain and Symptom Management*, 2007, 33(3): 267～275. doi: 10.1016/j.jpainsymman.2006.08.007.

[14] Heron K E, Smyth J M. Ecological momentary interventions: Incorporating mobile technology into psychosocial and health behaviour treatments[J]. *British Journal of Health Psychology*, 2010, 15(1): 1～39.

[15] Hufford M R, Shiffman S. Methodological issues affecting the value of patient-reported outcomes data[J]. *Expert Rev Pharmacoecon Outcomes Res*, 2002, 2(2): 119～128.

[16] Kanning M, Schlicht W. Be Active and Become Happy: An Ecological Momentary Assessment of Physical Activity and Mood[J]. *Journal of Sport and Exercise Psychology*, 2010, 32(2): 253～261.

[17] Khan C M, Stephens M A P, Franks M M, Rook K S, Salem J K. Influences of spousal support and control on diabetes management through physical activity[J]. *Health Psychology*, 2013, 32(7): 739～747.

[18] Piasecki T M, Cooper M L, Wood P K, Sher K J, Shiffman S, Heath A C. Dispositional drinking motives: Associations with appraised alcohol effects and alcohol consumption in an ecological momentary assessment investigation[J]. *Psychological Assessment*, 2014, 26(2): 363～369.

[19] Ratcliff C G, Lam C Y, Arun B, Valero V, Cohen L. Ecological momentary assessment of sleep, symptoms, and mood during chemotherapy for breast cancer[J]. *Psycho-Oncology*, 2014, 23(11): 1220～1228.

[20] Riordan B C, Conner T S, Flett J A M, Scarf D. A Brief Orientation Week Ecological Momentary Intervention to Reduce University Student Alcohol Consumption[J]. *Journal of Studies on Alcohol and Drugs*, 2015, 76(4): 525～529.

[21] Rodgers A. Do u smoke after txt? Results of a randomised trial of smoking cessation using mobile phone text messaging[J]. *Tobacco Control*, 2005, 14(4): 255～261.

[22] Serre F, Fatseas M, Swendsen J, Auriacombe M. Ecological momentary assessment in the investigation of craving and substance use in daily life: A systematic review[J]. *Drug and Alcohol Dependence*, 2015, 148(3): 1～20.

[23] Shiffman S, Kirchner T R, Ferguson S G, Scharf D M. Patterns of intermittent smoking: An analysis using Ecological Momentary Assessment[J]. *Addictive Behaviors*, 2009, 34(6～7): 514～519. doi: 10.1016/j.addbeh.2009.01.004.

[24] Shiffman S. Ecological momentary assessment (EMA) in studies of substance use [J]. *Psychological Assessment*, 2009, 21(4): 486～497.

[25] Shiffman S, Gwaltney C J, Balabanis M H, et al. Immediate antecedents of cigarette smoking: An

analysis from ecological momentary assessment[J]. *Journal of Abnormal Psychology*，2002，111(4)：531～545.

[26] Shiffman S. How many cigarettes did you smoke? Assessing cigarette consumption by global report，time-line follow-back，and ecological momentary assessment[J]. *Health Psychology*，2009，28(5)：519～526.

[27] Shiffman S，Kirchner T R，Ferguson S G，Scharf D M. Patterns of intermittent smoking：An analysis using Ecological Momentary Assessment[J]. *Addictive Behaviors*，2009，34(6/7)：514～519.

[28] Skaff M M，Mullan J T，Almeida D M，Hoffman L，Masharani U，Mohr D，Fisher L. Daily negative mood affects fasting glucose in Type 2 diabetes[J]. *Health Psychology*，2009，28(3)：265～272.

[29] Smyth J，Heron K. Ecological Momentary Assessment (EMA) in Family Research[M] // McHale S，Amato P，Booth A. (eds) Emerging Methods in Family Research. National Symposium on Family Issues. Springer：Cham，2014，145～161.

[30] Smyth J M. Ecological Momentary Assessment Research in Behavioral medicine[J]. *Journal of Happiness Studies*，2003，4(1)：35～52.

[31] Stephens M A P，Franks M M，Rook et al. Spouses' attempts to regulate day-to-day dietary adherence among patients with type 2 diabetes[J]. *Health Psychology*，2013，32(10)：1029～1037.

[32] Stone A A，Schwartz J E，Neale J M，et al. A comparison of coping assessed by ecological momentary assessment and retrospective recall[J]. *Journal of Personality and Social Psychology*，1998，74(6)：1670～1680.

[33] Susan J，Wenze Ivan，Miller W. Use of ecological momentary assessment in mood disorders research[J]. *Clinical Psychology Review*，2010，30(6)：794～804.

[34] Wegner K E，Smyth J M，Crosby R D，et al. An evaluation of the relationship between mood and binge eating in the natural environment using ecological momentary assessment[J]. *International Journal of Eating Disorders*，2002，32(3)：352～361.

[35] Wenze S J，Miller I W. Use of ecological momentary assessment in mood disorders research[J]. *Clinical Psychology Review*，2010，30(6)：794～804.

[36] Wong C K H，Fung C S C，Siu S C，et al. A short message service (SMS) intervention to prevent diabetes in Chinese professional drivers with pre-diabetes：A pilot single-blinded randomized controlled trial[J]. *Diabetes Research and Clinical Practice*，2013，102(3)：158～166.

[37] Yoon K H，Kim H S. A short message service by cellular phone in type 2 diabetic patients for 12 months[J]. *Diabetes Research and Clinical Practice*，2008，79(2)：256～261.

第五章
理论框架:"生物—心理—社会"视角下的糖尿病管理

　　本书主要基于"生物—心理—社会"模式来展开的。"生物—心理—社会"模式是当今最为盛行的模式之一。1977年,Engel认为生物医学模式限制了我们对于疾病的社会、心理和行为方面的了解,于是提出了"生物—心理—社会"模式(bio-psychosocial model)。Engel认为,要更好地理解和回应患者的患病体验,需要同时考虑疾病的生理、心理和社会维度。他希望这个模式能够为研究提供一个蓝图,为教学提供一个框架,为健康照护提供一个设计。"生物—心理—社会"模式既是一种临床照护的哲学,也是一个临床实践的指导。从哲学层面,"生物—心理—社会"模式可以帮助我们理解疾病或痛苦是如何受到多方面因素的影响,包括从社会层面到生物层面。在实践层面,"生物—心理—社会"模式可以引导我们考虑患者的社会心理因素对于健康结果的重要性。"生物—心理—社会"模式对于临床实践和健康教育都产生了深远的影响。"生物—心理—社会"模式也被广泛应用在慢性病管理领域里,也包括糖尿病(Kalra等,2013)。

一、基于"生物—心理—社会"模式探究患者体验

　　一旦被诊断为糖尿病,患者可能会经受很大的压力。由于糖尿病起病隐匿的特点,患者可能没有充分的思想准备来接受诊断,可能会抱怨"为什么我竟然得到这个病""老天怎么这么不公平",患者一方面要调整好情绪状态,另一方面要投入到复杂且高强度的自我管理行为(涉及饮食控制、运动锻炼、血糖监测、药物服用等)中,需要很强的意志力去克服不健康的生活习惯。对于新手患者来说,更加不易。糖尿病不仅仅是一种疾病,更是一件会广泛影响到患者生活方方面面的生活事件。糖尿病到底会给患者带来什么样的影响?"生物—心理—社会"模式提供了一个很好的视角来探究患者的患病体验。

　　(一)糖尿病的生物医学方面

　　从生物医学方面来讲,糖尿病患者会有"三多一少"的症状(多食、多饮、多尿、体重减少)。由于胰岛素分泌不足或者功能不佳,患者的血糖升高,获取的食物得不到有效利用,患者会经常感觉饥饿,从而会通过多吃试图补充能量。有些患者会出现没有精神、睡眠紊乱等症状。为了治疗疾病,患者需要遵医嘱注射胰岛素或者服用降糖药物。注射胰岛素会给患者带来疼痛的感觉,有的患者由于害怕疼痛,不愿意或者减少注射的次数;而服用

降糖药物可能会在有些患者身上引起副作用,这些因素都会影响治疗效果。血糖升高并不会一直引发患者的不适,有些患者没有不舒服的感觉,可能会减少甚至是停止监测血糖,这也给糖尿病的自我管理带来了挑战。糖化血红蛋白是一个非常重要的指标,糖化血红蛋白测量了过去 2~3 个月的平均血糖水平,糖化血红蛋白水平越高,血糖控制就越差。血糖控制不好,会引起一系列的严重后果,例如心血管疾病、眼部疾病、失眠甚至是截肢等。达到最佳的糖化血红蛋白水平可以大大降低并发症的风险(Ohkubo 等,1995;Stratton 等,2000)。例如,Stratton 等(2000)发现,平均糖化血红蛋白每下降 1%,就能够降低心肌梗死风险 14%、微血管并发症风险 37%,甚至降低 21% 的糖尿病相关死亡率。在这方面,糖化血红蛋白也是糖尿病相关并发症的风险指标。

（二）糖尿病的心理方面

从心理方面来说,糖尿病诊断会给患者带来巨大的心理压力,导致痛苦的感觉和情绪困扰(de Ridder et al.,2008;Steed,Cooke & Newman,2003),尤其是对于年轻患者、平日身体较健康的患者、没有疾病家族史的患者。患者可能需要一段较长的时间来接受这个疾病诊断。此外,患者必须不断地进行高强度且复杂的自我照护活动,为了更好管理疾病,患者需要改变长久以来的不健康生活方式。患者通常每天在自我护理的活动上要花费 60 分钟(Safford,Russell,Suh,Roman & Pogach,2005),每天为管理糖尿病所付出的大量时间和努力增加了患者的负担(Weijman et al.,2005)。例如,糖尿病管理需要患者严格遵守健康饮食图谱,并且患者可能不得不放弃他们最爱的食物。对于糖尿病患者来说,食物被剥夺的感觉是情绪困扰来源的一种。一些生活习惯(比如饮食和锻炼)形成自孩童时期并且在以后的生活中很难去改变(Umberson,Crosnoe & Reczek,2010),改变长久以来的生活习惯也常常给患者带来困扰。尽管参与多项自我照护任务,患者的健康状况可能没有改善,这种缺乏改善的结果也可能导致沮丧和情绪困扰(Jaarsma et al.,2000)。更糟糕的是,广泛的并发症可能会大大增加他们的痛苦和威胁患者的心理健康。例如,抑郁症是糖尿病患者中的一个重要问题,他们比一般人群患病率更高(Anderson,Freedland,Clouse & Lustman,2001;Peyrot & Rubin,1997)。研究表明,抑郁症对糖尿病患者有广泛的影响,如自我管理行为依从性较差、功能性损伤,以及更高的医疗花费(Ciechanowski & Katon,2000)。从临床角度来看,需要对糖尿病患者进行筛查,对于抑郁问卷得分高的人,可能需要进一步的评价和转诊。

（三）糖尿病的社会方面

从社会方面来讲,患者患有糖尿病难免会对原有的生活、学习、工作、人际关系等产生影响。例如,患者得病后,如果继续按往常一样经常熬夜加班,会影响血糖的控制,因而患者可能会调整工作时间。患者患有糖尿病后,需要进行日常的疾病治疗和管理,需要患者调整原有的生活习惯和作息,来更好地应对糖尿病。有的患者会由于饮食方面的限制,不太愿意和朋友或同事外出就餐,这些都可能影响患者的人际关系。糖尿病不仅仅影响到患者本人,还会影响到患者的家属。糖尿病需要患者管理疾病,也同样需要家属了解疾病知识,给予患者情感上和行为上的支持,创造良好的家庭支持环境,帮助患者一起管理糖尿病。此外,患者在患病后,还需要经常跟医护人员打交道,如何有效地与医护人员沟通,也是患者需要面临的一个挑战。

总的来说,如何更好地帮助糖尿病患者,需要以综合性的视角从患者的角度来考察糖尿病给患者带来的影响。生物—心理—社会模式给我们提供了一个较为全面的视角,可以从生物、心理和社会层面来探讨糖尿病给患者带来的影响。

二、基于"生物—心理—社会"模式的糖尿病健康教育和管理

了解糖尿病患者体验和需求,可以为糖尿病健康教育和干预打下扎实的基础。糖尿病患者需要订立严格的自我管理计划,涉及多个方面,如行为调整、药物治疗、情绪调整、同伴支持等。如果管理不善,糖尿病可能导致微血管和大血管并发症,甚至更加严重的后果(例如失明和截肢),这些反过来又给个人、家庭和卫生保健系统带来巨大的负担。虽然坚持自我管理的活动(例如饮食和运动)是血糖控制(糖尿病状态的一个指标)和并发症控制的关键(Kurtz,1990),但研究表明,治疗依从性和血糖控制往往并不乐观(Delamater,2006;Lin 等,2004;Vermeire 等,2001)。现有的糖尿病健康教育体系和干预都致力于提升患者的血糖控制率,降低并发症发生的概率。总的来说,糖尿病的管理涉及多个方面,如与糖尿病有关的情绪困扰和焦虑抑郁症状(心理调整),寻求社会支持(社会方面),自我行动依从性(行为调整)以及血糖控制(生理调节)(Gonder-Frederick,Cox & Ritterband,2002;Harvey & Lawson,2009;Surwit 等,2002),等等。如何帮助患者实现这个目标,"生物—心理—社会"模式也提供了一个非常有用的实践框架。

(一) 从生物医学层面看糖尿病健康教育和管理

从生物医学层面来说,糖尿病患者需要遵医嘱注射胰岛素或者服用降糖药,并定期检测血糖水平,调整自己的饮食习惯,患者需要"管住嘴,迈开腿",并告知医生自己的管理现状,以便医生帮忙调整治疗方案。总体来说,糖尿病的治疗计划是较复杂的。当患者有合并其他疾病或者有并发症时,治疗方案会变得更加复杂。例如,除了吃降糖药,还需要吃其他的药。从生物医学层面,糖尿病健康教育会涉及以下几方面。① 给患者讲解疾病的临床知识和治疗方法,对疾病有科学的了解,树立正确的治疗观念。这是糖尿病自我管理的基础,如果没有对疾病正确的认识,患者则意识不到自我管理的重要性。针对目前糖尿病患者知晓率低的现状,疾病知识的宣教已成为糖尿病健康教育的基础和标配。② 给患者讲解管理糖尿病的内容,尤其是注射胰岛素、服用药物、血糖监测的重要性和注意事项。此外,还涉及饮食控制、运动锻炼。在了解疾病知识的基础上,教授患者管理疾病的技巧,并鼓励患者在实际生活中应用管理技巧,把管理技巧巧妙地融入实际生活。③ 除了疾病知识和管理技巧外,医护人员还致力于提高患者的依从性,致力于降低干扰因素的影响。这是因为在患者掌握了疾病知识和管理技巧后,不代表他们的依从性会高,还需要借助其他学科的知识来帮助患者提高依从性。

(二) 从心理行为层面看糖尿病健康教育和管理

从心理行为层面来说,患者需要调整好心态,接受自己得病的事实,这是自我管理的第一步。同时还得调整生活态度,把糖尿病当成生活当中的一部分,进而预防焦虑、抑郁等负性情绪。此外,还要在行为方面积极响应,提升自我效能感。糖尿病健康教育从心理层面会涉及以下几个方面。① 关注糖尿病给患者带来的情绪困扰和心理压力。糖尿病不仅仅是吃药打针那么简单,需要针对患者的情绪困扰进行调节,防止负性情绪干扰自我管理行为。具体来说,糖尿病健康教育中有针对患者的焦虑、抑郁情绪进行干预。常用的心理行为干预方法包括认知行为疗法、支持性心理疗法、音乐疗法等。② 关注激发患者自我管理的动机。动机是行为改变的前提。糖尿病教育中通过引导患者学会目标设定、强化进步等来提升患者的自我管理动机。常用的技巧包括动机访谈等。③ 提升患者自我管理的自我效能感。自我效能感是疾病管理行为强有力的预测因素。通过挖掘患者的潜力、剖析患者过去的成功经验、病友的成功管理疾病经验分享、管理技巧的成功习得和使用、降低负性情绪的影响,提升患者的自我效能感。④ 纠正患者对疾病的认知偏差,树立科学的疾病认知。自我调控的常识模式(The common-sense model of self-regulation, Leventhal & Cameron, 1987)指出,个体会发展出一套对于健康威胁或疾病的认知模式,从而参与疾病的管理,而这套认知模式会影响患者对于疾病的管理行为。该模式指出了疾病认知的 5 个维度,包括识别(疾病的诊断)、时长(疾病可能持续的时间)、原因、结果、可控性,这些不同的维度会直接影响患者的疾病管理行为。确立准确的疾病认知模式,有利于积极的疾病管理。

(三) 从社会层面看糖尿病健康教育和管理

从社会层面来说,糖尿病患者需要意识到糖尿病对社会交往或人际关系带来的影响并调整自己。在遇到困难时,主动寻求外在的社会支持和帮助,不管是医护人员、家人还是病友群体,都可以提供疾病相关的信息、管理疾病的技巧和经验等。对于患者来说,比较重要的社会支持来源有以下几种。① 家属:家属可以在生活方式调整方面与患者一起,给患者提供社会支持,改变不良的生活习惯;在药物使用方面和血糖监测方面,对患者进行提醒和监督;对患者给予鼓励,提供社会支持。② 医护人员:患者往往比较信任医护人员,在听从医护人员建议方面有较高的依从性。如果医护人员能针对每个患者的情况给予个性化、针对性的建议和指导,这将很大程度上帮助患者进行疾病管理。③ 病友:作为患有同种疾病的病友来说,他们有着共同的经历,互相支持,病友的支持和分享将更有说服力。同伴支持也是常用的一种干预方式。

糖尿病健康教育在社会层面会涉及以下几个方面。① 关注糖尿病给患者带来的人际关系、正常学习工作等方面带来的影响。走进患者的内心世界,倾听患者讲述疾病带来的社会层面困扰,帮助患者分析社会网络资源,挖掘患者社会网络中的资源,强化社会支持资源,帮助患者更好应对疾病。② 关注糖尿病给家庭带来的影响,以及家属如何参与患者的疾病管理,帮助患者更好适应糖尿病,提升整个家庭应对疾病的能力。糖尿病健康教育中纳入家属,不仅给患者讲解疾病知识和管理技巧,也给家属讲授疾病知识和管理技巧。其次,传授患者和家属沟通技巧,让家属更加有效地参与患者的疾病管理,提升家庭层面管理疾病的能力。③ 通过建立同伴社会支持网络或互助小组,让患者有更多的机会与病友进行交流和分享,抱团取暖,携手共抗疾病。

综上所述,"生物—心理—社会"模式弥补了生物医学模式的不足,提供了一个非常有意义的框架,帮助我们更好地认识和理解糖尿病患者的患病体验,也有利于帮助分析糖尿病管理的影响因素,同时,也给糖尿病教育和干预提供了一个框架,从而更好地提供糖尿病健康教育和服务,提升患者的自我管理依从性,提升患者的生活质量。

参考文献

[1] Anderson R J, Freedland K E, Clouse R E, Lustman P J. The prevalence of comorbid depression in adults with diabetes: A meta-analysis[J]. *Diabetes Care*, 2001, 24(6): 1069~1078.

[2] Ciechanowski P S, Katon W J, Russo J E. Depression and diabetes: Impact of depressive symptoms on adherence, function, and costs[J]. *Archive of Internal Medicine*, 2000, 160(2): 3278~3285.

[3] Delamater A M. Improving patient adherence[J]. *Clinical Diabetes*, 2006, 24(2): 71~77.

[4] de Ridde, D, Geenen R, Kuijer R, et al. Psychological adjustment to chronic disease[J]. *The Lancet*, 2008, 372: 246~255.

[5] Engel G L. The need for a new medical model: A challenge for biomedicine[J]. *Science*, 1977, 196: 129~136.

[6] Gonder-Frederick L, Cox D J, Ritterband L M. Diabetes and behavioral medicine: The second decade[J]. *Journal of Consulting and Clinical Psychology*, 2002, 70(3): 611~625.

[7] Harvey J N, Lawson V L. The importance of health belief models in determining self-care behavior in diabetes[J]. *Diabetic Medicine*, 2009, 26: 5~13.

[8] Jaarsma T, Halfens R, Tan F, et al. Self-care and quality of life in patients with advanced heart failure: The effect of a supportive educational intervention[J]. *Heart and Lung: Journal of Acute and Critical Care*, 2000, 29(5): 319~330.

[9] Kalra S, Balhara Y P S, Das A K. Bio-psycho-social model and the American Diabetes Association European Association for the Study of Diabetes position statement on management of hyperglycemia[J]. *Journal of Social Health and Diabetes*, 2013, 1(2): 53~55.

[10] Kurtz S M. Adherence to diabetes regimens: Empirical status and clinical applications[J]. *The Diabetes Educator*, 1990, 16(1): 50~59.

[11] Leventhal H, Cameron L. Behavioral theories and the problem of compliance [J]. *Patient Education & Counseling*, 1987, 10(2): 117~138.

[12] Lin E H B, Oliver M, Katon W, et al. Relationship of depression and diabetes self-care, medication adherence, and preventive care[J]. *Diabetes Care*, 2004, 27(9): 2154~2160.

[13] Ohkubo Y, Kishikawa H, Araki E, et al. Intensive insulin therapy prevents the progression of diabetic microvascular complications in Japanese patients with non-insulin-dependent diabetes mellitus: A randomized prospective 6-year study[J]. *Diabetes Research and Clinical Practice*, 1995, 28(2): 103~117.

[14] Peyrot M, Rubin R R. Levels and risks of depression and anxiety symptomatology among diabetic

adults[J]. *Diabetes Care*, 1997, 20(4): 585~590.

[15] Safford M M, Russell L, Suh D C, Roman S, Pogach L. How much time do patients with diabetes spend on self-care[J] *Journal of the American Board of Family Medicine*, 2005, 18(4): 262~270.

[16] Steed L, Cooke D, Newman S. A systematic review of psychological outcomes following education, self-management and psychological interventions in diabetes mellitus [J]. *Patient Education and Counseling*, 2003, 51(1): 5~15.

[17] Stratton I M, Adler A I, Neil H A W, et al. Association of glycaemia with macrovascular and microvascular complications of Type 2 diabetes (UKPDS 35): Prospective observational study[J]. *British Medical Journal*, 2000, 321(7258): 405~412.

[18] Surwit R S, Tilburg M A, Zucker N, et al. Stress management improves long-term glycemic control in Type 2 diabetes[J]. *Diabetes Care*, 2002, 25(1): 30~34.

[19] Umberson D, Crosnoe R, Reczek C. Social relationships and health behaviors across the life course [J]. *Annual Review of Sociology*, 2010, 36(1): 139~157.

[20] Vermeire E, Hearnshaw H, Van Royen P, Denekens J. Patient adherence to treatment: Three decades of research. A comprehensive review [J]. *Journal of Clinical Pharmacy and Therapeutics*, 2001, 26: 331~342.

[21] Weijman I, Ros W J G, Rutten G E H, Schaufeli, et al. Frequency and perceived burden of diabetes self-management activities in employees with insulin-treated diabetes: Relationships with health outcomes[J]. *Diabetes Research and Clinical Practice*, 2005, 68(1): 56~64.

第六章
研究方法

本书的研究课题,包括探究上海和新加坡两地老年糖尿病患者疾病管理的现状及其影响因素、如何给患者提供干预和服务以提升自我管理依从性,以及对未来糖尿病管理的展望。围绕这些课题,笔者采用了问卷调查法、访谈法和生态瞬时评估法来搜集资料。问卷调查法主要调查上海和新加坡两地老年糖尿病患者的管理现状,访谈法是进一步深入了解上海老年糖尿病患者管理的需求和面临的困境,生态瞬时评估法是连续追踪糖尿病老年患者 14 天并分析其日常行为、心理和社会因素之间的相互关系。

一、问卷调查

本方法基于在上海和新加坡的两个问卷调查。参与调查的研究对象均符合以下条件:50 岁或以上,患有 2 型糖尿病一年以上,无严重并发症。此外,我们用简易精神量表对患者进行了筛查,确保他们的认知能力能够回答问卷问题。上海的数据于 2017~2018 年搜集,共搜集到 189 名 50 岁或以上的糖尿病患者的相关数据。新加坡的数据于 2013 年搜集,共搜集到 199 名 50 岁或以上的糖尿病患者的相关数据。上海的问卷调查和新加坡的问卷调查内容大部分一样,但有部分变量不同。

(一) 上海的问卷调查

1. 研究对象

本研究中以问卷的形式调查了 189 名老年糖尿病患者。此次调查的纳入标准包括:50 岁或以上,没有认知能力受损,能够正常交流的老年糖尿病患者。通过医院门诊的健康教育、社区的教育活动接触研究对象,让他们填写问卷。问卷填写需要 20~30 分钟。

2. 研究变量

调查问卷中包括以下信息:社会人口学信息、疾病相关信息、社会心理因素,以及糖尿病适应指标。

(1) 社会人口学信息:年龄、性别(男性和女性)、教育程度(初中及以下、高中、本科及以上)、退休前职业(白领和非白领)、月收入情况、婚姻状况(在婚和非在婚)、居住安排(独居和非独居)。

(2) 疾病相关信息:是否有家族遗传史、患病时长、治疗方式(注射胰岛素、口服降糖药、生活方式调整)、自感疾病严重程度、对疾病知识的了解程度、其他慢性病,以及血糖控制水平(最近一次的糖化血红蛋白水平)。

（3）社会心理因素：包括社会支持、人格特征、简易疾病认知量表、健康相关的社会控制、自我效能感等。

1）社会支持：我们使用了 4 个条目来测量患者来自家庭的社会支持(Yang 等，2016)，包括：您的家人有多关心您？您的家人有多理解您的感受？您在多大程度可以依靠您的家人？您可以多大程度地和您的家人坦诚交流？每个条目下设选项为：1 分="非常"，2 分="还好"，3 分="有一点"，4 分="完全不"。四个条目反向计分后再取平均分，取值范围为 1～4 分，用来测量来自家庭的社会支持，分数越高，代表患者从家庭获得的社会支持水平越高(Cronbach's α＝0.71)。

2）人格特征：我们使用了简易 10 - item 人格量表(Gosling, Rentfrow & Swann，2003)。该简易量表包括 5 个维度，每个维度由 2 个条目测量。5 个维度分别为：开放性（易接受新鲜事物的，常有新想法的；遵循常规的，不爱创新的）、尽责性（可信赖的，自律的；条理性差的，粗心的）、外向性（外向的，精力充沛的；内向的，安静的）、宜人性（爱批评的，爱争吵的；招人喜爱的，友善的）和神经质（忧虑的，易心烦的；冷静的，情绪稳定的）。问题选项从 1 分="非常不同意"到 5 分="非常同意"。对于每个维度来说，相应条目进行反向计分，然后两个条目取平均值，取值范围为 1～5 分，代表该维度分数，分数越高，在相应维度上倾向越高。

3）疾病认知量表(Brief illness perception questionnaire，B - IPQ；Broadbent, Petrie, Main & Weinman，2006)：该量表用于调查不同疾病患者对于自身疾病的认识评价，在我们的研究中，我们专门围绕"糖尿病"，调查了糖尿病患者如何看到自身疾病的。一共包括 9 个条目，分别为：影响、时程、个人控制、治疗控制、症状鉴别、关注、理解、情绪反应、病因。最后的病因条目是开放题，询问患者"您认为导致您患糖尿病的三个重要原因"。前 8 个条目均采用 0～10 级的 11 种评分，得分越高表明患者对条目所描述的症状和现象感受越明显。例如，"您的糖尿病对您的生活影响到什么程度"，选项为：从 0="一点也没有"到 10="严重影响了我的生活"。针对这 8 个条目，我们采用了因素分析方法。因素分析结果显示，有两个维度，我们分别命名为：疾病严重程度的认知，控制疾病的认知，这两个维度的解释力度达 54.31%；此外，这两个维度的 Cronbach's α 分别为：0.66 和 0.74，有较好的信度，在之后的分析中，我们使用的是基于因素分析提取的两个维度，取值范围为 0～10。

4）健康相关的社会控制：该量表包括 10 个条目，前 6 个条目测量积极健康相关的社会控制，例如"当我尝试改变相关行为的时候，我的家人奖励我""主动帮助我改变糖尿病管理行为"。后 4 个条目测量消极健康相关的社会控制，例如"尝试让我感到内疚""给我施压，让我去改变相关行为"(Lewis & Rook，1999；Tucker, Elliott & Klein，2006)。每个问题由 7 种评分来测量，从 1="从不"到 7="至少每天一次"。积极健康相关的社会控制由前 6 个条目的平均值来测量(Cronbach's α＝0.86)，消极健康相关的社会控制由后 4 个问题取平均值来测量(Cronbach's α＝0.79)，取值范围为 1～7，分数越高，代表健康相关的社会控制水平越高。

　　5）自我效能感：由多维糖尿病量表中的自我效能感分量表测量（MDQ；Talbot，Nouwen，Gingras，Gosselin ＆ Audet，1997）。该分量表包括 7 个问题，测量患者在糖尿病相关行为上的自信心（如饮食、运动、服药等）。例如，你对于遵从饮食有多少信心？问题选项包括：0＝"完全没有信息"到 100＝"非常有信心"。7 个问题取平均值来衡量糖尿病自我管理的自我效能感（Cronbach's α＝0.86）。

　　（4）糖尿病适应指标：包括自我照护依从性、抑郁症状、焦虑症状、糖尿病相关的心理压力，还有最近一次的糖化血红蛋白水平。

　　1）自我照顾依从性：自我照护活动由糖尿病自我照护活动量表测量（the Summary of Diabetes Self-Care Activities；Toobert，Hampson ＆ Glasgow，2000）一共有 13 个条目，涉及饮食、运动、血糖监测、服用药物、注射胰岛素、足部护理、吸烟等。考虑到研究样本中吸烟的比例很小，我们在分析的时候排除了该题目。另外，我们把第四个题目进行了反向计分，最后 12 个条目取平均值，所得的分数为自我照护依从性（Cronbach's α＝0.69），取值范围为 0～7，分数越高，自我照护依从性越高。

　　2）焦虑症状：我们使用了汉密尔顿焦虑量表（Hamilton，1969），包括 7 个条目，例如：我的心中充满烦恼（问题选项为：1＝"几乎所有时候"，2＝"多数时候"，3＝"有时"，4＝"根本没有"）、我感觉有点害怕，好像预感有什么可怕的事情要发生（问题选项为：1＝"非常肯定和十分严重"，2＝"是有，但不太严重"，3＝"有一点，但并不使我苦恼"，4＝"根本没有"）。其中条目 1、2、3、5、6 反向计分，然后所有条目取平均值，取值范围为 1～4，分数越高，其焦虑水平越高（Cronbach's α＝0.67）。

　　3）糖尿病相关的情绪压力：该指标由糖尿病问题量表测量（Polonsky 等，1995），包括 10 个条目，例如，"当想到患有糖尿病时，会感到沮丧""担心低血糖反应""感觉要一直不停地担心自己的饮食问题""感觉糖尿病耗用了太多的精力和体力"。每个条目由 5 种评分来测量，从 0＝"不是问题"到 4＝"非常严重的问题"，这 10 个条目取平均分，所得的分数为糖尿病相关的压力问题（Cronbach's α＝0.88），取值范围为 0～4，分数越高，代表有更严重的情绪压力。

　　4）抑郁量表：患者的抑郁症状由患者健康量表测量（Patient Health Questionnaire-9，Kroenke，Spitzer ＆ Williams，2001）。该量表询问患者"在过去的两周内，您经常受到以下问题困扰吗？请选出最符合您的选项"，例如"做事时提不起劲或没兴趣""感到心情低落、沮丧或绝望""觉得自己很糟糕或觉得自己很失败，或让自己或家人失望"。每个条目由 4 种评分来测量，从 0＝"完全没有"到 3＝"几乎每天"。这 9 个条目所得分数取平均值为抑郁症状（Cronbach's α＝0.82），取值范围为 0～3，分数越高，代表有更多的抑郁症状。

　　此外，问卷中还询问了糖尿病患者最近一次的糖化血红蛋白（HbA1c），该指标可以衡量患者最近 3 个月内血糖的平均水平。

　　3. 分析方法

　　分析使用 SPSS 20 软件。首先，先对整个样本进行了描述性分析。其次，使用相关性分析来考察：① 基本社会人口学信息；② 个人信念和人格变量：自我效能感、人格特征、对疾病的认知;③ 社会关系变量：社会支持以及健康相关的社会控制(包括积极和消极)这三组变量与老年糖尿病患者在心理指标、行为指标和生物指标之间的相关性。最后,使用回归分析方法考察了上述三个方面的因素与老年糖尿病患者在心理指标、行为指标和生物指标之间的影响。

(二) 新加坡的问卷调查

1. 研究对象

研究对象的纳入标准为：50 岁或以上,患有 2 型糖尿病一年以上,无严重并发症。要求研究对象患病一年以上,是为了保证研究对象有足够的时间能够反思他们的自我照顾行为,以及来自家属的健康相关的社会控制。笔者对 199 名糖尿病患者进行了问卷调查,并用简易精神量表对患者进行了筛查,确保他们的认知能力能够回答问卷问题。

2. 研究变量

考虑到有三个量表没有中文版本(包括积极健康相关的社会控制、消极健康相关的社会控制、健康控制焦点),首先对这些量表进行了翻译。邀请中英文精通的学者对这三个量表进行了翻译,然后在样本中进行了预调查。对于翻译来说,使用了前后回顾法(forward-backward method,Harkness,Pennell & Schoua-Glusberg,2004)的方法把英文问卷翻译成了中文问卷。另外,还使用了认知访谈方法(cognitive interviewing,Conrad & Blair,2004)来保证研究对象能够明白量表中的表述,以及明确翻译过程中可能出现的问题。在认知访谈过程中,研究对象会被问到量表中具体的条目,并回答相应的追问(probes),而这样做的目的是为了捕捉研究对象回答问题时的认知过程,检测到可能的翻译问题。基于认知访谈的结果,进一步对翻译进行了修订。另外,考虑到跨文化测量的影响,还使用了定量的方法对翻译问卷进行了预调查。通过翻译、认知访谈、定量的预调查,三个量表的翻译质量有所保障(Harkness,Pennell & Schoua Glusberg,2004)。在调查中,有两套问卷——中文版和英文版。

考虑到新加坡的语言环境,研究使用了两套问卷：一套英文,一套中文。研究对象的接触主要通过新加坡糖尿病协会以及社区俱乐部。如果糖尿病患者符合研究纳入标准,研究者会再次跟他们详细介绍研究情况,让他们签署知情同意书。问卷调查所花费时间为 30 分钟左右。问卷调查完毕,研究对象可获得一定的劳动报酬。

问卷内容包括以下内容：基本的社会人口学信息、健康相关的社会控制(包括积极的和消极的)、自我效能感、自我照顾依从性、糖尿病相关的情绪压力以及抑郁量表。

(1) 社会人口学信息：问卷还涉及患者的一般信息,包括年龄、性别、婚姻状况和就业状态。

(2) 疾病相关因素：问卷也测量了糖尿病持续时间、治疗模式。

(3) 社会心理因素

1) 直接健康相关的社会控制：有 6 个问题来测量,包括"当我尝试改变相关行为的时候,我的家人奖励我""主动帮助我改变糖尿病管理行为"等。压力有 4 个问题来测量,包括"尝试让我感到内疚""给我施压,让我去改变相关行为"等(Lewis & Rook,1999;

Tucker,Elliott & Klein,2006)。每个问题由 7 种评分来测量,从 1＝"从不"到 7＝"至少每天一次"。由相关的 6 个问题取平均值来测量(Cronbach's α＝0.91),压力由相关的 4 个问题取平均值来测量(Cronbach's α＝0.86)。

2) 间接健康相关的社会控制:用 1 个有 4 个条目的量表来测量糖尿病患者间接健康相关的社会控制的水平(Tuck,2002),例如,"您在多大程度上对家人有一种责任感来维持健康?"每个条目下设四项,从 1＝"强烈不同意"到 4＝"强烈同意"。最后取平均分来测量间接健康相关的社会控制,分数越高,代表间接健康相关的社会控制水平越高。该量表有良好的信度,α 值≥0.8(Tucker,2002;Tucker 等,2006)。该量表也与积极参与健康行为(β＝0.36)、积极情绪呈正相关(β＝0.60;Tucker,2002)。该量表在本研究中的信度为 α＝0.80。

3) 自我效能感:由多维糖尿病量表中的自我效能感分量表测量(MDQ;Talbot,Nouwen,Gingras,Gosselin & Audet,1997)。该分量表包括 7 个问题,测量患者在糖尿病相关行为上的自信心(如饮食、运动、服药等)。例如,你对于遵从饮食有多少信心? 问题选项包括 0＝"完全没有信息"到 100＝"非常有信心"。7 个问题取平均值来衡量糖尿病自我管理的自我效能感(Cronbach's α＝0.88)。

4) 多维健康控制焦点(Multidimensional Health Locus of Control Scale,MHLC)(Wallston,Stein & Smith,1994):该量表是疾病特异的,在本研究中,我们询问患者关于糖尿病的健康控制焦点。该量表包括 4 个分量表,分别为:内在健康控制焦点、运气健康控制焦点、他人健康控制焦点和医生健康控制焦点。每个条目有从 1＝"非常不同意"到 6＝"非常同意"的 6 种评分来测量。其中,内在控制焦点由 6 个条目测量,例如:如果我的身体状况变坏,我个人的行为决定了我多久才能好转;我的状况的主要取决于个人的行为。运气控制焦点由 6 个条目测量,例如:不管我的情况有什么好转,主要是运气的原因;如果我的状况变化,主要是运气的原因。他人控制焦点由 3 个条目测量,例如:我从他人得到的帮助决定了我多久以后能够好转。医生控制焦点由 3 个条目测量,例如:按照医生说的去做,是防治我的糖尿病状况变糟糕的最好方式。相应的条目取平均分,分数越高,代表相应维度倾向越高。

5) 关系满意度:该变量是通过询问研究对象"您对您和家人之间的满意度如何"(Tucker,2002)。由 7 种评分来测量,从 1＝"极其不满意"到 7＝"极其满意"。分数越高,表示其满意度越高。

(4) 糖尿病适应指标

1) 自我照顾依从性:自我照护活动由糖尿病自我照护活动量表测量(the Summary of Diabetes Self-Care Activities;Toobert,Hampson & Glasgow,2000)。这个量表包括 11 个问题,包括一般饮食、特殊饮食、运动、血糖监测、足部护理和吸烟。考虑到绝大多数患者不吸烟最后剩下 10 个问题。这 10 个条目取平均值后,所得的分数为自我照顾依从性(Cronbach's α＝0.70),分数越高,自我管理依从性越好。

2) 糖尿病相关的情绪压力:该变量由糖尿病问题量表测量(Polonsky 等,1995),包括 20 个题目,例如,"当想到患有糖尿病时,会感到沮丧""担心低血糖反应""感觉要一直不停地担心自己的饮食问题""感觉糖尿病好用了太多的精力和体力"。每个条目由 5 种评分来测量,从 0="不是问题"到 4="非常严重的问题"。这 20 个题目取平均分所得的分数为糖尿病相关的压力问题(Cronbach's α=0.96),分数越高,代表糖尿病相关的情绪压力越高。

3) 抑郁症状:该变量由患者健康量表测量(Kroenke,Spitzer & Williams,2001)。该量表包括 9 个条目,该量表询问患者"在过去的两周内,您经常受到以下问题困扰吗?请选出最符合您的选项",例如"做事时提不起劲或没兴趣""感到心情低落、沮丧或绝望""觉得自己很糟糕或觉得自己很失败,或让自己或家人失望"。每个条目由 4 种评分来测量,从 0="完全没有"到 3="几乎每天"。这 9 个条目所得分数取平均值为抑郁症状(Cronbach's α=0.85),分数越高,代表抑郁症状越多。

4) 糖化血红蛋白水平:血糖控制由患者最近一次汇报的糖化血红蛋白来测量(Snoek,Pouwer,Welch & Polonsky,2000)。糖化血红蛋白越高,意味着血糖控制越差。

3. 分析方法

分析使用 SPSS 20 软件。在探讨老年糖尿病患者管理现状及其影响因素时,首先,先对整个样本进行了描述性分析。其次,利用线性回归分析来探究糖尿病各维度指标的影响因素。三组回归分析用来探究本研究所包括的社会心理因素对于糖尿病相关的情绪压力、抑郁症状和自我照护行为,同时控制其他的变量。分析设计了 3 个模型。模型 1 中包括了人口学信息,分别为年龄、性别、婚姻状况、疾病持续时间。模型 2 中包括了自我效能感和健康控制焦点。模型 3 中包括了积极和消极健康相关的社会控制。

在探究间接健康相关的社会控制时,使用的是中介模型。首先,中介模型用来检测间接健康相关的社会控制与每一个糖尿病适应指标之间的关系,同时控制了其他变量的影响。模型使用了 Hayes'(2013)PROCESS 的方法,而非传统的 Baron & Kenny(1986)提出的检验中介效果的方法。PROCESS 宏分析方法可以用来检测多中介变量的模型。最后,研究也利用了结构方程模型来检验整个模型。

二、访谈法

为了更好探究上海老年糖尿病患者的生存现状以及患者面临的困难,本章从多个角度,包括老年糖尿病住院患者、社区老年人、从事糖尿病治疗和护理的医生和护士以及社区工作者,试图从患者、医护、社区的角度来全面探讨现有糖尿病健康教育体系的现状、供给侧的现状以及存在的问题,从而梳理改善现有糖尿病健康教育体系的建议和对策。

(一) 访谈对象

本章从患者、医护人员、社区健康教育的角度来探讨这个问题,共访谈了 9 位住院糖尿病患者(下页表 6-1)、4 位医护人员(其中两位医生、两位护士),以及 1 名社区医生、2 名居委会工作者、2 名社会工作者和 7 位社区老年人(下页表 6-2)。

表6-1 住院糖尿病患者访谈对象基本情况

序号	姓名	性别	年龄	教育程度	工作状况	患病时长	社会支持
1	李某	女	32岁	本科	暂无	一周	较好
2	毛某	男	70岁	高中	退休	10年	较差
3	申某	女	85岁	小学	退休	25年	较差
4	王某	男	65岁	文盲	退休	6年	较差
5	温某	女	83岁	本科	退休	25年	较好
6	徐某	女	76岁	小学	退休	10余年	较差
7	薛某	女	65岁	中专	退休	18年	较差
8	严某	女	73岁	初中	退休	25年	一般
9	张某	男	65岁	大专	退休	15年	较好

表6-2 社区健康教育相关访谈人员基本情况

编号	性别	年龄	文化程度	(前)职业
A	男	72岁	大专	行政人员
B	女	63岁	大专	工人
C	男	70岁	大专	基层干部
D	女	61岁	初中	无
E	男	66岁	初中	工人
F	女	72岁	高中	行政人员
G	男	80岁	初中	工人
H	女	54岁	大专	居委工作者
I	女	52岁	大专	居委工作者
J	女	27岁	硕士	社会工作者
K	女	33岁	本科	社会工作者
L	女	36岁	本科	社区医生

(二) 访谈内容

针对糖尿病患者的访谈内容包括：糖尿病自我管理的现状如何？有什么困难？需要什么样的帮助？如何看待现有的糖尿病健康教育体系？

针对医护人员的访谈内容包括：如何看待现在的糖尿病治疗和教育？糖尿病患者普遍存在的问题有哪些？糖尿病管理的难点有哪些？对改进现在的糖尿病教育有什么建议和看法？

针对社区健康教育的访谈内容,研究访谈了社区老人和社区工作者,内容包括：社区开展健康教育服务的现状、老年人的参与情况、老年健康教育面临的困境、老年人对于社区健康教育的需求等。

三、生态瞬时评估法

(一) 研究对象

研究选取了26名上海糖尿病患者,并对他们进行生态瞬时评估,对他们追踪了14

天。研究对象签署知情同意书后,每天晚上睡觉前,填写评估问卷,持续 5～10 分钟,记录他们的日常生活。

研究对象的招募标准：50 岁以上；无严重并发症,能够自理；认知能力无损害,能够保证每天记录。

(二) 研究变量

问卷内容包括：血糖水平、每天自我管理依从性、每天自我效能感、家人参与、每天压力、睡眠、心情。

1. 血糖

研究对象需要记录每天的空腹血糖、早上餐前血糖、早上餐后血糖、中午餐前血糖、中午餐后血糖、晚上餐前血糖和睡觉前血糖。

2. 糖尿病自我管理依从性

问卷使用了糖尿病自我照护活动量表(the Summary of Diabetes Self-Care Activities；Toobert,Hampson & Glasgow,2000),一共有 13 个条目,涉及饮食、运动、血糖监测、服用药物、注射胰岛素、足部护理、吸烟。除此之外,研究对象还需要记录每天的口腔清洁、饮酒行为。对于自我管理的 15 个行为,研究对象作出"是"或"否"的回答,由此可以测量每天的疾病管理行为。

3. 自我效能感

自我效能感由多维糖尿病量表中的自我效能感分量表测量(MDQ；Talbot,Nouwen,Gingras,Gosselin & Audet,1997)。该分量表包括 7 个问题,测量患者在糖尿病相关行为上的自信心(如饮食、运动、服药等)。研究对象回答记录第二天对于糖尿病管理相关行为的信心。例如,"对于您明天能够遵照糖尿病饮食,您有多少信心?""对于您明天能够遵照医生指示的频率去测血糖,您有多少信心?"回答选项从 0＝"完全没有信心"到 100＝"非常有信心"。

4. 家人参与糖尿病管理

该部分使用了健康相关的社会控制来测量家人的参与。该量表包括 10 个条目,前 6 个条目测量积极健康相关的社会控制,后 4 个条目测量消极健康相关的社会控制。积极健康相关的社会控制的条目包括"当我尝试改变相关行为的时候,我的家人奖励我""主动帮助我改变糖尿病管理行为"。消极健康相关的社会控制包括"尝试让我感到内疚""给我试压,让我去改变相关行为"(Lewis & Rook,1999；Tucker,Elliott & Klein,2006；Tucker & Mueller,2000)。研究对象记录当天家人在患者糖尿病管理中的参与情况,回答选项有"是"和"否"。

5. 压力与情绪

研究对象需要记录：① 当天是否经历过压力很大的事情? ② 昨天晚上的失眠质量如何? ③ 今天的心情如何? 其中,心情使用表情图来测量,研究对象选择一张最符合他们当天心情的图片(可参见本书第 131 页)。

（三）分析方法

研究首先使用时间曲线模型分析相关变量在研究期间的 14 天内随时间的变化，其次使用双层线性模型来考察不同层次的变量对于患者自我管理依从性的影响。试图通过这些分析，来考察社会、心理、行为变量之间的关系。

四、干预方法

在梳理现有糖尿病干预方法的基础上，本书尝试引入了社会工作方法和戏剧治疗的方法，来帮助糖尿病患者认识自己，提升依从性，学会与糖尿病共处。干预地点选取在某三甲医院内分泌科，通过在病房宣传，招募患者前来参加。干预团队成员包括：社工、护士、营养师、医生。

（一）社会工作干预

1. 干预样本

社会工作干预招募了 10 位患者（4 位男性和 6 位女性），病程从 1 月到 26 年不等。采用的是小组工作的方法，一共开展了 4 节主题活动，分别为：知糖不惑——认识糖尿病、自我管理（饮食、运动）、自我管理（遵医嘱用药、血糖监测）、自我转变（人生辽阔）。

2. 干预过程

每节小组工作干预以热身活动开始，让小组成员互相熟悉，再到每次的主题活动，鼓励大家进行分享和交流。此外，还邀请了医务人员在现场进行指导和问题解答。每次小组活动持续 1 小时左右。

3. 评估

关于评估，研究采用了过程评估和结果评估两种方法。首先，从干预过程来说，将评估组员的沟通和互动以及冲突、工作者的自我评价、组员对活动的满意度。从结果评价来说，将评估参加社会工作小组组员在干预前后糖尿病知识和自我效能感的变化。

（二）戏剧治疗干预

1. 干预样本

2018 年 8 月至 2018 年 10 月在 S 医院内分泌科住院的糖尿病患者。样本的选择采取以下纳入标准进行。

（1）入选标准一：① 符合 WHO 1999 年诊断标准的糖尿病患者；② 年龄 60 周岁或以上；③ 确诊时间超过 1 个月；④ 具有完全的认知和行为能力；⑤ 知情同意，自愿参加。

排除标准：① 恶性肿瘤患者；② 妊娠期糖尿病患者；③ 排除诊断为精神病及失智等认知功能受损及行动不便患者；④ 发生急性并发症的患者。

（2）入选标准二：由内分泌科医务人员根据临床管理，推荐糖尿病自我管理不理想的老年糖尿病患者，推荐的依据是日常生活自我管理差、血糖值波动大的老年糖尿病患者。

（3）入选标准三：知情同意是否愿意参加全部团体历程，共 6 次团体活动的患者。

依据上述标准最终共筛选出 S 院内分泌科住院部 20 名老年糖尿病患者为本次研究

对象,其中含 10 名有意愿参与全部 6 次团体历程的老年糖尿病患者,作为试验组接受戏剧治疗干预,并向试验组每位成员发放戏剧治疗团体活动的正式邀请函,且获得他们录音录像的知情同意。为保证干预效果,另外同意问卷调查的但无法参加本次戏剧治疗团体活动的 10 名老年糖尿病患者作为控制组成员参与前后期的问卷调查。为避免干扰参与本研究的患者在院内的日常检查和治疗,把团体活动时间定为每天 14:30—16:00。

2. 干预过程

干预一共分为 6 次进行,内容涉及:① 设置特定的情境,让患者当场表演,比如:糖尿病患者是否可以携带胰岛素笔上飞机? 糖尿病患者在发生低血糖时,应该怎样正确处理? 糖尿病患者因为疾病的原因与家人或朋友出现了冲突,应该怎样去协调? 通过这些具体情境下患者的表演,患者能够从其他角色的角度(如家人或朋友)体验,从而能够达到互相理解。② 通过卡片的形式,展示自己日常的一天,一方面有利于反思在日常疾病管理中存在的不足;另外一方面,也有利于医务人员帮助指出日常疾病管理中存在的问题,从而提出针对性的建议。③ 通过面具投射的方法,让患者在模型上用彩笔画出自己的形象、情绪或感受。这种方式,可以让糖尿病患者对自身的情绪和感受、对自己形象的认知有进一步的了解,引导患者意识到心理因素在疾病管理中发挥的作用,进一步引导患者学会管理和调整自己的情绪,更好地管理疾病。

3. 评估

干预前后测量中所使用的量表包括:糖尿病自我管理行为量表、医院焦虑抑郁量表、糖尿病自我效能感量表以及糖尿病认知量表。

(1) 自我管理量表:问卷使用了糖尿病自我照护活动量表(the Summary of Diabetes Self-Care Activities;Toobert,Hampson & Glasgow,2000),一共有 13 个条目,涉及饮食、运动、血糖监测、服用药物、注射胰岛素、足部护理、吸烟。除此之外,研究对象还需要记录每天的口腔清洁、饮酒行为。对于自我管理的上述 15 个行为,研究对象作出"是"或"否"的回答,由此可以测量每天的疾病管理行为。

(2) 焦虑抑郁情绪:情绪的评估选用由 Zigmond 和 Snaith(1988)设计,有较好的效度和信度的医院焦虑抑郁量表(HAD)进行测量,此量表有 14 个条目。量表包括两部分内容,即焦虑亚量表[HAD(d)]和抑郁亚量表[HAD(a)],分别有 7 个项目,合计共 14 条。每条分 4 级计分,0~7 分属无症状,8~10 分属可疑存在,11~21 分属肯定存在。评分以 8 分为起点,即包括可疑及有症状者均为阳性。

(3) 糖尿病自我效能量表:自我效能感由多维糖尿病量表中的自我效能感分量表(MDQ;Talbot,Nouwen,Gingras,Gosselin & Audet,1997)测量。该分量表包括 7 个问题,测量患者在糖尿病相关行为上的自信心(如饮食、运动、服药等)。研究对象回答记录第二天对于糖尿病管理相关行为的信心。例如,对于您明天能够遵照糖尿病饮食,您有多少信心? 对于您明天能够遵照医生指示的频率去测血糖,您有多少信心? 回答选项从 0=
"完全没有信心"到 100="非常有信心"。

(4) 糖尿病认知量表:患者对疾病的认知采用孙胜男等(2011)翻译的 Broadbent 等

修订的简易疾病认知问卷进行测量。本研究糖尿病认知量表共有 8 道题目,8 道题目的答案均采用 0～10 分评分法,各题目得分相加的总分分数越高,代表糖尿病患者认为疾病对机体危害越严重。

参考文献

［1］ 孙胜男,赵维纲,董颖越,等.糖尿病患者自我管理现状及影响因素分析[J].中华护理杂志,2011,46(3):229～233.

［2］ Baron R M, Kenny D A. The moderator-mediator variable distinction in social psychological research — conceptual, strategic, and statistical considerations[J]. *Journal of Personality and Social Psychology*, 1986, 51(6):1173～1182.

［3］ Broadbent E, Petrie K J, Main J, Weinman J. The brief illness perception questionnaire[J]. *Journal of Psychosomatic Research*, 2006, 60(6):631～637.

［4］ Conrad F G, Blair J. Data quality in cognitive interviews: The case of verbal reports[M] // Presser S, Rothgeb J M, Couper M P, Lessler J T, et al. Methods for testing and evaluating Survey Questionnaires. Hoboken, NJ: John Wiley & Sons, Inc. 2004, 453～473

［5］ Gosling S D, Rentfrow P J, Swann W B. A very brief measure of the Big-Five personality domains. Journal of Research in Personality, 2003, 37(6):504～528.

［6］ Hamilton A. Diagnosis and rating of anxiety[M]. *Br. J. Psychiatry Special Publication*, 1969, 76～79.

［7］ Harkness J, Pennell B E, Schoua-Glusberg A. Survey questionnaire translation and assessment [M] // Presser S, Rothgeb J M, Couper M P, et al. Methods for testing and evaluating Survey Questionnaires. Hoboken, NJ: John Wiley & Sons, Inc, 2004, 453～473.

［8］ Hayes A F. Introduction to Mediation, Moderation, and Conditional Process Analysis: A Regression-Based Approach[M]. New York, NY: Guilford Press, 2013.

［9］ Kroenke K, Spitzer R L, Williams J B W. The PHQ-9: Validity of a brief depression severity measure[J]. *Journal of General Internal Medicine*, 2001, 16(9):606～613.

［10］ Lewis M A, Rook K S. Social control in personal relationships: Impact on health behaviors and psychological distress[J]. *Health Psychology*, 1999, 18(1):63～71.

［11］ Polonsky W H, Anderson B J, Lohrer P A, et al. Assessment of diabetes-related distress[J]. *Diabetes Care*, 1995, 18(6):754～760.

［12］ Snoek F J, Pouwer F, Welch G W, Polonsky W H. Diabetes-related emotional distress in Dutch and U. S. diabetic patients: Cross-cultural validity of the problem areas in diabetes scale[J]. *Diabetes Care*, 2000, 23(9):1305～1309.

［13］ Talbot F, Nouwen A, Gingras J, Gosselin M, Audet J. The assessment of diabetes-related cognitive and social factors: The multidimensional diabetes questionnaire (MDQ)[J]. *Journal of Behavioral Medicine*, 1997, 20(3):291～312.

［14］ Toobert D J, Hampson S E, Glasgow R E. The summary of diabetes self-care activities measure: Results from 7 studies and a revised scale[J]. *Diabetes Care*, 2000, 23(7):943～950.

［15］ Tucker J S, Elliott M N, Klein D J. Social control of health behavior: Associations with conscientiousness and neuroticism[J]. *Personality and Social Psychological Bulletin*, 2006, 32(9):1143～1152.

［16］ Tucker J S. Health-related social control within older adults' relationships［J］. *Journals of Gerontology Series B: Psychological Sciences and Social Sciences*, 2002, 57(5): 387~395.

［17］ Tucker J S, Mueller J S. Spouses' Social Control of Health Behaviors: Use and Effectiveness of Specific Strategies［J］. *Personality and Social Psychology Bulletin*, 2000, 26(9): 1120~1130. doi: 10.1177/01461672002611008.

［18］ Wallston K A, Stein M, Smith C. Form C of the MHLC Scale: A condition-specific measure of locus of control［J］. *Journal of Personality Assessment*, 1994, 63(3): 534~553.

［19］ Yang Y, Boen C, Gerken K, et al. Social Relationships and Physiological Determinants of Longevity across Human Life Span［J］. *National Academy of Science*, 2016, 113(3): 578~583.

［20］ Zigmond A S, Snaith R P. anxiety and depression in general medical settings［J］. *BMJ*, 1988 (297): 1544.

分论篇 具体研究课题

上海和新加坡都面临着糖尿病带来的巨大挑战,也都采取了积极的措施来应对,本章将介绍上海和新加坡的糖尿病干预现状。

一、上海糖尿病干预及管理

(一)上海糖尿病现状及相关政策

根据上海市卫生健康委员会(2018)的数据,本市常住居民≥35岁成人糖尿病患病率为17.6%,平均每6个人中就有一个糖尿病患者,约有糖尿病患者250万人。随着年龄的增长,糖尿病患病率逐渐上升,60~74岁、75岁及以上的人群中糖尿病患病率高达24.3%和31.3%,意味着60岁以上的老年人中有超过1/4为糖尿病患者,越来越多的患者和家庭正在承受着糖尿病带来的疾病负担。

在相关的政策条例方面,上海市也在不断更新相关条例,在政策上给予强大的支持,为糖尿病的防治工作提供规范和指导。为贯彻落实《上海市预防和控制慢性非传染性疾病中长期规划(2001—2015年)》,进一步加强上海市社区糖尿病预防和控制工作,指导社区卫生保健人员提高对糖尿病的认识、掌握开展防治措施的原则和方法,于2014年制定了《上海市社区糖尿病防治工作指南(试行)》,强调了基于社区的糖尿病管理,明确了相关部门的职责、糖尿病的分类及诊断标准、干预措施等内容。该指南于2017年进行了修订。

2018年8月,为了进一步加强本市慢性非传染性疾病(以下简称"慢性病")防治工作,降低疾病负担,上海市制定了《上海市防治慢性非传染性疾病中长期规划(2018—2030年)》,基本原则为:坚持政府主导,部门协作;坚持以人为本,预防为主;坚持社会参与,共建共享;坚持创新驱动,技术支撑。规划明确了五方面的措施,分别为:一、持续完善慢性病综合防治体系;二、全面实施重点预防与控制措施;三、健全健康政策支持体系;四、强化科学研究和信息支撑;五、创新发展健康服务业。

2018年8月,上海市开展了"上海市代谢性疾病(糖尿病)预防与诊治服务体系建设"项目,并组织制定了《上海市糖尿病预防与诊治服务体系建设方案》,对于具体的建设工作提出了明确的要求,为上海糖尿病的预防和诊治服务体系提出了具体的规范。

(二)上海的"医院—社区"一体化糖尿病管理模式

上海市历来重视糖尿病防治工作,重点加强糖尿病的"医院—社区—患者"一体式管理,建立了覆盖本市疾病预防控制机构、二三级医疗机构和所有社区卫生服务中心的糖尿病防治体系。

鉴于大部分糖尿病患者居住在社区,社区应该是糖尿病防控的主战场。但是调研显示,城市社区卫生中心在血糖控制率、并发症筛查、糖尿病管理人力资源和专业化程度等方面都存在较大的问题。

在这样的背景下,上海交通大学附属第六人民医院于2007年开始,在部分区镇的社区卫生服务中心,进行了“医院—社区”糖尿病一体化管理模式的探索,旨在提高血糖控制达标率、糖尿病知识知晓率和并发症筛查率。具体的做法包括以下五点。

(1)加强社区医务人员专业培训,提升社区糖尿病防治能力:例如,上海交通大学附属第六人民医院成立了社区糖尿病实训基地,为普陀区近百名社区医生举办糖尿病诊治规范学习班,同时针对社区缺乏营养师及运动康复师,派专家下社区授课。通过短期培训后,社区获得了诊治糖尿病的骨干医生,初步实现了把患者留在家门口的目标(蔡淳,2017;蔡淳、贾伟平,2018)。

(2)加强基层医疗机构的规范管理:建立糖尿病患者及高危人群患者档案管理,开展患者的个体化咨询、糖尿病筛查、并发症筛查、健康促进和自我管理支持和医院转诊等服务(蔡淳,2017;蔡淳、贾伟平,2018)。2017年,上海完成了22万名社区糖尿病患者的慢性并发症筛查(蔡淳,2017)。

(3)开展同伴支持服务:挖掘患有糖尿病且有一定经验的患者,引导他们给其他需要帮助的糖尿病患者分享自己的经验和教训。突破了传统宣教式的健康教育模式,通过同伴的“榜样作用”“经验交流”“身体力行”等,帮助那些面临困境的患者(刘星月等,2019)。

(4)实施信息化管理:2014年以来,上海建立了基于上海健康信息网的“健康云”建设,支持糖尿病及其慢性并发症的筛查、线上糖尿病风险评估,通过居民端和医生端支持开展全程健康管理服务(蔡淳、贾伟平,2018)。

(5)开展分级诊疗:通过开始探索“1+1+1”医疗机构组合,即每个社区居民签约1家社区卫生服务中心、1家区级医院和1家市级医院,签约居民在患病后先前往签约家庭医生处就诊,如病情较重再通过家庭医生转诊至区级医院和市级医院治疗。上海市糖尿病临床医学中心新建了床位管理系统,实现社区转诊患者优先入院治疗。通过分级诊疗制度,为患者提供了极大的便利,节省了去大医院排队取药的时间,也为有转诊需要的患者提供了绿色通道。

随着分级诊疗的推进,糖尿病管理开始呈现出“倒金字塔”趋势,即初级卫生保健机构(一级)将成为糖尿病诊治的主战场(慢病稳定期管理、病情变化时的转诊和糖尿病一级预防),约占患者总数的80%;区级医院(二级)对分管的社区卫生服务中心提供技术指导、人才培养,并处置部分复杂患者,约占15%;市级医院(三级)承担全面的技术指导和人才培养,并处置部分复杂难治患者,约占患者总数的5%。这一趋势要求三级医院积极做好与社区的转诊对接,有效应对门诊量下降后的新局面。

二、新加坡糖尿病干预和管理

（一）新加坡糖尿病情况

新加坡是一个城市国家,国土面积和人口都远不及我国,但根据近年来数据显示新加坡的糖尿病患病率也在逐年上升。据新加坡卫生部统计,有约 10% 的民众有糖尿病,且发病率呈逐年上升趋势(新加坡卫生部,2019)。同时,有约 1/3 的糖尿病患者没有被确诊。在糖尿病患者中,有 1/3 患者的病情没有得到很好的控制,从而增加了并发症的风险。例如,2016 年,2/3 的肾衰患者中患有糖尿病;2/5 的中风患者中患有糖尿病;1/2 的心梗患者中患有糖尿病。新加坡卫生部预计,糖尿病患者人数将从 2014 年的 44 万上升到 2050 年的 100 万(新加坡卫生部,2019)。在 60 岁以上的老人中,糖尿病在马来族和印度族的发病率远远高于在华人中的发病率,这与不同族群的饮食习惯密切相关。新加坡的老龄化程度也不断加深,患有糖尿病的老年人数量也越来越多。糖尿病以及并发症也威胁着新加坡人民的身心健康,影响患者的生活质量,并给患者家庭、社会带来了深重的医疗负担。举例来说,在新加坡由于糖尿病控制不好而截肢的比例在世界各国中是较高的。

（二）应对糖尿病的政策和规定

为了更好应对糖尿病带来的挑战,新加坡卫生部把糖尿病列为重点控制疾病之一,一直致力于总结推广糖尿病科普宣传教育及糖尿病患者管理等的一整套比较完善的措施和方法。新加坡主要采用的是多学科合作干预模式,有培训师、专科医生、糖尿病专科护士、营养师、护士长协调合作,共同为患者提供科学合理的治疗管理方案,糖尿病协会采用的也是该模式(Diabetes Singapore,2019)。《联合早报》2018 年 11 月 5 日报道,为了着重解决糖尿病足的问题,新加坡卫生部成立全国糖尿病足部护理工作小组,由医生、护士和足部护理人员等组成。

随着对糖尿病危险因素和治疗研究的加深,新加坡政府也提出了越来越多的政策或规定来应对糖尿病。例如,考虑到不健康饮食,尤其是高糖饮料带来的健康危险,新加坡政府发布了"限糖令",发起"喝白开水"运动,鼓励公众少喝高糖饮料,多喝白开水,降低患糖尿病的风险以及降低糖尿病相关并发症的风险。同时,新加坡卫生部正在针对相关的建议征求意见,包括:完全禁止预先包装的高糖饮料;对高糖饮料收单一或分级税;关于糖含量的强制性包装前标签;禁止在所有平台上播放高糖饮料广告。这些建议能否纳入新加坡的政策中,还需要进行更多的公众咨询。

（三）新加坡糖尿病管理方法——以新加坡糖尿病协会为例

新加坡糖尿病协会是隶属于新加坡社会服务局和国际糖尿病联盟的非营利性机构(Diabetes Singapore,2019)。该协会的宗旨是:① 为糖尿病患者提供服务,也给对糖尿病感兴趣的人提供服务;② 致力于增进糖尿病患者和有糖尿病风险的人的幸福感和提高生活质量;③ 致力于消除关于糖尿病的歧视和偏见。协会的使命在于:提高糖尿病的知晓率,给糖尿病患者、家庭还有社区提供糖尿病教育、咨询、支持,从而给他们赋权,让他们过上健康的生活。为了实现这些目标,糖尿病协会提供了以下相关的服务。

(1) 提高糖尿病的知晓率和外展项目:该项目致力于提高社会公众对糖尿病的知晓率,鼓励社会公众采取健康的生活方式来预防糖尿病。糖尿病协会在机构、家庭、学校和社区等不同的地方提供健康筛查、外展演讲,并参与社区的健康活动。

据笔者所了解,新加坡糖尿病协会每月定期到社区进行外展活动,内容包括:给前来的公众提供体检(包括测血压、血糖等)和相关义诊咨询活动,进行糖尿病教育、倡导健康生活方式等。

(2) 糖尿病管理和照护项目:该项目的目的在于帮助糖尿病患者管理疾病,来预防并发症,例如肾衰、中风、失明、截肢、心血管疾病等。协会还提供血糖监测、足部检查、营养指导、锻炼指导服务,而且这些服务都是免费提供给会员的。此外,会员在购买血糖仪和试纸等其他产品时,还能享受优惠。协会旨在通过这些服务和优惠,帮助糖尿病患者更好地、全方位地管理糖尿病。

(3) 糖尿病健康教育项目:糖尿病协会致力于教育社会公众以及糖尿病患者关于糖尿病管理的最新进展,以及如何预防并发症。糖尿病协会组织公共论坛、厨艺展示、工作坊、儿童营等,来提供管理和控制糖尿病的知识。另外,糖尿病协会也提供关于糖尿病管理的结构性课程。课程内容包括:① 糖尿病的基本知识;② 如何管理糖尿病? 如何预防并发症;③ 糖尿病与生活:如旅行、皮肤护理等;④ 糖尿病患者的生活质量和心理健康。课程向会员开放,只收取少量的费用。根据平时对会员信息的了解,协会的工作人员会电话联系血糖控制不好或者对糖尿病不了解的患者前来学习。

(4) 糖尿病预防项目:糖尿病协会致力于通过在社区或学校进行教育性质的演讲,鼓励社会公众践行健康的生活方式来预防糖尿病。糖尿病协会在其教育中心和外展活动中分发糖尿病相关的材料,增进社会公众对糖尿病的知晓,加强社会公众对健康生活方式重要性的认知。

(5) 糖尿病社会支持项目:社会支持小组提供了一个平台,通过这个平台,糖尿病患者及其家属可以互相分享应对疾病的经验,新诊断的糖尿病患者可以从其他患者身上学习和交流,糖尿病患者及其家属也可以互相交流、互相鼓励,抱团取暖。

社会支持小组每月都有组织的户外活动,糖尿病患者及其家属可以通过这个平台互动交流。除此之外,协会也帮助社会支持小组链接资源,每次户外互动有护士和运动指导师等专业人士随同,以保证患者的安全,也可以给患者提供更加专业的运动或饮食等建议。

笔者作为志愿者每月定期参加糖尿病社会支持团体举办的活动,深切体会到同伴支持的重要性。在每次的户外活动中,患者们不仅进行了锻炼,身心得到了放松,还能进行经验的分享、互相鼓励和支持。同时,如有专业问题,患者们也可以与随行的医生或护士进行交流。

参考文献

［1］　蔡淳,贾伟平.中国糖尿病的社区化管理[J].中国科学：生命科学,2018,48(8)：820～826.
［2］　刘星月,蔡淳,黄珏,贾伟平.上海市社区糖尿病同伴支持模式推广策略[J].中华内科杂志,2019,58(5)：389～391.

第八章
上海与新加坡老年糖尿病患者疾病管理与影响因素对比研究

一、研究背景和目的

糖尿病是全球常见的一种慢性病,且发病率还在不断增高。根据上海市卫生健康委员会的数据(2018),本市常住居民≥35岁成人糖尿病患病率为17.6%,平均每6个人中就有一个糖尿病患者,约有糖尿病患者250万人。随着年龄的增加,糖尿病患病率逐渐上升,60～74岁、75岁及以上的人群中糖尿病患病率高达24.3%和31.3%,意味着60岁以上的老年人中有超过1/4为糖尿病患者,越来越多的患者和家庭正在承受着糖尿病带来的疾病负担。新加坡是一个城市国家,国土面积和人口都远不及我国,但根据近年来数据显示,新加坡的糖尿病患病率也在逐年上升。据新加坡卫生部统计,有约10%的民众有糖尿病,且发病率呈逐年上升趋势(新加坡卫生部,2019)。同时,有约1/3的糖尿病患者没有被诊断。在糖尿病患者中,有1/3的患者其病情没有得到很好的控制,从而增加了有并发症的风险。例如,2016年,2/3的肾衰患者患有糖尿病;2/5的中风患者患有糖尿病;1/2的心梗患者患有糖尿病。新加坡卫生部预计,糖尿病患者人数将从2014年的44万上升到2050年的100万(新加坡卫生部,2019)。在60岁以上的老人中,糖尿病在马来族和印度族的发病率远远高于华人中的发病率,这与不同族群的饮食习惯密切相关。新加坡的老龄化程度也在不断加深,患有糖尿病的老年人数量也越来越多。

糖尿病患者需要持续地对疾病进行管理,涉及生活的多个方面,包括运动、饮食、药物使用、血糖监测等。患者不可避免地面临很多挑战,包括改变日常生活习惯的困难、可能会面临情绪上的压力,甚至是抑郁。上海和新加坡的糖尿病发病率都在逐年上升,两地老年糖尿病患者管理现状如何?家属提供的支持如何?家属的参与会对糖尿病患者产生什么样的影响呢?本章将比较分析上海和新加坡两地老年糖尿病管理现状,以及家属的参与对患者产生的影响。

(一)直接健康相关的社会控制、行为依从性和心理健康

直接健康相关的社会控制是一种家属尝试对患者健康行为进行调控和影响的人际作用机制。通常来说,它是指家属试图调控、影响或限制健康行为,试图阻止健康损害行为,或者增加健康促进行为。当家属认为患者依从性不好,家属会实施健康相关的社会控制,来减少或禁止患者的不健康行为,提高患者的依从性。但是,家属提供直接健康相关的社

会控制并非总是对患者有利。家属提供的社会控制有时候可能传达一种对患者现有健康行为的不认可或不满意。因此,尽管患者会改变不健康的行为,但是他们可能会有一些消极情绪。这称之为"双重效应",即家属提供的社会支持会促进健康行为改变,但同时会引发心理压力(Lewis & Rook,1999)。

文献中并非所有的研究都支持"双重效应"(Franks 等,2006;Khan 等,2013;Stephens等,2009)。例如,Grzywacz 等(2012)发现,接收到更多直接健康相关的社会控制的 2 型糖尿病患者表现出更多的抑郁症状、更差的自我管理依从性。Khan 等(2013)使用电子日记法,糖尿病患者汇报的来自配偶的直接健康相关的社会控制与体育锻炼不相关或呈负相关。在一个前列腺癌的样本中,Helgeson 等(2006)发现,直接健康相关的社会控制并不会引起健康行为的积极改变。但是,Stephens 等(2009)发现,来自配偶的直接健康相关的社会控制,不管是积极的,还是消极的,都与积极的行为改变呈正相关,但是直接健康相关的社会控制对于情绪的影响取决于直接健康相关的社会控制的具体策略。这表明,社会控制、心理健康和行为依从性之间的关系并非"双重效应"那么简单,应该有更多的研究来探究三者之间的关系。

鉴于文献中不一致的结果,越来越多的研究试图来探索其中的原因。研究者提出,直接健康相关的社会控制的影响可能取决于具体的策略,他们区分了积极(如劝告)和消极健康相关的社会控制(Tucker & Anders,2001)。在一个针对接受膝关节手术的关节炎患者的研究中,Stephens 等(2009)进一步区分了直接健康相关的社会控制的策略,即积极和消极健康相关的社会控制。他们发现,不管是积极和消极的社会控制,都有利于促进健康行为,但是社会控制相关的情绪反应则与具体的策略有关。另外一个探究思路则是探究直接健康相关的社会控制的影响是否会受到特定变量的调节作用。首先,研究表明,直接健康相关的社会控制可能对于不同性别的人来说影响不一样。例如,Westmaas 等(2002)发现,相比于女性,配偶的直接健康相关的社会控制对于男性的戒烟行为来说更加有效。August 和 Sorkin(2010)发现,对于更频繁的直接健康相关的社会控制,女性比男性汇报有更多的感激。其次,另外一个调节变量是关系满意度。面对来自家人更加频繁的直接健康相关的社会控制,和家人关系满意度低的老人更经常隐藏不健康的行为;但是如果老人和家人关系满意度高的话,他们隐藏不健康的行为频率要低很多(Tucker,2002)。此外,在一个 2 型糖尿病患者研究中,August 和 Sorkin(2011)发现,对于墨西哥裔美国人来说,直接健康相关的社会控制与良好的饮食行为相关,而这种相关性对于非西班牙裔白人来说不成立,这说明可能存在种族差异。同样,Rook 等(2011)也发现对配偶参与疾病管理的期望也起着非常重要的作用。结果显示,只有当患者对配偶参与自己疾病管理有较高的期待时,直接健康相关的社会控制才对糖尿病患者疾病管理有更大的促进作用。

虽然有研究尝试探究影响直接健康相关的社会控制与慢性疾病适应之间的调节变量,但是有一个变量可能被忽略了——患者的自我效能感。对于不同种类慢性疾病的不一致的发现预示着一种可能性,即这些不同种类疾病的共同属性导致了积极健康相关的社会控制对于健康行为和心理健康产生的不一样的影响。患有不同种类疾病的患者可能有不同水平的个人控制感,这可能对于解释不一致的结果有所帮助。研究表明,慢性疾病的严重程度会影响患者的自我效能感水平,疾病越严重的患者自我效能感越低(Somers 等,2010)。可能的原因是,由于功能异常和疼痛,关节炎很大程度上限制了患者的日常活动水平,这可能会很大程度上降低患者的自我效能感。本研究旨在探究自我效能感是否可以调节来自家属的健康相关的社会控制与糖尿病患者疾病管理之间的关系,是否可以部分解释文献中关于健康相关的社会控制对疾病管理产生不一致影响的原因。

(二) 自我效能感和直接健康相关的社会控制

自我效能感是个人感知是否有能力来完成某一行为的信念。自我效能感越高,往往能够更好地应对慢性疾病带来的压力,也会有更高的动力来完成自我管理的行为,从而能够更好地应对疾病(DeVellis & DeVellis,2001;Schüz,Wurm,Warner & Ziegelmann,2012)。

自我效能感能够调控患者如何应对外在的影响,例如家属提供的社会控制。自我效能感会影响患者如何看待家属提供的健康相关的社会控制,从而导致不同的情绪或行为反应(Berg 等,2013;Pajares,1997)。对于自我效能感高的患者来说,他们认为自己有较大的能力来管理糖尿病,而社会控制可能会被认为是对他们的一种干扰,从而威胁他们管理疾病的信心。然而,对于自我效能感低的患者来说,他们认为自己有较低的能力来管理糖尿病,他们可能欢迎并且很珍惜家属提供的健康相关的社会控制,会认为家属是真的在帮助他们,并且获得有利的影响。

此外,研究表明,自我效能感能够调节外在因素对于慢性病患者心理健康的影响。在一个关于针对肿瘤患者干预的综述中,Tamagawa 等(2012)发现,相比于自我效能感高的患者来说,自我效能感低的患者能从干预中有更多的收获。同样的,相比于自我效能感高的患者来说,自我效能感低的患者在参加完同伴教育和心理辅导干预后,有更多的进步(Helgeson,Lepore & Eton,2006)。这些发现表明,相比于自我效能感高的患者,自我效能感低的患者能从社会心理和行为干预中有更多的获益。

根据个人—环境匹配模式,来自社会环境的影响应该与个人特征匹配,或者说,个体在一个适合自己个人特征的环境中,这样才会有更好的社会心理适应(French,Rodgers & Cobb,1974;Parmelee & Lawton,1990)。因此,我们预期,家属提供的社会控制的类型(积极 vs 消极健康相关的社会控制)决定了患者管理糖尿病的环境,因此家庭环境会与患者的自我效能感交互,从而影响到患者的心理适应。

糖尿病需要长期的自我管理,而患者家属能监督患者监测血糖或者跟患者一起锻炼等,能够在患者的疾病管理中发挥重要的作用。家属也能够提供情绪上的支持,或者鼓励患者践行适当的自我照顾行为。考虑到家属参与的重要性,针对家属的干预方案越来越多。然而,研究发现,这样的干预对于患者应对疾病有比较积极的效果,但是效果非常小。有学者指出,可能先前的研究没有充分促进家属与患者的健康交流。基于此,本章以直接健康相关的社会控制为例,着重探讨家属与老年糖尿病患者之间的互动。本章有以下目的。

（1）比较分析上海和新加坡老年糖尿病患者疾病管理的现状：鉴于我们在上海的调查问卷与在新加坡的调查问卷稍有不同，为了增加对比研究的效度，我们选取了两份问卷中共同的变量进行分析。具体来说，分析比较老年糖尿病患者的自我管理依从性、糖尿病相关的情绪压力、抑郁症状、自我效能感、积极和消极健康相关社会控制的差异。

（2）考虑到区分直接健康相关社会控制形式的重要性：我们在本研究中做了区分，包括积极（如通过指出依从性行为的好处来鼓励患者）和消极（如指责、唠叨等）健康相关的社会控制。本章将探究不同类型健康相关的社会控制（即积极和消极健康相关的社会控制）对于慢病管理（包括行为依从性和心理健康）的作用。假设：① 家属提供的积极和消极健康相关的社会控制都会导致更好的行为依从性，因为患者会在家属提供的健康相关的社会控制下，提高行为依从性，不管家属使用哪种形式。② 家属提供的消极健康相关的社会控制会引起消极情绪，而如果患者使用消极相关的社会控制，则会引起患者消极的情绪反应。

（3）关注患者的自我效能感：考察自我效能感能否调节家属的健康相关社会控制与糖尿病患者的自我依从性、心理功能之间的关系。假设：自我效能感会显著调节来自家属的健康相关的社会控制与糖尿病患者的自我依从性、心理功能之间的关系。具体来说，相较于自我效能感高的患者来说，自我效能感低的患者能从家属的劝告中获益更多，但是也会受到家属的压力导致受到更多的不良影响。

二、研究方法

本研究基于在上海和新加坡的两个调查。参与调查的研究对象均符合以下条件：50岁及以上，患有 2 型糖尿病一年以上，无严重并发症。此外，我们用简易精神量表对患者进行了筛查，确保他们的认知能力能够回答问卷问题。上海的数据于 2017～2018 年搜集，共搜集到 189 名 50 岁或以上的糖尿病患者的相关数据。新加坡的数据于 2013 年搜集，共搜集到 199 名 50 岁或以上的糖尿病患者的相关数据。上海的问卷调查和新加坡的问卷调查内容大部分一样，但有部分变量不一样。

上海数据和新加坡数据中相同的变量包括：年龄、性别、婚姻状况、患病时长、自我效能感、积极和消极健康相关的社会控制、糖尿病相关的情绪压力、抑郁症状、自我管理依从性、糖化血红蛋白水平。鉴于前面的章节对两份调查中的变量有具体的介绍，在此不再重复。

三、研究结果

（一）上海和新加坡糖尿病患者基本情况比较分析

比较上海糖尿病患者和新加坡糖尿病患者，结果显示，两个样本在年龄、糖尿病患病时间、职业方面存在显著差异，而在其他方面未发现显著差异（下页表 8-1）。

表 8-1 上海和新加坡糖尿病患者基本情况比较分析

	上 海		新加坡		差 异
年龄	67.58	9.36	63.34	8.46	**
糖尿病确诊时间	14.44	9.46	11.98	9.25	*
积极社会控制	4.09	1.68	3.89	1.77	
消极社会控制	1.87	1.33	2.03	1.37	
自我效能感	72.20	17.36	75.58	24.09	
性别					
男	50.30		48.20		
女	49.70		51.80		
婚姻状况					
在婚	82.20		74.40		
非在婚	17.30		25.60		
职业					**
退休	86.70		37.70		
全职或兼职	12.20		48.70		
待业或家庭主妇	1.00		13.60		
独居	10.20		11.60		

注: $*P < 0.01$, $**P < 0.001$。

具体来说,与新加坡糖尿病患者样本相比,上海糖尿病患者样本年龄较高,患病时间较长。在职业方面,新加坡糖尿病患者样本从事兼职或全职的比例明显高于上海糖尿病患者样本。这跟两个地区的退休制度和养老制度息息相关。在上海,老年人退休后一般不再从事兼职或全职的工作,而在新加坡,有很多老人会继续从事兼职,甚至是全职的工作。

结果显示,上海糖尿病患者和新加坡糖尿病患者在积极和消极健康相关的社会控制、自我效能感方面没有显著性差异。

（二）上海和新加坡糖尿病患者疾病数据比较分析

如下页表 8-2 所示,上海糖尿病患者和新加坡糖尿病患者在自我管理依从性、糖尿病相关的情绪压力、抑郁症状和糖化血红蛋白上均存在显著性差异。具体来说,上海糖尿病患者的自我管理依从性高于新加坡糖尿病患者,但在糖尿病相关的情绪压力、抑郁症状和糖化血红蛋白这三个指标上,上海糖尿病患者分数均高于新加坡糖尿病患者。这说明,与新加坡糖尿病患者相比,上海糖尿病患者的自我管理依从性要好,但是在糖尿病相关的情绪压力、抑郁症状和血糖控制方面要差。为什么会出现这种现象? 可能的原因是样本选取的方式有所不同。上海样本主要在医院门诊和社区糖尿病健康教育接触到的,而新加坡样本是通过在新加坡糖尿病中心接触到的,可能是上海糖尿病样本的病情要比新加坡样本重一些,所以与新加坡糖尿病患者相比,他们在糖尿病相关的情绪压力、抑郁症状或血糖控制方面要差一些,但是背后的原因值得进一步探究。

表 8-2　上海糖尿病患者和新加坡糖尿病患者糖尿病适应相应指标比较分析

变　量	上　海		新加坡		差　异
自我管理依从性	4.24	1.27	3.95	1.19	*
一般饮食	5.22	2.12	5.24	1.83	
特殊饮食	4.44	1.55	4.45	1.36	
运动	3.04	1.97	3.01	2.12	
血糖监控	3.82	2.67	2.46	2.63	**
药物治疗	5.12	2.07	6.39	1.71	**
足部护理	3.81	2.91	3.28	2.68	
糖尿病相关的情绪压力	1.43	0.92	1.10	0.92	**
抑郁症状	0.64	0.54	0.45	0.49	**
糖化血红蛋白	8.28	1.96	7.30	1.41	**
		(166)		(181)	

注：*$P<0.05$，**$P<0.01$。

就自我管理的具体维度来说，上海糖尿病患者和新加坡糖尿病患者在血糖监控、药物治疗两方面存在显著性差异，而在其他方面不存在显著性差异。具体来说，上海糖尿病患者在血糖监控方面的依从性要好于新加坡糖尿病患者，而上海糖尿病患者的药物治疗（包括口服药服用和胰岛素注射）依从性要差于新加坡糖尿病患者。

（三）自我效能感与健康相关的社会控制的交互作用：上海和新加坡的比较分析

为了探讨健康相关的社会控制和自我效能感的交互作用，本章将分别基于上海和新加坡的数据，重点考察了自我效能感与健康相关的社会控制对于糖尿病疾病适应指标的影响——自我照顾依从性、糖尿病相关的情绪压力、抑郁症状、糖化血糖蛋白。结果部分首先汇报基于上海数据的分析结果，然后汇报基于新加坡数据的分析结果，最后进行两个样本的比较分析。

1. 上海样本的分析结果

（1）上海样本关键变量的相关性分析：关键变量之间的相关性分析结果显示（表8-3），自我效能感与糖尿病相关的情绪压力、抑郁症状呈显著负相关，而与自我照顾依从性呈显著正相关。积极健康相关的社会控制与自我照顾行为依从性呈显著正相关，而消极健康的社会控制与糖尿病相关的情绪压力呈显著正相关。这说明，来自家人的健康相关社会控制对患者产生的影响取决于具体的策略是积极的还是消极的。积极的健康相关社会控制会促进患者的自我照顾行为依从性，但是消极的健康相关的社会控制却可能引发患者的情绪压力。

表 8-3　上海样本关键变量之间的相关性分析

	1.	2.	3.	4.	5.	6.	7.
1. 积极社会控制	——						
2. 消极社会控制	0.45***	——					
3. 自我效能感	0.19*	0.07	——				

（续表）

	1.	2.	3.	4.	5.	6.	7.
4. 情绪压力	0.01	0.15*	−0.22**	—			
5. 抑郁症状	0.03	−0.02	−0.25***	0.43***	—		
6. 自我照顾行为	0.24**	0.08	0.27***	0.08	0.11	—	
7. HbA1c	0.10	0.09	0.00	0.22**	0.06	0.04	—

注：*$P<0.05$,**$P<0.01$,***$P<0.001$，HbA1c=糖化血红蛋白。表格首行的"1.2.……7."对应首列的7个变量。

（2）上海糖尿病患者糖尿病相关情绪压力的回归分析结果：糖尿病相关的情绪压力线性回归结果显示（表8-4），模型1结果显示，年龄与糖尿病相关的情绪压力呈负相关，而患病时长与糖尿病相关的情绪压力呈正相关。即年龄越高、患病时间越短，患者糖尿病相关的情绪压力越低。一方面，年龄越高，感知自己患病不符合自己这个年龄的倾向性越小，体验到的情绪压力要小一些；另一方面，患病时长越长，可能有并发症的概率大一些，患者也有可能被每天复杂的糖尿病日常管理所折磨，导致糖尿病相关的情绪压力较大。模型2结果显示，消极健康相关的社会控制与糖尿病相关的情绪压力呈边缘正相关，而自我效能感与糖尿病相关的情绪压力呈显著负相关。来自家属消极的健康相关的社会控制会让患者产生不良的情绪，所以当家属参与患者的疾病管理时，需要注意参与的方式。模型3结果显示，积极或消极健康相关的社会控制与自我效能感的交互作用均不显著。

表8-4 上海糖尿病患者的糖尿病相关的情绪压力的回归分析结果

变 量	模型1标准系数	模型2标准系数	模型3标准系数
年龄	−0.25**	−0.21**	−0.20**
性别	0.04	0.01	0.01
婚姻状态	−0.11	−0.10	−0.10
患病时长	0.21**	0.19*	0.17*
积极社会控制		−0.02	−0.03
消极社会控制		0.14+	0.15+
自我效能感		−0.15*	−0.16*
积极社会控制+自我效能感			0.06
消极社会控制+自我效能感			−0.09
R^2	0.088	0.126	0.132
F for ΔR^2	4.561**	3.834**	3.110**

注：+$P<0.1$,*$P<0.05$,**$P<0.01$。

（3）上海糖尿病患者抑郁症状的回归分析结果：如下页表8-5所示，模型1结果显示，年龄与婚姻状况均与患者的抑郁症状呈显著负相关，而患病时长与患者的抑郁症状呈边缘正相关。年龄越高，在婚患者的抑郁症状越少。模型2结果显示，自我效能感与抑郁症状呈显著负相关。患者的自我效能感越高，其抑郁症状越少。模型3结果显示，消极健康相关的社会控制与自我效能感的交互作用对于抑郁症状的影响呈边缘显著。该交互作用进一步用图来阐述,对于自我效能高的糖尿病患者来说,消极健康相关的社会控制与抑郁症状呈负相关;而对于自我效能感低的糖尿病患者来说,消极健康相关的社会控制与抑郁症状呈正相关。换句话来说,高的自我效能感能够抵御消极健康相关的社会控制带来的不良影响,低的自我效能感却没法抵御消极健康相关的社会控制的不良影响。

表 8−5　上海糖尿病患者抑郁症状的回归分析结果

变　　量	模型 1 标准系数	模型 2 标准系数	模型 3 标准系数
年龄	−0.15*	−0.12	−0.11
性别	−0.06	−0.06	−0.05
婚姻状态	−0.16*	−0.16*	−0.16*
患病时长	0.14+	0.13+	0.10
积极社会控制		0.12	0.13
消极社会控制		−0.04	−0.04
自我效能感		−0.18*	−0.19
积极社会控制＋自我效能感			−0.03
消极社会控制＋自我效能感			−0.15+
R^2	0.062	0.098	0.124
F for ΔR^2	3.145*	2.898**	2.902**

注: + $P<0.1$, * $P<0.05$, ** $P<0.01$。

(4) 上海糖尿病患者自我照顾依从性的回归分析结果:如表 8−6 所示,模型 1 结果显示,患病时长与自我照护依从性呈正相关。即患病时间越长,患者的自我照护依从性越好。可能的原因是,患者已经意识到自我管理的重要性,而且已经把自我管理的行为融入日常生活中。模型 2 结果显示,积极健康相关的社会控制与自我效能感均与自我照护依从性呈正相关。患者的自我效能感越高,来自家庭的积极健康相关的社会控制越高,他们的自我照护依从性也越高。模型 3 显示,消极健康相关的社会控制与自我效能感的交互作用对于患者的自我照护依从性作用不显著。

表 8−6　上海糖尿病患者自我照护依从性的回归分析结果

变　　量	模型 1 标准系数	模型 2 标准系数	模型 3 标准系数
年龄	0.07	0.05	0.04
性别	−0.06	−0.05	−0.05
婚姻状态	−0.07	−0.12+	−0.12+
患病时长	0.28***	0.26***	0.28***
积极社会控制		0.20*	0.20*
消极社会控制		0.01	−0.01
自我效能感		0.19**	0.20**
积极社会控制＋自我效能感			−0.02

（续表）

变　　量	模型 1 标准系数	模型 2 标准系数	模型 3 标准系数
消极社会控制＋自我效能感			0.07
R^2	0.103	0.190	0.194
F for ΔR^2	5.398***	6.241***	4.914***

注：$^+P<0.1$，$^*P<0.05$，$^{**}P<0.01$，$^{***}P<0.001$。

（5）上海糖尿病患者糖化血红蛋白的回归分析结果：回归分析的结果（表 8-7）显示，模型中包括的变量对于患者的糖化血红蛋白影响均不显著。

表 8-7　上海糖尿病患者的糖化血红蛋白的回归分析结果

变　　量	模型 1 标准系数	模型 2 标准系数	模型 3 标准系数
年龄	−0.10	−0.08	−0.09
性别	0.07	0.07	0.08
婚姻状态	−0.03	−0.05	−0.06
患病时长	−0.03	−0.05	−0.03
积极社会控制		0.10	0.11
消极社会控制		0.06	0.05
自我效能感		−0.04	−0.03
积极社会控制＋自我效能感			−0.11
消极社会控制＋自我效能感			0.13
R^2	0.019	0.038	0.052
F for ΔR^2	0.796	0.919	0.966

2. 新加坡样本的分析结果

（1）新加坡样本关键变量之间的相关性分析：消极健康相关的社会控制与患者的心理压力成正相关。另外，自我效能感与自我照顾行为依从性呈正相关，与糖尿病相关的情绪压力和抑郁症状呈负相关（见表 8-8）。

表 8-8　新加坡糖尿病患者变量之间的相关性分析

	1.	2.	3.	4.	5.	6.	7.
1. 积极社会控制	—						
2. 消极社会控制	0.46***	—					
3. 自我效能感	0.12	−0.10	—				
4. 情绪压力	0.08	0.31***	−0.29***	—			
5. 抑郁症状	−0.02	0.12	−0.28***	0.61***	—		
6. 自我照顾行为	0.14	0.06	0.36***	−0.16 *	−0.21**	—	
7. 糖化血红蛋白	−0.09	−0.02	−0.08	−0.02	−0.03	−0.01	—

注：$^*P<0.05$，$^{**}P<0.01$，$^{***}P<0.001$。

（2）新加坡糖尿病患者糖尿病相关的情绪压力的线性回归分析：对于糖尿病相关的情绪压力来说（表8-9），模型1结果显示，年龄、婚姻状况与糖尿病相关的情绪压力呈负相关，而其他的协变量不显著。年龄越大，糖尿病相关的情绪压力越小；在婚的老年人的情绪压力要小于非在婚的老年人。模型2结果显示，消极健康相关的社会控制与糖尿病相关的情绪压力呈正相关，而自我效能感与糖尿病相关的情绪压力呈负相关。模型3结果显示，积极健康相关的社会控制与自我效能感的交互作用呈边缘显著，而压力与自我效能感的交互作用不显著。简单斜率分析结果显示，对于自我效能感高的患者来说，积极健康相关的社会控制与糖尿病相关的情绪压力呈正相关，而对于自我效能感低的患者来说，积极健康相关的社会控制与糖尿病相关的情绪压力呈负相关。结果表明，对于自我效能感高的患者来说，来自家人的健康相关的社会控制并非没有降低糖尿病相关的情绪压力，反而有增加糖尿病相关的情绪压力的倾向。相反，对于自我效能感低的患者来说，来自家人积极健康相关的社会控制有利于降低患者的糖尿病相关的情绪压力。总的来说，来自家人积极健康相关的社会控制有利于改善患者的情绪，但取决于患者的自我效能感水平。

表8-9　新加坡糖尿病患者糖尿病相关的情绪压力的回归分析结果($n=194$)

变　　量	模型1标准系数	模型2标准系数	模型3标准系数
年龄	−0.18*	−0.10	−0.10
性别	0.03	0.07	0.07
婚姻状态	−0.20**	−0.14*	−0.12
患病时长	−0.07	−0.04	−0.04
积极社会控制		−0.01	−0.02
消极社会控制		0.29***	0.28***
自我效能感		−0.19**	−0.19**
积极社会控制＋自我效能感			0.13+
消极社会控制＋自我效能感			−0.11
R^2	0.079	0.198	0.214
F for ΔR^2	4.072**	6.642***	5.618***

注：*$P<0.05$，**$P<0.01$，***$P<0.001$。

（3）新加坡糖尿病患者抑郁症状的线性回归分析结果（下页表8-10）：对于抑郁症状来说，模型1结果显示，婚姻状态与抑郁症状呈负相关，可见，在婚状态是一个很强的保护性因素。模型2结果显示，积极和消极健康相关的社会控制、自我效能感与抑郁症状均不显著相关。模型3结果显示，积极和消极健康相关的社会控制与自我效能感的交互作用显著。进一步的分析显示，就积极相关的社会控制产生的影响，对于自我效能感高的患者来说，积极健康相关的社会控制与抑郁症状呈正相关，而对于自我效能感低的患者来说，消极健康相关的社会控制与抑郁症状呈负相关。而对于就消极健康相关的社会控制产生的影响来说，呈现出一种相反的模式。对于自我效能感高的患者来说，消极健康相关的社会控制与抑郁症状不相关,而对于自我效能感低的患者来说,消极健康相关的社会控制与抑郁症状呈正相关。由此可见,积极健康相关的社会控制有利于帮助自我效能感低的患者,而自我效能感高的患者能够抵御消极健康相关的社会控制带来的不良影响。

表 8-10 新加坡糖尿病患者抑郁症状的回归分析结果($n=194$)

变 量	模型 1 标准系数	模型 2 标准系数	模型 3 标准系数
年龄	−0.05	0.01	0.01
性别	0.09	0.10	0.11
婚姻状态	−0.21**	−0.16*	−0.12
患病时长	−0.05	−0.04	−0.05
积极社会控制		−0.03	−0.05
消极社会控制		0.14	0.13
自我效能感		−0.18*	−0.16*
积极社会控制＋自我效能感			0.27***
消极社会控制＋自我效能感			−0.24**
R^2	0.064	0.113	0.183
F for ΔR^2	3.276*	3.418**	4.630***

注: *$P<0.05$,**$P<0.01$,***$P<0.001$。

(4) 新加坡糖尿病患者自我照护依从性的线性回归分析结果:对于自我照护依从性来说(表 8-11),3 个模型的结果均显示,只有自我效能感对自我照护依从性呈正相关。自我效能感越高,患者的依从性越好。结果没有发现积极或消极健康相关的社会控制与自我效能感之间的交互作用有显著性。

表 8-11 新加坡糖尿病患者自我照护行为的回归分析结果($n=194$)

变 量	模型 1 标准系数	模型 2 标准系数	模型 3 标准系数
年龄	0.12	0.08	0.08
性别	0.04	0.05	0.05
婚姻状态	0.02	−0.05	−0.07
患病时长	0.06	0.06	0.07
积极社会控制		0.07	0.08
消极社会控制		0.09	0.10
自我效能感		0.34***	0.33***
积极社会控制＋自我效能感			−0.13
消极社会控制＋自我效能感			0.14
R^2	0.023	0.148	0.168
F for ΔR^2	1.132	4.640***	4.139***

注: *$P<0.05$,**$P<0.01$,***$P<0.001$。

(5) 新加坡糖尿病患者糖化血红蛋白的线性回归分析结果:回归分析的结果显示(下页表 8-12),模型中包括的变量对于患者的糖化血红蛋白影响均不显著。

表 8－12　新加坡糖尿病患者糖化血红蛋白的回归分析结果

变　　量	模型 1 标准系数	模型 2 标准系数	模型 3 标准系数
年龄	−0.09	−0.09	−0.10
性别	−0.03	−0.03	−0.04
婚姻状态	0.02	0.04	0.04
患病时长	0.06	0.05	0.04
积极社会控制		−0.09	−0.09
消极社会控制		0.01	−0.01
自我效能感		−0.06	−0.06
积极社会控制＋自我效能感			−0.07
消极社会控制＋自我效能感			−0.10
R^2	0.013	0.026	0.048
F for ΔR^2	0.573	0.658	0.946

四、研究讨论

（一）新加坡和上海糖尿病样本基本情况比较分析

新加坡数据中,我们的调研对象是华人。新加坡华人样本和上海样本相比,在社会人口学方面较大的差异是在职业方面的差异。新加坡老年糖尿病患者兼职或全职的比例明显高于上海糖尿病患者。在上海,一般是男性 60 岁、女性 55 岁退休。但是在新加坡,政府鼓励大家退休后继续就业,所以很多老年人还在从事经济性的生产活动。当然,这只是新加坡和上海两个地区众多差异性的一个方面。此外,两个样本在选取方式上也存在差异,新加坡样本是来新加坡糖尿病中心参加定期检查的患者,而上海样本是通过医院门诊或参加社区糖尿病教育的患者。由于两个地区在宏观政策、健康卫生政策和实践、样本选择方式的差异,两个糖尿病样本的疾病管理维度以及影响因素出现差异是可以预料到的。

（二）新加坡和上海糖尿病样本在疾病管理各维度指标中的分析

在比较分析两个样本在疾病管理各维度指标的时候,结果显示出一个比较有意思的现象,与新加坡糖尿病患者相比,上海糖尿病患者的自我管理依从性要好,但是在糖尿病相关的情绪压力、抑郁症状和血糖控制方面要差。为什么会出现这种现象? 可能的原因如下。① 本研究中的上海糖尿病患者样本更关注行为层面的依从性,而忽略了对心理方面的关注,从而导致糖尿病相关的情绪压力和抑郁症状要多一些。另外,血糖控制受多方面因素的影响,包括疾病因素、行为依从性、心理因素、社会因素等。可能上海糖尿病患者样本在除了行为依从性以外其他方面的表现不理想,从而导致他们的血糖水平要高于新加坡患者样本。② 除了患者层面的因素外,也可能是受到政策或干预层面的影响。据笔者了解,糖尿病的干预项目除了包括日常的行为技巧的教授,还包括社会心理层面的辅导和干预。如果在糖尿病健康教育中包括社会心理层面的辅导和干预,会引导糖尿病患者更关注自己的心理健康,从而有更好的社会心理适应。相反,如果在健康教育中没有包括涉及心理层面的干预,可能会导致患者没法很好管理自己的情绪,从而进一步影响患者的血糖控制。

(三) 直接健康相关的社会控制与自我效能感的交互作用分析

在新加坡样本中,我们发现了积极和消极健康相关的社会控制与自我效能感的交互作用对于患者的抑郁症状影响是显著的。具体体现在,对于自我效能感高的患者来说,积极健康相关的社会控制与糖尿病相关的情绪压力和抑郁症状呈正相关;而对于自我效能感低的患者来说,消极健康相关的社会控制与糖尿病相关的情绪压力和抑郁症状呈负相关。对于自我效能感低的患者来说,积极健康相关的社会控制与抑郁症状呈正相关。对于自我效能感高的患者来说,消极健康相关的社会控制与抑郁症状无显著相关。

自我效能感的调节作用强调了个人—环境匹配对于患者心理健康的重要性。笔者发现,积极健康相关的社会控制对于自我效能感低的患者来说有一种"补偿"作用,但是对于自我效能感高的患者来说有一种"干扰"作用。对于自我效能感低的患者,他们可能会把来自家属的积极健康相关的社会控制看成一种弥补自己应对疾病自信心较低的有利途径,觉得家属是真的在提供帮助,从而有更小的心理压力、更少的抑郁症状。对于自我效能感高的患者来说,他们往往有应对外在压力的信息,而来自家属的控制会损害患者自身的内在控制感,会把来自家属的积极健康相关的社会控制看成是一种对自己能力的不信任,从而有更多的心理压力和抑郁症状。对于消极健康相关的社会控制来说,我们发现,来自家属的消极健康相关的社会控制越大,患者的糖尿病相关的情绪压力越多;与自我效能感高的患者来说,家属的消极健康相关的社会控制会引起低自我效能感患者更多的抑郁症状。这是因为,高自我效能感能够帮助患者缓冲家属消极健康相关的社会控制带来的消极影响,而低自我效能感的不良心理功能会由于家属的消极健康相关的社会控制而进一步加重。

相比于上海样本来说,健康相关的社会控制与自我效能感的交互作用并不显著。可能的原因是,对于糖尿病患者来说,家属对于患者糖尿病的管理参与程度还较低,糖尿病的管理更大程度上还是依靠患者自身来管理,因此患者的自我效能感起着更为重要的作用。后续还需要更多的研究来探讨具体是什么原因导致上海样本中健康相关的社会控制与自我效能感的非显著的交互作用。

(四) 糖尿病多维适应指标的回归分析

关于糖尿病相关的情绪压力,积极健康相关的社会控制与自我效能感的交互对于新加坡糖尿病患者样本来说是显著,而对上海糖尿病患者样本不显著。同样的,消极健康相关的社会控制与自我效能感的交互作用对于两个样本来说影响都显著,而积极健康相关的社会控制与自我效能感的交互作用仅对新加坡糖尿病患者样本呈现显著。关于自我管理依从性,积极健康相关的社会控制对于上海糖尿病患者样本影响是显著的,而自我效能感对于两个样本来说都是显著的。对于糖化血红蛋白指标来说,研究中所包括的变量均不显著。

由此可以看出,不管是糖尿病相关的情绪压力和抑郁症状,还是自我管理依从性,自我效能感在两个样本的分析中都是非常强的影响因素。自我效能感越高，患者的心理健康程度越高，自我管理依从性越高。但是，现有的分析结果似乎表明，在新加坡糖尿病患者样本中，自我效能感和来自家属的健康相关社会控制的互动对于患者疾病管理的影响更大。患者并非被动接受来自家属的唠叨、建议或奖励等，而是会与家属有互动。本研究的结果显示，患者的自我效能感在与家属的互动中发挥了重要的作用。相比而言，对于上海糖尿病患者样本来说，这种互动并没有像新加坡糖尿病患者样本那样明显。

（五）小结和讨论

本研究对于临床实践有以下启示。首先，有必要充分调动家庭的资源来帮助老年糖尿病患者。老年糖尿病患者在每天管理糖尿病的时候，如果家人能够积极有效参与进来，将会帮助患者更积极地管理糖尿病。另外，在家属参与患者的疾病管理时，家属应该充分考虑患者的自我效能感。这就需要家属之间能够开诚布公交流。家属应该学会站在患者的角度，来关注者自身管理糖尿病的能力，促进患者的自主性。未来的干预可以教家属如何识别患者的内生性需求、让患者自己做决定以及独立地自我管理疾病。更为重要的是，家属应该减少使用消极的参与手段，比如不停地唠叨、嘲笑患者，施加压力让患者感到内疚等。同样重要的是，患者也应该与家属积极沟通自身的需求和偏好，告知需要家属参与的具体方面，希望家属以什么样的形式参与自身的疾病管理。简而言之，患者和家属之间的互相了解和有效沟通极为重要。

总的来说，本研究理清了来自家属的积极和消极两种形式的健康相关的社会控制、心理健康和行为依从性之间的关系，尤其是自我效能感在其中所起的调节作用。研究强调了家属与患者沟通的重要性，家属有效的社会控制将促进患者自我照顾的依从性和心理健康，更加有效应对糖尿病。

参考文献

[1] August K J, Sorkin D H. Marital status and gender differences in managing a chronic illness: The function of health-related social control[J]. *Social Science & Medicine*, 2010, 71(10): 1831~1838.

[2] August K J, Sorkin D H. Support and influence in the context of diabetes management: Do ethnic differences exist[J]. *Journal of Health Psychology*, 2011, 16(5): 711~721.

[3] Berg C A, Butner J E, Butler J M, et al. Parental persuasive strategies in the face of daily problems in adolescent type 1 diabetes management[J]. *Health Psychology*, 2013, 32(7): 719~728.

[4] De Vellis B M, De Vellis R F. Self-efficacy and health[M] // Baum A, Revenson T A, Singer (Eds.) J E. Handbook of health psychology. Mahwah, NJ: Erlbaum, 2001, 235~247.

[5] Franks M M, Stephens M A P, Rook K S, et al. Spouses' provision of health-related social support and control to patients participating in cardiac rehabilitation[J]. *Journal of Family Psychology*, 2006, 20(2): 311~318.

[6] French J R P, Rodgers W, Cobb S. Adjustment as person-environment fit[M] // Coelho G V,

Hamburg D A, Adams (Eds.) J E. Coping and Adaptation. New York, NY: Basic Books, 1974, 316~333.

[7] Grzywacz J G, Arcury T A, Saldana S, et al. Social control in older adults' diabetes self-management and well-being[J]. *Behavioral Medicine*, 2012, 38(4): 115~120.

[8] Helgeson V S, Lepore S J, Eton D T. Moderators of the benefits of psychoeducational interventions for men with prostate cancer[J]. *Health Psychology*, 2006, 25(3): 348~354.

[9] Khan C M, Stephens M A P, Franks M M, Rook K S, Salem J K. Influences of spousal support and control on diabetes management through physical activity[J]. *Health Psychology*, 2013, 32(7): 739~747.

[10] Lewis M A, Rook K S. Social control in personal relationships: Impact on health behaviours and psychological distress[J]. *Health Psychology*, 1999, 18(1): 63~71.

[11] Pajares F. Current directions in self-efficacy research[M] // Maehr M, Pintrich P R. (Eds.) Advances in motivation and achievement. Greenwich, CT: JAI Press, 1997, 1~49.

[12] Parmelee P A, Lawton M P. The design of special environments for the aged[M] // Birren J E, Schaie K W (Eds.). Handbook of the psychology of aging. San Diego, CA: Academic Press, 1990, 464~488.

[13] Rook K S, August K J, Stephens M A P, Franks M F. When does spousal social control provoke negative reactions in the context of chronic illness? The pivotal role of patients' expectations[J]. *Journal of Social and Personal Relationships*, 2011, 28(6): 772~789.

[14] Schüz B, Wurm S, Warner L M, Ziegelmann J P. Self-efficacy and multiple illness representations in older adults: A multilevel approach[J]. *Psychology & Health*, 2012, 27(1): 13~29.

[15] Somers T J, Shelby R A, Keefe F J, et al. Disease severity and domain-specific arthritis self-efficacy: Relationships to pain and functioning in patients with rheumatoid arthritis[J]. *Arthritis Care & Research*, 2010, 62(6): 848~856. doi: 10.1002/acr.20127.

[16] Stephens M A P, Fekete E M, Franks M M, et al. Spouses' use of pressure and persuasion to promote osteoarthritis patients' medical adherence after orthopaedic surgery [J]. *Health Psychology*, 2009, 28(1): 48~55.

[17] Tamagawa R, Garland S, Vaska M, Carlson L E. Who benefits from psychosocial interventions in oncology? A systematic review of psychological moderators of treatment outcome[J]. *Journal of Behavioral Medicine*, 2012, 35(6): 658~673.

[18] Tucker J S. Health-related social control within older adults' relationships [J]. *Journals of Gerontology Series B: Psychological Sciences and Social Sciences*, 2002, 57(5): 387~395.

[19] Tucker J S, Anders S L. Social control of health behaviors in marriage[J]. *Journal of Applied Social Psychology*, 2001, 31(3): 467~485.

[20] Westmaas J L, Wild T C, Ferrence R. Effects of gender in social control of smoking cessation[J]. *Health Psychology*, 2002, 21(4): 368~376.

第九章
上海老年糖尿病患者自我管理现状及
社会心理影响因素

一、研究背景和目的

中国正面临着糖尿病带来的巨大负担。2013 年"中国慢性病以及危险因素监测研究"表明,成人糖尿病患病率达 11.6%,平均约 9 个人中就有一个人患有糖尿病;糖尿病前期的比例约为 35.7%,平均约 3 个人中就有 1 个处于糖尿病前期(Wang 等,2017)。可见,我国的糖尿病防治工作,相当严峻。上海市糖尿病患者人数也接近 250 万,这已经成为上海较沉重的疾病负担之一。总的来说,糖尿病现状呈现出知晓率低、血糖控制率低、并发症筛查率低的特点。数据表明,上海市糖尿病知晓率不断上升,达到 68%,这意味着 100 个糖尿病患者中有 68 人知道自己患有糖尿病,但尚有近 1/3 的患者不知道自己患有糖尿病,这也给糖尿病防治工作带来了很大的挑战。

研究表明,与其他糖尿病群体比较,老年糖尿病患者对糖尿病相关知识缺乏了解,对糖尿病及并发症诊治以及自我管理的重要性认识更为不足(周春枝,2011)。朱元斌等(2018)对 98 例老年 2 型糖尿病患者自我照护行为与疾病控制状况的调查显示,仅 1.02% 患者自我照护行为执行情况良好,而 51.02% 不及格。何叶等(2013)对老年糖尿病患者的自我管理现状研究发现,遵医行为、饮食行为和运动行为较好,而血糖自我检测和足部护理显示不理想,可见老年糖尿病患者自我管理普遍处于中等或偏低的水平,且自我管理各个维度水平不一。探究老年糖尿病患者管理依从性欠佳背后的原因是什么,有利于我们认清问题,给现有的服务和实践提供依据。

本研究基于生物—心理—社会模式,聚焦于上海老年糖尿病患者,探究他们自我管理的现状,以及影响糖尿病自我管理的社会心理影响因素。具体来说,本研究将考察:① 上海糖尿病患者疾病管理的现状;② 糖尿病患者的人格特征、疾病认知对糖尿病管理的影响;③ 糖尿病患者接受来自家人的健康相关的社会控制和社会支持对糖尿病适应的影响。本研究希望加强对糖尿病自我管理的社会心理影响因素的探究,对现有的服务做出反思,提出建议。

二、研究结果

(一) 样本描述

共收集到 $n=189$ 份问卷,年龄均在 50 岁及以上。在这个样本中,平均年龄为 $M=68.58$, SD(标准差)$=8.09$。男性占 50.3%。在教育程度方面,初中及以下占 34.4%,高中占 41.3%,本科及以上占 24.3%。在职业方面,白领占到 44.4%。关于月收入,近一半为 4 000 元以上。另外,83.1% 为在婚状态,而且大部分患者与配偶和/或子女一起居住(表 9-1)。

表 9-1 上海糖尿病患者样本的社会人口因素描述

变　量	比例(%)	
年龄(M,SD)	68.58	8.09
性别		
男	50.3	
女	49.7	
教育程度		
初中及以下	34.4	
高中/中专	41.3	
本科及以上	24.3	
职业		
白领	44.4	
非白领	55.6	
月收入状况		
没有收入	2.1	
1 000 元以下	1.1	
1 000~1 999	2.1	
2 000~2 999	11.1	
3 000~3 999	37.0	
4 000 以上	46.6	
婚姻状况		
在婚	83.1	
非在婚	16.9	
居住状况		
仅与配偶同住	47.3	
仅与子女同住	12.8	
独自居住	10.6	
与配偶和子女同住	27.1	
与父母同住	1.1	
与其他人同住	1.1	

关于疾病方面,有 42.3% 的糖尿病患者有家族遗传史,平均患病时间为 14.54 年,$SD=9.47$。在治疗方式方面,注射胰岛素的患者占 63.5%,口服降糖药的患者占 75.1%,

仅进行生活方式调整的患者占 18.5%。关于自感疾病严重程度,有 54% 的患者觉得自己病情一般,30.2% 的患者觉得自己病情严重,还有 4.8% 的患者觉得自己病情很严重。对糖尿病知识的了解方面,77.8% 的患者汇报了解,4.8% 的患者汇报很了解,14.3% 的患者汇报不了解,3.2% 的患者汇报非常不了解(表 9-2)。

表 9-2　上海糖尿病患者样本的糖尿病相关变量描述

变　　　量	统 计 数 据		
是否有家族遗传史(%)	42.3		
糖尿病患病时长(M,SD)	14.54	9.47	
治疗方式(%)			
胰岛素	63.5		
口服降糖药	75.1		
生活方式调整	18.5		
其他慢性疾病(M,SD)	2.56	1.78	
自感疾病严重程度(%)			
很轻	11.1		
一般	54.0		
严重	30.2		
很严重	4.8		
对糖尿病知识了解程度(%)			
非常不了解	3.2		
不了解	14.3		
了解	77.8		
非常了解	4.8		
血糖控制水平(M,SD)	8.28	1.97	$n=166$

关于血糖控制水平,有 166 名患者汇报了该指标,糖化血红蛋白平均值为 8.28,$SD=1.97$。其中,≤7 的患者占比为 29.5%,而 >7 的患者占比为 70.5%。

(二) 社会心理变量描述

此次问卷中包括的社会心理变量有: 自我效能感、对疾病严重程度的感知、对相应疾病的感知、人格特征、社会支持和健康相关的社会控制。具体来说,患者的自我效能感平均值为 72.07,处于较高的水平。在人格特征方面,本研究的样本在外向性、宜人性、尽责性和开放性方面均有较高得分。在社会因素方面,本研究中糖尿病患者从家属方面获取的社会支持较多,且积极健康相关的社会控制高于消极健康相关的社会控制(表 9-3)。

表 9-3　上海糖尿病患者样本的社会心理变量描述

变　　　量	平 均 值	方　　　差
自我效能感(0~100)	72.07	17.31
疾病严重程度的认知(0~10)	5.86	2.13
控制疾病的认知(0~10)	7.48	1.81

（续表）

变　　　量	平　均　值	方　　　差
人格特征(1~5)		
外向性	3.15	0.84
宜人性	3.71	0.74
尽责性	3.48	0.72
神经质	2.63	0.81
开放性	3.30	0.74
社会支持(1~4)	3.18	0.55
消极健康相关的社会控制(1~7)	1.84	1.32
积极健康相关的社会控制(1~7)	4.04	1.67

（三）关键变量的相关性分析

关键变量的相关分析结果表明(表9-4)，自我效能感与糖尿病相关的情绪压力和抑郁症状呈负相关，但与自我照护行为依从性呈正相关。积极健康相关的社会控制与自我照护行为依从性呈正相关，而消极健康相关的社会控制与糖尿病相关的情绪压力呈正相关。这在一定程度上验证了直接健康相关的社会控制的"双重模型"，即直接健康相关的社会控制促进患者的疾病管理行为，但是会一定程度上增加心理压力。社会支持仅与自我照护的依从性呈正相关，能够促进患者自我照护依从性。

表9-4　上海糖尿病患者样本关键变量的相关性分析

	1	2	3	4	5	6	7	8	9	10
1 感知严重性	1									
2 感知控制	0.030	1								
3 自我效能感	−0.265***	0.344***	1							
4 积极控制	−0.030	0.248**	0.189**	1						
5 消极控制	0.096	0.117	0.069	0.451***	1					
6 社会支持	0.096	0.176*	0.201**	0.314***	0.111	1				
7 情绪压力	0.422***	−0.155*	−0.216**	0.013	0.150*	−0.085	1			
8 焦虑	0.328***	−0.061	−0.149*	0.046	0.238**	0.017	0.457***	1		
9 抑郁	0.327***	−0.001	−0.250**	0.034	−0.023	0.010	0.429***	0.547***	1	
10 自我照顾	0.180*	0.472***	0.266**	0.243**	0.082	0.196**	0.082	0.110	0.125	1

注：* $P<0.05$，** $P<0.01$，*** $P<0.001$。

（四）老年糖尿病患者疾病适应多维指标的描述

下面将分别从心理、行为和生理三个维度来探讨老年糖尿病患者的适应情况(表9-5)。

心理方面的适应包括了抑郁症状、焦虑症状、与糖尿病相关的情绪压力。其中，糖尿病相关的心理压力平均分为：1.43，$SD=0.92$；抑郁症状得分为：5.76，$SD=4.85$；焦虑症状得分为 1.74，$SD=0.54$。

表9-5　上海糖尿病患者疾病适应多维指标的描述

变　量	平　均　值	方　差
糖尿病相关的心理压力(0～4)	1.43	0.92
抑郁症状(0～27)	5.76	4.85
焦虑(1～4)	1.74	0.54
自我管理行为依从性(0～7)	4.24	1.28
血糖控制水平	8.28	1.97

在行为方面,上海糖尿病患者的自我管理依从性得分为4.24,$SD=1.28$。具体考察糖尿病管理的各个方面,患者在饮食和服药方面依从性较高,而在体育锻炼、足部护理、血糖监测方面依从性较差(表9-6)。在饮食方面,患者得分较高,说明患者在饮食方面比较注意,依从性较好。在运动方面,尤其是中等强度运动方面,患者的依从性较差,可能跟老人身体状况逐渐变差有关,身体情况不允许他们进行中等强度的运动。在血糖监测方面,患者的依从性欠佳。可能的原因是血糖升高并没有明显的身体不适,加上患者觉得自己可能对病情有比较好的了解,不需要频繁地测量血糖。在服用药物方面,患者的依从性很高。此外,需要注射胰岛素的患者依从性也较高。足部护理,作为糖尿病患者疾病管理非常重要的一个方面,没有引起患者足够的重视。在吸烟方面,有25人吸烟。

表9-6　上海糖尿病患者在糖尿病管理各个方面的描述

条　目	M	SD
1. 近一周内,您有多少天按照糖尿病管理要求合理安排饮食	5.2	2.28
2. 近一个月内,您每周有多少天按照糖尿病管理要求合理安排饮食	5.24	2.16
3. 近一周内,您有多少天摄入水果和蔬菜达5种或5种以上	4.0	2.50
4. 近一周内,您有多少天摄入高脂肪食物	2.10	2.08
5. 近一周内,您有多少天进行持续时间>30分钟的运动(如散步等)	4.42	2.73
6. 近一周内,您有多少天进行了中等强度活动(包括快走、游泳、爬山、骑自行车等)	1.66	2.51
7. 近一周内,您有多少天进行了血糖监测	3.76	2.80
8. 近一周内,您有多少天按照医生要求进行了血糖监测	3.88	2.90
9. 近一周内,您有多少天按要求正确服用药物	6.04	2.15
10. 近一周内,您有多少天按要求正确注射胰岛素	4.19	3.34
11. 近一周内,您有多少天仔细检查自己足部有无问题	4.01	3.09
12. 近一周内,您有多少天检查鞋子内部有无异物、平整、舒适等	3.62	3.18
13. 近一周内,您有多少天吸烟了	13.2%	

在生理方面,有166人汇报了糖化血红蛋白的数值,平均值为8.28,$SD=1.97$。其中,有26.5%的患者糖化血糖蛋白水平<7%,其余患者则≥7%。有30.1%则≥9%。这说明,患者的血糖控制效果不佳。

（五）多维指标的回归分析

为了更好探讨上海糖尿病患者疾病适应的影响因素,文章使用了回归分析来探讨社会人口学信息、社会心理因素与三个维度的疾病适应指标的关系。

就糖尿病相关的情绪压力来说(表9-7),在模型1中,年龄与糖尿病相关的情绪压力呈负相关,而患病时间长度与糖尿病相关的情绪压力呈正相关。在年龄较大、患病时间较短的患者中,糖尿病相关的情绪压力较低。可能的原因是,年龄较大,有可能感知生病是较正常的,所以不会有这么大的情绪压力。相反,年轻患者可能会觉得生病不是自己这个年轻阶段要经历的事情,反而引起较大的情绪压力。就患病时间来说,患者时间较短,往往没有太多并发症,所以感知到的情绪压力较小。在模型2中,疾病严重程度认知与糖尿病相关的情绪压力呈正相关,而控制疾病认知与糖尿病相关的情绪压力呈负相关。另外,神经质的个性特征与糖尿病相关的情绪压力呈边缘正相关。感知疾病越严重,感知应对能力越差,神经质水平越高,则患者糖尿病相关的情绪压力越高。在模型3中,消极健康相关的社会控制与糖尿病相关的情绪压力呈边缘正相关,而社会支持与糖尿病相关的情绪压力呈边缘负相关,即消极健康相关的社会控制水平越高,社会支持越高,则患者的糖尿病相关的情绪压力有越低的趋势。

表9-7 上海糖尿病患者糖尿病相关情绪压力的回归分析结果

变量	模型1			模型2			模型3		
	B	SE	β	B	SE	β	B	SE	β
年龄	−0.027***	0.007	−0.268	−0.018**	0.007	−0.179	−0.016*	0.007	−0.161
性别	−0.091	0.135	−0.048	0.074	0.125	0.039	0.125	0.125	0.066
婚姻状况	−0.250	0.173	−0.102	−0.101	0.156	−0.041	−0.165	0.156	−0.068
高中	0.179	0.152	0.094	0.250	0.142	0.131	0.235	0.140	0.123
本科及以上	0.155	0.176	0.071	0.363*	0.166	0.165	0.404*	0.165	0.184
患病时间	0.019*	0.007	0.187	0.004	0.007	0.036	0.002	0.007	0.017
共病数量	0.048	0.040	0.090	0.049	0.036	0.092	0.065+	0.036	0.122
疾病严重程度认知				0.168***	0.031	0.385	0.176***	0.031	0.403
控制疾病认知				−0.093**	0.034	−0.179	−0.100**	0.035	−0.193
外向性				−0.102	0.073	−0.093	−0.108	0.073	−0.098
宜人性				−0.051	0.093	−0.040	−0.024	0.093	−0.019
尽责性				−0.040	0.120	−0.025	−0.051	0.118	−0.031
神经质				0.193+	0.099	0.164	0.196*	0.097	0.167
开放性				0.026	0.087	0.020	0.021	0.086	0.016
积极社会控制							0.040	0.042	0.072
消极社会控制							0.090+	0.051	0.127
社会支持							−0.226+	0.119	−0.132
R^2(%)	10.1			32			35.2		

注: B 为非标准系数,SE 为标准误,β 为标准系数,下同。+$P<0.1$,* $P<0.05$,** $P<0.01$,*** $P<0.001$。

就患者的焦虑水平来说(下页表9-8),模型1发现,共病数量与患者的焦虑水平呈正相关。共病数量越多,患者越焦虑。模型2发现,疾病严重程度认知和神经质个性特征与焦虑水平呈正相关。感知疾病越严重,神经质水平越高,患者焦虑水平也越高。模型3

中,消极健康相关的社会控制与焦虑水平呈正相关,来自家属消极健康相关的社会控制越多,患者焦虑水平越高。

表 9 - 8　上海糖尿病患者焦虑的回归分析结果

	模型 1			模型 2			模型 3		
	B	SE	β	B	SE	β	B	SE	β
年龄	−0.008	0.004	−0.135	−0.003	0.004	−0.055	−0.001	0.004	−0.019
性别	0.007	0.079	0.007	0.041	0.076	0.038	0.090	0.075	0.083
婚姻状况	−0.085	0.102	−0.060	0.007	0.095	0.005	−0.035	0.093	−0.025
高中	0.168	0.090	0.152	0.167	0.086	0.151	0.141	0.084	0.128
本科及以上	0.010	0.103	0.008	0.095	0.101	0.075	0.103	0.099	0.081
患病时间	0.003	0.004	0.058	−0.002	0.004	−0.030	−0.003	0.004	−0.057
共病数量	0.052*	0.023	0.169	0.048*	0.022	0.157	0.053	0.021	0.172
疾病严重程度认知			0.067***	0.019	0.265	0.066*	0.019	0.260	
控制疾病认知			−0.029	0.021	−0.097	−0.036**	0.021	−0.120	
外向性				−0.003	0.045	−0.005	−0.017	0.043	−0.026
宜人性				0.049	0.057	0.067	0.054	0.055	0.075
尽责性				−0.031	0.073	−0.033	−0.047	0.071	−0.050
神经质				0.226***	0.060	0.333	0.237***	0.058	0.348
开放性				0.003	0.053	0.004	0.010	0.051	0.013
积极社会控制							0.002	0.025	0.007
消极社会控制							0.107**	0.031	0.260
社会支持							−0.041	0.071	−0.041
$R^2(\%)$	6.9			24.5			30.6		

注: * $P<0.05$, ** $P<0.01$, *** $P<0.001$。

就患者的抑郁症状来说(表 9 - 9),模型 1 中,年龄和婚姻状况与抑郁症状呈负相关,而共病数量与抑郁症状呈正相关;患者年龄越大,在婚状况,则患者的抑郁症状越少。模型 2 中,感知疾病严重程度和神经质个性特征与抑郁症状呈正相关。感知疾病越严重,神经质水平越高,患者抑郁症状越多。这说明,患者如何看待疾病,且患者自身的个性特征会影响到患者的抑郁症状。模型 3 中,积极健康相关的社会控制与抑郁症状呈边缘正相关,积极健康相关的社会控制越多,患者抑郁症状有更多的趋势。这可能的原因是:患者自身的抑郁症状导致了来自家属更多的关注,家属因此更多地参与患者的糖尿病管理。

表 9 - 9　上海糖尿病患者抑郁症状的回归分析结果

	模型 1			模型 2			模型 3		
	B	SE	β	B	SE	β	B	SE	β
年龄	−0.090*	0.037	−0.179	−0.055	0.036	−0.110	−0.054	0.036	−0.108
性别	0.349	0.674	0.037	0.947	0.671	0.101	0.862	0.682	0.092
婚姻状况	−1.857*	0.864	−0.152	−1.269	0.837	−0.104	−1.460	0.846	−0.120

（续表）

	模型 1			模型 2			模型 3		
	B	SE	β	B	SE	β	B	SE	β
高中	0.991	0.763	0.104	1.199	0.758	0.126	1.294	0.762	0.136
本科及以上	0.620	0.879	0.057	1.411	0.890	0.129	1.435	0.896	0.131
患病时间	0.051	0.037	0.103	0.000	0.039	0.000	−0.005	0.040	−0.011
共病数量	0.496*	0.199	0.187	0.499*	0.191	0.188	0.529**	0.195	0.199
疾病严重程度认知				0.511**	0.166	0.234	0.534**	0.169	0.245
控制疾病认知				−0.262	0.185	−0.101	−0.340	0.190	−0.131
外向性				−0.321	0.392	−0.058	−0.263	0.394	−0.048
宜人性				−0.539	0.499	−0.086	−0.532	0.503	−0.084
尽责性				−0.602	0.641	−0.074	−0.601	0.641	−0.074
神经质				1.114*	0.528	0.190	1.129*	0.529	0.192
开放性				0.526	0.466	0.082	0.477	0.467	0.075
积极社会控制							0.428+	0.230	0.152
消极社会控制							−0.167	0.278	−0.047
社会支持							−0.136	0.649	−0.016
R^2(%)		9.8			21.7			23.4	

注：$^+P<0.1$，$^*P<0.05$，$^{**}P<0.01$，$^{***}P<0.001$。

　　在患者自我管理行为依从性方面（表 9-10），模型 1 中，教育程度和共病数量与自我管理依从性呈正相关。相比于初中及以下学历，高中和本科以上学历患者的自我管理依从性要好；共病数量越多，患者的自我管理依从性越好。可能患有多种疾病的患者更加深刻感受到管理疾病的重要性，从而依从性要好。模型 2 中，控制疾病认知与自我管理依从性正相关，即感知应对能力越高，患者的自我管理依从性越高。模型 3 中，积极健康相关的社会控制与自我管理依从性呈正相关，来自家属积极健康相关的社会控制越高，患者的自我管理依从性也越好。

表 9-10　上海糖尿病患者自我照护依从性回归分析结果

	模型 1			模型 2			模型 3		
	B	SE	β	B	SE	β	B	SE	β
年龄	0.006	0.010	0.043	0.005	0.009	0.040	0.006	0.009	0.044
性别	0.132	0.176	0.052	0.090	0.167	0.036	0.073	0.169	0.029
婚姻状况	−0.217	0.226	−0.066	−0.162	0.209	−0.050	−0.226	0.210	−0.069
高中	0.428*	0.199	0.167	0.162	0.189	0.063	0.187	0.189	0.073
本科及以上	0.586*	0.229	0.199	0.239	0.222	0.081	0.251	0.222	0.085
患病时间	0.035***	0.010	0.266	0.024*	0.010	0.182	0.022*	0.010	0.168
共病数量	0.073	0.052	0.102	0.036	0.048	0.050	0.046	0.048	0.065
疾病严重程度认知				0.080+	0.041	0.137	0.088*	0.042	0.150
控制疾病认知				0.267***	0.046	0.383	0.243***	0.047	0.349

（续表）

	模型 1			模型 2			模型 3		
	B	SE	β	B	SE	β	B	SE	β
外向性				0.059	0.098	0.040	0.075	0.098	0.051
宜人性				−0.006	0.124	−0.004	−0.001	0.125	−0.001
尽责性				−0.101	0.160	−0.047	−0.103	0.159	−0.047
神经质				−0.186	0.132	−0.118	−0.181	0.131	−0.115
开放性				0.056	0.116	0.033	0.042	0.116	0.024
积极社会控制							0.128*	0.057	0.170
消极社会控制							−0.035	0.069	−0.037
社会支持							−0.065	0.161	−0.028
R^2(%)	14.3			32.1			34.1		

注：$^+P<0.1$，$^*P<0.05$，$^{**}P<0.01$，$^{***}P<0.001$。

就患者的生理指标 HbA1c 来说（表 9 - 11），回归分析并没有发现显著的影响因素。这说明，本研究包括的社会人口学因素、个性特征或社会关系因素对糖化血红蛋白的影响并不显著。

表 9 - 11　上海糖尿病患者糖化血红蛋白回归分析结果

	模型 1			模型 2			模型 3		
	B	SE	β	B	SE	β	B	SE	β
年龄	−0.022	0.017	−0.111	−0.022	0.017	−0.110	−0.018	0.017	−0.092
性别	−0.280	0.306	−0.073	−0.251	0.324	−0.065	−0.233	0.325	−0.061
婚姻状况	−0.187	0.380	−0.039	−0.131	0.387	−0.027	−0.222	0.389	−0.046
高中	−0.140	0.357	−0.036	−0.007	0.374	−0.002	−0.010	0.371	−0.003
本科及以上	0.186	0.400	0.043	0.353	0.428	0.082	0.285	0.427	0.066
患病时间	−0.005	0.017	−0.024	0.001	0.019	0.003	−0.003	0.019	−0.014
共病数量	0.020	0.089	0.019	0.037	0.091	0.034	0.026	0.092	0.024
疾病严重程度认知				−0.023	0.080	−0.026	−0.037	0.082	−0.040
控制疾病认知				−0.126	0.094	−0.112	−0.180	0.095	−0.161
外向性				0.101	0.190	0.045	0.118	0.190	0.052
宜人性				−0.081	0.237	−0.032	−0.122	0.239	−0.048
尽责性				0.416	0.302	0.127	0.376	0.301	0.115
神经质				0.031	0.248	0.013	0.078	0.246	0.033
开放性				−0.125	0.216	−0.049	−0.130	0.215	−0.051
积极社会控制							0.118	0.113	0.104
消极社会控制							0.074	0.130	0.053
社会支持							0.434	0.320	0.123
R^2(%)	2.4			5.9			9.8		

三、研究结论

（一）上海糖尿病患者糖尿病控制现状不容乐观

结果显示，约有20%的糖尿病患者表示不了解糖尿病相关的知识，约有70%的患者糖化血红蛋白＞7%，约有30%的患者糖化血红蛋白＞9%。这说明，大部分患者的血糖控制并不理想，也可能跟样本选取的方法有关，因为样本是在医院门诊或者社区健康教育讲座接触到的，可能由于血糖控制不好，才来参加健康教育讲座或者来医院门诊看病的。此外，糖尿病的知晓率也不高。这说明，在今后的糖尿病健康教育中还存在很大的空间，需要继续推广普及糖尿病相关的知识，尤其要提高糖尿病健康教育的精准性。加强糖尿病的管理，对糖尿病的了解是第一步，只有对糖尿病的基本知识和管理原则有比较好的了解，意识到生活方式改变的重要性，才有可能更加积极地投入疾病的管理。

（二）运动、血糖监测和足部护理依从性欠佳

从糖尿病管理各维度来说，上海糖尿病患者在饮食方面、服用药物方面和注射胰岛素方面的依从性较好，而在运动、血糖监测以及足部护理方面的依从性并不理想。基于糖尿病管理的"五驾马车"来说，每一方面都非常重要，需要患者并驾齐驱，忽略运动、血糖监测、足部护理，会影响糖尿病的管理效果。如何提升老年糖尿病患者在运动、血糖监测、足部护理的依从性？可能需要在今后的糖尿病健康教育中或干预中，加强对于运动、血糖监测以及足部护理方面的健康宣教，不仅是教授知识及其重要性，还需要讲授具体的技巧，例如有什么合适的运动方式。在运动方面，调研结果显示，针对糖尿病患者的运动方面的健康宣教往往比较欠缺或者针对性不足，教授糖尿病患者合适的运动技巧任重道远。在血糖监测方面，由于患者自感身体没有不适，可能放松警惕不监测血糖，需要加强家属的监督提醒作用，提高患者的依从性。

（三）社会心理因素对于糖尿病适应非常重要

基于针对糖尿病适应多维指标的回归分析结果来看，对于糖尿病相关的情绪压力、焦虑水平、抑郁症状来说，共病的数量、感知疾病的严重程度、神经质的人格特征都呈现出显著性。如果患者感知疾病越严重，共病数量越多、患者的神经质水平越高，患者的心理压力方面越明显。此外，来自家属消极健康相关的社会控制越多，患者的心理压力越大。当家属参与患者的疾病管理时，尤其需要注意与患者沟通的方式，避免采用一些消极的方式（例如唠叨、指责等）。反观其他的变量，社会人口学变量和社会关系相关的变量则不显著。这说明，患者自身对疾病的感知和人格方面的特征在更大程度上影响到患者的心理健康。

对于自我管理依从性来说，结果显示，患病时间越长、控制疾病认知越高、接受来自家庭的积极健康相关的社会控制越多，则患者的自我管理依从性越高。生活方式对于糖尿病管理来说尤其重要，但是生活方式的改变并非易事，需要患者学会把健康的生活方式融入长期形成的生活习惯中，并加以强化和实践。患者患病时间越长，一方面，有足够的时间来改变不健康的生活方式，健康的生活方式会慢慢渗透到日常生活中；另一方面，久病

成良医,患病时间长了,受到外界环境的影响(如医护人员、病友、家人等),加上自己管理疾病的经验和教训,会增加对糖尿病自我管理行为的重视,从而提高行为方面的依从性。控制疾病的认知也能显著提高患者自我管理的依从性。研究表明,一个人对自己从事某种行为的信心越高,越会从事特定的行为。如果患者意识到糖尿病的管理是自己能够控制的,自己的行为能够影响到糖尿病的进展,患者会倾向于更加积极主动地进行糖尿病的管理。除了患者的患病时间和对疾病的应对认知的显著影响外,来自家属的积极健康相关的社会控制也作用显著。家属参与患者的糖尿病管理,且参与的方式是积极的,例如,和患者一起运动、给患者讲健康方式的重要性、理解患者的心情和处境、在患者成功改变不良健康方式时给予奖励等,这将极大促进患者的依从性。来自家属健康相关的社会控制提供了一个促进患者依从性的良性社会环境,良性的外在社会环境与患者内在的积极的疾病认知形成合力,共同提高患者的依从性。

对于糖尿病管理的生理维度来说,回归分析显示,本研究模型所包括的变量均无显著影响。可能的原因如下。① 本研究所包括的社会心理因素对生理指标没有直接的影响,可能会通过本研究中其他未包括的变量发生作用。② 本研究仅探讨了社会心理因素的主效应,而未探讨社会心理因素间的交互作用。可能是社会心理因素间的交互作用对糖化血红蛋白产生影响,而非主效应。

四、干预反思与启示

本研究结果对现有的糖尿病健康教育和干预有以下启示。

(一) 糖尿病"五驾马车"并驾齐驱

糖尿病管理的"五驾马车":运动治疗、饮食治疗、药物治疗、血糖监测、教育与心理治疗,这"五驾马车"并驾齐驱,每一方面都很重要。考虑到大多数患者在饮食、药物方面的依从性较好,而在运动、血糖监测和心理方面依从性较差,有必要加强后三方面的健康教育,从意识、知识、技能到实践让糖尿病患者意识到,这"五驾马车"对于糖尿病管理和促进糖尿病的病情控制都非常重要。在运动方面,结合患者自身的兴趣爱好,教授适合患者的运动技巧。在血糖监测方面,鼓励患者家属参与监督和支持工作。在教育和心理方面,需要宣传心理因素对于糖尿病管理的重要性。

联系现有的糖尿病健康教育服务格局,笔者观察到,大部分糖尿病健康教育还是主要围绕"五驾马车"开展,其中"五驾马车"中又以饮食、药物和血糖监测为主,相比而言,关于运动治疗和心理治疗关注的较少。这可能有以下几方面的原因。① 对运动治疗和心理治疗的重要性意识不够,导致健康教育中这两方面关注较少。② 糖尿病健康教育团队中缺少关于运动治疗和心理治疗的专业人员,导致针对这两方面的健康教育欠缺。③ 现有的糖尿病健康教育一般都是免费的,可能影响健康教育团队的积极性,同时也会影响跨学科健康教育团队的组建,从而没法形成"五驾马车"都涉及的跨学科健康教育团队。设想一下,如果糖尿病健康教育是收费的且被医保报销覆盖的话,相关的部门会设置专门的糖尿病健康教育跨学科团队,也会提升教育团队工作的积极性,使得健康教育的人力资源得到保证。

除了传统的"五驾马车",糖尿病管理还需要与时俱进。近些年来,有研究表明,口腔护理对于糖尿病患者来说也至关重要。需要在糖尿病的健康教育中,加入口腔护理的宣教。

(二)提升糖尿病干预的精准性

精准干预,只有做到健康教育或干预能够精准匹配糖尿病患者的需求,才能提高干预效率。对于糖尿病患者来说,我们应该在干预前做好充分的需求调研,全面了解糖尿病患者的实际情况。① 从糖尿病控制不理想的原因下手。如果原因是患者对糖尿病知识不了解,则加强糖尿病知识的教育是第一步。如果原因是患者的饮食方面管理工作做得不好,针对性地加强饮食方面的宣教和辅导将会提升干预效率。② 基于糖尿病患者的疾病阶段入手。处于不同的疾病发展阶段,糖尿病患者的需求将截然不一样。例如,刚被诊断有糖尿病的患者可能在知识的了解、心理建设和情绪舒缓方面需求比较强烈。而对于患病时间很久的患者来说,如何预防并发症、如何降低疾病管理带来的负担等相关议题,对他们来说更加重要。③ 针对有相似情况的患者入手。针对有相似情况的患者,组织小组活动或社会支持小组互动,会增强情感上的共鸣,加强小组的凝聚力,大家在一起讨论、发泄苦闷、献计献策,提升小组干预的效果。

(三)鼓励患者家属积极参与糖尿病管理

虽然《"健康中国2030"规划纲要》强调"要强化个人健康责任,提高全民健康素养,引导形成自主自律、符合自身特点的健康生活方式",个人在自身的健康中应该发挥主体作用,但是作为生活在同一个屋檐下的家人来说,他们对于糖尿病患者的疾病管理也可以发挥着不可替代的作用,可以从方方面面参与糖尿病患者的疾病管理。考虑到糖尿病管理的长期性、复杂性、艰巨性,家属应积极参与患者的疾病管理,应用适当的方式,给糖尿病患者提供帮助,助患者一臂之力。

(四)加强社会心理因素的研究和干预

在考察影响糖尿病管理的因素中,除了疾病因素和行为因素外,社会心理因素的研究也不可或缺。本研究探索性地融入了人格特征因素,结果发现,神经质的人格特征对于糖尿病患者的心理健康影响显著。关注糖尿病患者的社会心理因素,一方面,可以从患者的社会心理方面探究影响他们疾病控制的因素,从而可以给干预提供依据。另一方面,关注患者的社会心理因素,是从全人的视角来看待患者,也是基于生理—心理—社会视角来看待健康,从而全方位地促进糖尿病患者的健康。这种健康,不仅仅是身体健康,也应该包括社会健康和心理健康。

附录

糖尿病患者基本情况调查问卷

您好!我们正在做一个糖尿病管理的相关课题,此问卷是想了解您的基本信息以及与糖尿病相关的情况,请您根据实际情况认真填写问卷,我们会对您的所有信息进行保密,非常感谢您的参与!

一、基本信息

1. 年龄: _____岁

2. 民族:□汉　　□少数民族

3. 性别:□男　　□女

4. 教育程度:□小学及以下　　□初中　　□普通高中　　□职业高中　　□中专
　　　　　　□技校　　□大专　　□本科　　□研究生(硕士或博士)

5. 工作状况:□退休　　□全职　　□兼职　　□待业
　　　　　　□其他_____(请注明)

6. 您以前主要从事的职业:
　　□国家机关事业单位领导与工作人员　　□企业/公司中高级管理人员
　　□医生与教师　　□其他专业技术人员　　□商业与服务业一般职工
　　□生产与制造业一般职工　　□个体户自由职业者　　□农村外出务工人员
　　□农民　　□其他_____(请注明)

7. 人均月收入状况:□没有收入　　□1 000 元以下　　□1 000～1 999 元
　　　　　　　　　□2 000～2 999 元　　□3 000～3 999 元　　□4 000 元以上

8. 婚姻状况:□从未结婚　　□同居(从未结婚)　　□已婚　　□离婚　　□丧偶

9. 子女状况:_____个儿子,_____个女儿

10. 居住状况:□仅与配偶同住　　□仅与子女同住　　□独自居住
　　　　　　 □与配偶和子女同住　　□与父母同住　　□与其他人同住

11. 宗教信仰:□有　　□无

12. 医疗保险:□自费　　□医保　　□商业保险　　□农村合作医疗

二、疾病基本情况

1. 糖尿病家族史:□有　　□无

2. 糖尿病种类:□1 型　　□2 型

3. 糖尿病确诊时间: ____年____月

4. 治疗方式(多选):□注射胰岛素　　□口服降糖药　　□生活方式调整
　　　　　　　　　□其他_____(请注明)

5. 糖尿病的严重程度:□很轻　　□一般　　□严重　　□很严重

6. 其他慢性疾病(多选):
　　□高血压　　□高血脂/高胆固醇　　□关节炎　　□骨质疏松
　　□肺部疾病(哮喘、支气管炎、肺气肿、肺炎等)　　□肝炎/胆结石或其他肝胆疾病
　　□肠胃道疾病(消化道溃疡、胃肠炎、胃食管反流等)　　□中风　　□心脏病
　　□眼疾(青光眼、白内障、视网膜脱落等)　　□老年认知症(脑部退化症)
　　□其他_____(请注明)

这些疾病的严重程度如何：□很轻　　□一般　　□严重　　□很严重

7. 口腔疾病：□无　　□龋齿　　□牙痛　　□溃疡　　□牙龈出血

　　　　　　□口腔异味　　□其他_____（请注明）

8. 糖尿病引起的足部疾病：□无　　□有

9. 自理状况：□完全能自理　　□半自理　　□完全不能自理

10. 您平常能否得到有关糖尿病自我保健知识的健康教育：

　　□经常　　□有时　　□很少　　□从不

　　如有，您接受健康教育的途径：

　　□医生或护士叮嘱或告知　　□病友叮嘱或告知

　　□家人叮嘱或告知　　　　　□自己主动去了解

　　□健康教育课堂或讲座　　　□其他_____（请注明）

11. 您对糖尿病知识的了解程度：□非常不了解　　□不了解　　□了解

　　　　　　　　　　　　　　　□非常了解

12. 血糖控制水平：糖化血红蛋白 HbA1c_____（测量日期：_____）

三、社会活动状况

1. 参加社交活动频率：□非常多　　□较多　　□一般　　□较少

　　　　　　　　　　□基本无社交

2. 与患糖尿病之前相比，您参加社会交往活动的频次变化情况：

　　□跟以前一样　　□比以前多　　□比以前少

3. 您对您和家人关系的满意度：□非常不满意　　□不满意　　□一般

　　　　　　　　　　　　　　　□满意　　　　□非常满意

4. 正常一周中，您和家里/朋友在电话上通几次话？_____次

5. 正常一周中，您和家里/朋友在微信上聊天几次？_____次

6. 您平均每月和朋友亲戚聚多少次？比如一起出去玩或者到家做客_____次

7. 您是以下的社团组织或者是俱乐部的成员吗？比如宗教组织、兴趣小组、志愿者服务活动等？

　　□是　　□否

8. 关于家庭支持：

　　a. 您的家人有多关心您？

　　　□非常　　□还好　　□有一点　　□完全不

　　b. 您的家人有多理解您的感受？

　　　□非常　　□还好　　□有一点　　□完全不

　　c. 您在多大程度可以依靠您的家人？

　　　□非常　　□还好　　□有一点　　□完全不

　　d. 您可以多大程度地和您的家人坦诚交流？

　　　□非常　　□还好　　□有一点　　□完全不

四、下面的问题是关于您在过去的 7 天内的糖尿病自我照护行为。如果您在过去的 7 天内生病了,请回想您不生病的最近 7 天的情况,请圈出符合您情况的答案。

1. 近一周内,您有多少天按照糖尿病防治要求合理安排饮食	0	1	2	3	4	5	6	7
2. 近一个月内,您每周有多少天按照糖尿病防治要求合理安排饮食	0	1	2	3	4	5	6	7
3. 近一周内,您有多少天摄入水果和蔬菜达 5 种或 5 种以上	0	1	2	3	4	5	6	7
4. 近一周内,您有多少天摄入高脂肪食物	0	1	2	3	4	5	6	7
5. 近一周内,您有多少天进行持续时间>30分钟的运动(如散步等)	0	1	2	3	4	5	6	7
6. 近一周内,您有多少天进行了中等强度活动(包括快走、游泳、爬山、骑自行车等)	0	1	2	3	4	5	6	7
7. 近一周内,您有多少天进行了血糖监测	0	1	2	3	4	5	6	7
8. 近一周内,您有多少天按照医生要求进行了血糖监测	0	1	2	3	4	5	6	7
9. 近一周内,您有多少天按要求正确服用药物	0	1	2	3	4	5	6	7
10. 近一周内,您有多少天按要求正确注射胰岛素	0	1	2	3	4	5	6	7
11. 近一周内,您有多少天仔细检查自己足部有无问题	0	1	2	3	4	5	6	7
12. 近一周内,您有多少天检查鞋子内部有无异物、平整、舒适等	0	1	2	3	4	5	6	7
13. 近一周内,您有多少天吸烟了	□没有 □如果有,平均每天吸多少支? 吸烟支数:＿＿＿＿＿							

五、下列哪一个糖尿病问题正困扰着您? 请根据您个人实际情况及想法选择适当的答案。

不是问题	很小的问题	中度的问题	有点严重的问题	严重的问题
0	1	2	3	4

1. 对于您的糖尿病管理没有清楚和具体的目标	0	1	2	3	4
2. 对于设立的糖尿病计划,您感到难以达成	0	1	2	3	4
3. 当想到患有糖尿病时,会感到沮丧	0	1	2	3	4
4. 糖尿病对您的社交生活有不良的影响	0	1	2	3	4

（续表）

5. 由于患有糖尿病,自己的情绪和感受发生了变化	0	1	2	3	4
6. 担心低血糖反应	0	1	2	3	4
7. 感觉要一直不停地担心自己的饮食问题	0	1	2	3	4
8. 对于未来极可能发生的严重并发症感到担心	0	1	2	3	4
9. 当未遵守药物、饮食、运动等控制措施时,会感到内疚或者焦虑	0	1	2	3	4
10. 感觉糖尿病耗用了自己太多的精力和体力	0	1	2	3	4

六、以下问题是关于您的个人态度。答案没有对错之分。请根据您现在的实际情况回答,而不是您理想中自己的情况。请在空白处填写,0＝完全没有信心,100＝非常有信心。请从 0 到 100 之间选择适合的分数来描述您现在的情况。

题 目	评 分
1. 对于您能够遵照糖尿病管理要求合理饮食,您有多少信心	
2. 对于您能够遵照医生指示的频次去测血糖,您有多少信心	
3. 对于您能够规律运动,您有多少信心	
4. 对于您能够控制正常体重,您有多少信心	
5. 对于您能够控制血糖,您有多少信心	
6. 对于您能够抵制食物的诱惑,您有多少信心	
7. 对于您能够坚持糖尿病治疗(包括饮食、药物、血糖测量和运动),您有多少信心	

七、在过去两周内,您是否遇到了以下焦虑相关问题？勾出符合您情况的选项

内容 \ 程度	根本没有	有些天存在那些感觉	超过一半的时间都是如此	基本每天都是如此
1. 感觉紧张、焦虑或急切	0	1	2	3
2. 不能够停止或控制担忧	0	1	2	3
3. 对各种各样的事情担忧过多	0	1	2	3
4. 很难放松下来	0	1	2	3
5. 由于不安而无法静坐	0	1	2	3
6. 变得容易烦恼或急躁	0	1	2	3
7. 感到似乎将有可怕的事情发生而害怕	0	1	2	3

八、在过去两周内,您经常受以下问题困扰吗?请选出最符合您的选项。

从来没有	有几天	刚超过一般的天数	接近每天
0	1	2	3

	从来没有	有几天	刚超过一般的天数	接近每天
1. 做事时提不起劲或没有兴趣	0	1	2	3
2. 感到心情低落,沮丧或绝望	0	1	2	3
3. 入睡困难,睡不安稳或睡眠过多	0	1	2	3
4. 觉得疲倦或没有活力	0	1	2	3
5. 食欲不振或吃太多	0	1	2	3
6. 觉得自己很糟或觉得自己很失败,或让自己或家人失望	0	1	2	3
7. 对事物专注有困难,例如阅读报纸或看电视时	0	1	2	3
8. 动作或说话速度缓慢到别人已经察觉?或正好相反——烦躁或坐立不安、动来动去的情况更胜于平常	0	1	2	3
9. 有不如死掉或用某种方式伤害自己的念头	0	1	2	3

如果您选出以上任何问题,这些问题对您的工作、处理家中事务或与人相处造成多大困难?

□完全没有困难　　□有一些困难　　□非常困难　　□极度困难

九、以下问题是关于您对于糖尿病这种疾病的认识,从 0 到 10 这 10 个数字代表了您认识的程度,请根据您的真实情况选择其中一个数字,并在其下打"√"。

1. 您的糖尿病对您的生活影响到什么程度?

0　1　2　3　4　5　6　7　8　9　10

一点也没有　　　　　　　　　　　　　严重影响了我的生活

2. 您认为您的糖尿病会持续多长时间?

0　1　2　3　4　5　6　7　8　9　10

非常短的时间　　　　　　　　　　　　永远

3. 您认为您能在多大程度上控制您的糖尿病?

0　1　2　3　4　5　6　7　8　9　10

完全无法控制　　　　　　　　　　　　完全地控制住

4. 您认为您接受的糖尿病相关治疗对您的疾病有多大的帮助?

0　1　2　3　4　5　6　7　8　9　10

一点也没有　　　　　　　　　　　　　大有帮助

5. 您现在自我感觉到的糖尿病症状到了什么程度?

0　1　2　3　4　5　6　7　8　9　10

没有任何症状　　　　　　　　　　　　很多非常严重的症状

6. 您对您的疾病关心到什么程度?

    0   1   2   3   4   5   6   7   8   9   10

    根本不关心   非常关心

7. 您觉得您对您的糖尿病了解到什么程度?

    0   1   2   3   4   5   6   7   8   9   10

    完全不理解   完全理解

8. 您的糖尿病对您情感上的影响到什么程度(例如,是否会使你生气、害怕或抑郁)?

    0   1   2   3   4   5   6   7   8   9   10

    完全没有影响   非常严重的影响

9. 请在以下空格内依次填入,您认为导致您患糖尿病的三个最重要原因:

    ① ＿＿＿＿＿＿＿   ② ＿＿＿＿＿＿＿   ③ ＿＿＿＿＿＿＿

十、下列是一些描述性格的形容词,每个形容词后有五个数字,分别代表您平常表现该性格特征的情形。请从中选出一个您觉得最能形容您的选项。

	非常不同意	不同意	一般	同意	非常同意
1. 外向的,精力充沛的	1	2	3	4	5
2. 爱批评人的,爱争吵的	1	2	3	4	5
3. 可信赖的,自律的	1	2	3	4	5
4. 忧虑的,易心烦的	1	2	3	4	5
5. 易接受新事物的,常有新想法的	1	2	3	4	5
6. 内向的,安静的	1	2	3	4	5
7. 招人喜爱的,友善的	1	2	3	4	5
8. 条理性差的,粗心的	1	2	3	4	5
9. 冷静的,情绪稳定的	1	2	3	4	5
10. 遵循常规的,不爱创新的	1	2	3	4	5

十一、您的家人会参与您的糖尿病管理,可能是您的配偶、儿女等。请根据您的家人在多大程度上用以下方法影响您的糖尿病管理,回答下面问题。

从来没有	每年多次	大约每月1次	每月2~3次	大约每周1次	每周多次	至少每天1次
1	2	3	4	5	6	7

1. 家人关心我的健康	1	2	3	4	5	6	7
2. 家人在我为糖尿病尝试改变相关行为时给予我奖励	1	2	3	4	5	6	7
3. 家人提及那些已经成功改变健康相关行为的人	1	2	3	4	5	6	7

(续表)

4. 家人主动帮助我改变糖尿病相关的行为	1	2	3	4	5	6	7
5. 家人给我提供关于如何改变糖尿病相关行为的信息	1	2	3	4	5	6	7
6. 家人尝试理解我的处境	1	2	3	4	5	6	7
7. 家人试图让我感到内疚	1	2	3	4	5	6	7
8. 家人施加压力让我改变糖尿病相关的行为	1	2	3	4	5	6	7
9. 家人将我和那些没有成功改变自己健康行为的人作比较	1	2	3	4	5	6	7
10. 家人嘲笑我,让我感觉很差	1	2	3	4	5	6	7

参考文献

［1］ 何叶,绳宇.空巢老年糖尿病患者自我管理水平和生存质量的相关性研究[J].中华护理杂志,2013,48(2):136～138.

［2］ 周春枝,宋小琴.行为干预在老年糖尿病患者自我管理中的应用[J].医学信息,2011,32(4):1592～1594.

［3］ 朱元斌,许向东,潘杰.南浔区 50 岁及以上人群 2 型糖尿病患病率调查[J].预防医学,2018,30(11):1138～1141

［4］ Limin Wang, Pei Gao, Mei Zhang, et al. Prevalence and Ethnic Pattern of Diabetes and Prediabetes in China in 2013[J]. *JAMA*, 2017, 317(24):2515～2523.

第十章
上海糖尿病患者生态瞬时评估实证研究

一、研究背景和目的

(一) 糖尿病带来的挑战

目前慢性病防治是一个严重的世界性公共卫生问题。根据世界卫生组织 2014 年统计资料,慢性病位列全球各种死亡原因之首,其导致的死亡数占总体死亡数的 68%。糖尿病是发病率很高的一种慢性病。2015 年,全球糖尿病患者达到 3.47 亿,其发病率还在逐年上升。上海交通大学医学院附属瑞金医院发布的《中国慢病监测暨糖尿病专题调查报告》研究发现,我国糖尿病患病率从 2002 年的 5.5% 上升到 2010 年的 11.6%,有 1.139 亿人患有糖尿病,约占全球糖尿病患者的 1/3,而其中老年人的发病率约为 23%(Xu 等,2013)。糖尿病也给个人、家庭和社会带来沉重的经济负担。2012 年糖尿病经济负担调查报告指出,糖尿病导致的直接医疗开支占全国医疗总开支的 13%,达到 1 734 亿人民币,而其中 81% 的费用是用来治疗糖尿病的各种并发症。根据上海市疾病预防控制中心 2015 年 11 月发布上海市糖尿病状况,其中上海 35 岁以上人群糖尿病患病率为 17.57%,这意味该年龄段每 6 个人就有一人患有糖尿病,而老人糖尿病患病率则更高,但是血糖控制率只有 25%。

良好的血糖控制是糖尿病疾病管理的重要目标之一,这对于预防并发症起着非常关键的作用。研究表明,糖尿病患者血糖控制往往并不理想,而这容易引起严重的并发症,极大地影响患者生活质量,给患者和家属带来沉重的经济负担,并给国家的医疗开支造成很大负担。

(二) 生态瞬时评估法的优点

本章以糖尿病为例,尝试以一种新的方法——生态瞬时评估法,试图在日常生活中的自然情景中对人的心理现象及过程进行探索,来研究慢性病的管理。使用生态瞬时评估法来研究糖尿病患者的日常生活以及糖尿病血糖控制情况,其意义和价值不仅在于能够更加全面地探究糖尿病患者行为、情绪、社会情境性等因素对血糖的影响,更重要的是在于给更加精准化且个性化的干预提供依据,改善患者血糖控制情况,减少并发症的产生,提升患者生活质量,降低糖尿病导致的经济负担。

与问卷法等其他研究方法相比,生态瞬时评估法的优点主要体现在以下几个方面。① 生态瞬时评估法深入到日常生活中,研究人群的实时行为和想法,进行实时评估,大大提高了生态效度。② 关注研究对象当下的状态,能够克服一般问卷调查中的研究对量之间的因果关系。

　　总的来说,本研究是文献中第一次尝试阐明间接健康相关的社会控制与糖尿病疾病适应之间的作用机制。研究结果表明,有两条路径体现了间接健康相关的社会控制与糖尿病疾病适应之间的关系:① 家庭关系满意度和自我效能感;② 内在健康控制焦点。研究结果强调了要培养为了家人保持健康责任感的重要性。生活在一个支持性的家庭环境中可以帮助患者坚定一个信念,即为了家人要好好照顾自己,不让家人失望(Williams,Freedman & Deci,1998)。未来的干预项目要考虑创造一个良好的家庭氛围,培养患者为了家人保持健康的责任感。

参考文献

[1]　AbuSabha R, Achterberg C. Review of self-efficacy and locus of control for nutrition- and health-related behavior[J]. *Journal of the American Dietetic Association*, 1997, 97(10): 1122~1132.

[2]　Aron A, Aron E N, Norman C. Self-expansion model of motivation and cognition in close relationships and beyond[M] // Clark M & Fletcher G (Eds.). *Blackwell's handbook of social psychology Vol.2 Interpersonal processes*. Oxford: Blackwell, 2001.

[3]　Aron A, Aron E N, Smollan D. Inclusion of other in the self scale and the structure of interpersonal closeness[J]. *Journal of Personality and Social Psychology*, 1992, 63(4): 596~612.

[4]　Clark N M, Becker M H, Janz N K, et al. Self management of chronic disease by older adults: A review and questions for research[J]. *Journal of Aging and Health*, 1991, 3(1): 3~27.

[5]　De Ridder D, Geenen R, Kuijer R, van Middendorp H. Psychological adjustment to chronic disease[J]. *The Lancet*, 2008, 372(9634): 246~255.

[6]　Gallant M P, Spitze G, Prohaska T. Help or hindrance? How family and friends influence chronic illness self-management among older adults[J]. *Research on Aging*, 2007, 29(5): 375~409.

[7]　Heisler M, Piette J D, Spencer M, Kieffer E, Vijan S. The relationship between knowledge of recent HbA1c values and diabetes care understanding and self-management[J]. *Diabetes Care*, 2005, 28(4): 816~822.

[8]　Kaplan G A, Strawbridge W J, Camacho T, Cohen R D. Factors associated with change in physical functioning in the elderly: A six-year prospective study[J]. *Journal of Aging and Health*, 1993, 5(1): 140~153.

[9]　Lang F R. Regulation of social relationships in later adulthood[J]. *Journal of Gerontology: Psychological Sciences*, 2001, 56B(6): 321~326.

[10]　Menec V H, Chipperfield J G. Remaining active in later life: The role of locus of control in seniors' leisure activity participation, health, and life satisfaction[J]. *Journal of Aging and Health*, 1997, 9(1): 105~125.

[11]　Ministry of Community Development, Youth and Sports. National Survey of Senior Citizens 2005 [EB/OL]. Retrieved from http://app.msf.gov.sg/portals/0/summary/publication/NSSC-2005.pdf.

[12]　Ministry of Health. National Health Survey 2010[EB/OL]. Retrieved from http://www.moh.gov.sg/content/dam/moh_web/Publications/Reports/2011/NHS2010%20-%20low%20res.pdf.

（续表）

变 量		n	%
性别	男	11	42.3
	女	15	57.7
教育程度	初中及以下	4	15.4
	高中/中专/技校	12	46.2
	大专及以上	10	38.4
月收入	3 999 元以下	10	38.5
	4 000 元以上	19	61.5
居住状况	仅与配偶居住	11	42.3
	仅与子女居住	5	19.2
	独自居住	1	3.8
	与配偶和子女同住	9	34.6
婚姻状况	从未结婚	2	7.7
	在婚	22	84.6
	丧偶	2	7.7
糖尿病家族史	有	9	34.6
	无	17	65.4
自觉严重程度	很轻	3	11.5
	一般	16	61.5
	严重	5	19.2
	很严重	2	7.7
对糖尿病的了解程度	非常不了解	1	3.8
	不了解	4	15.4
	了解	20	76.9
	非常了解	1	3.8

（二）糖尿病患者 14 天日常记录情况

1. 关于血糖记录情况

在我们的记录模板中，包括了 7 次血糖监控，分别为：空腹血糖、早餐前、早餐后、午餐前、午餐后、晚餐前以及睡觉前。研究对象需要记录是否有进行相应的血糖监测，并记录血糖数值。

在这 26 位患者中，1 位女性患者在这 14 天的时间内每天坚持测量血糖 7 次，并进行了记录；25 位患者坚持了记录空腹血糖；8 位患者坚持记录了早餐后血糖。有 8 位患者坚持记录了午餐前血糖水平;8位患者坚持记录了午餐后血糖水平;9位患者坚持记录了晚餐前血糖水平;14位患者坚持记录了睡前血糖水平。

不同患者不同的记录情况,可能与其血糖控制是否稳定有关,也可能与其依从性有关。

2. 自我管理行为记录情况

具体情况见表10-2。

表10-2　患者自我管理行为记录情况

	频 次	频 率
1. 您是否按照糖尿病管理要求合理安排饮食	351	96.4
2. 您是否摄入水果和蔬菜达5种或5种以上	227	62.4
3. 您是否摄入高脂肪食物	100	27.5
4. 您是否进行持续时间>30分钟的运动(如散步等)	280	76.9
5. 您是否进行了中等强度活动(包括快走、游泳、爬山、骑自行车等)	91	25.0
6. 您是否进行了血糖监测	347	95.3
7. 您是否按照医生要求进行了血糖监测	284	78.0
8. 您是否按要求正确服用药物	364	100.0
9. 您是否按要求正确注射胰岛素*	279	76.6
10. 您是否仔细检查自己足部有无问题	350	96.2
11. 您是否检查鞋子内部有无异物、平整、舒适等	356	97.8
12. 你是否注意口腔卫生和护理	364	100.0
13. 你是否至少早晚各刷一次牙	303	83.2
14. 你是否有饮酒行为	2	0.5
15. 您是否有吸烟行为	14	3.8

注:* 关于第9题中注射胰岛素的被试者中,有70条数据是缺失的。

(1) 关于记录情况:所有的研究对象均做了自我管理行为的记录,包括以下内容:饮食、运动、血糖监测、服用药物和使用胰岛素(有部分数据缺失)、足部护理、口腔护理、饮酒和吸烟行为。

(2) 饮食行为:几乎所有的患者都能按照糖尿病要求合理安排饮食,其中有7位患者在研究的14天内有1~2天未能按照糖尿病要求合理安排饮食。关于每天摄入水果和蔬菜5种或5种以上,有13位患者能严格做到。关于在日常生活中摄入高脂肪食物,有15位患者能严格做到不摄入高脂肪食物。

(3) 运动方面:关于每天持续时间>30分钟的运动,有16位患者能每天坚持做到。关于中等强度的运动,仅有4位患者能够坚持每天做到。初步分析得出,这4位患者的年龄较小,身体状况比较好,比较重视锻炼在糖尿病管理中的作用。

(4) 血糖监测:关于是否进行血糖监测,有24位患者进行了血糖监测。是否按照医生要求进行血糖监测,有9位患者未能按照医生的要求进行监测。其中,有6位患者每天进行了血糖监测,但是没有严格按照医生的要求进行血糖监测。

(5) 药物服用：关于是否正确服用降糖药物，所有的患者都正确服用了药物。关于是否正确注射胰岛素，需要注射胰岛素的患者也都正确注射了胰岛素(有部分数据缺失)。

(6) 足部护理：关于是否仔细检查足部有无问题，有 25 位患者每天坚持仔细检查足部。是否检查鞋子内部，有 25 位患者每天坚持检查鞋子内部有无异物、平整、舒适等。

(7) 口腔卫生：关于是否注意口腔卫生和护理，26 位患者均表示，注意口腔卫生和护理。关于是否至少早晚各刷一次牙，有 4 位患者表示未能做到。

(8) 关于饮酒吸烟行为：在这 26 位患者中，有 1 位患者吸烟外，其余患者均不吸烟或喝酒。这位吸烟患者每天吸烟数量为 5～7 支。

总的来说，参加研究的这 26 位研究对象在药物服用方面的依从性最好，能够坚持每天正确服用药物，或者注射胰岛素。在足部护理和口腔卫生方面，患者的依从性也较好，能够每天坚持关注自己的足部健康和口腔卫生。但是，本研究的患者在饮食、运动和血糖监测方面的依从性欠佳。严格控制饮食、每天坚持中等强度的运动、严格按照医生的要求进行血糖监测都具有较大的难度，患者会偶尔不按要求饮食，或者食用高脂肪饮食物。在运动方面，由于患者年龄偏大或者身体状况不太好，能做到每天坚持中等强度运动的患者不多。在血糖监测方面，可能患者自觉血糖不会太高，没有严格按照医生的要求进行血糖监测。

3. 自我效能感记录情况

(1) 总体记录情况：参加研究的 26 位患者均完整记录了在各个维度的自我效能感状况，包括：能够遵守糖尿病饮食、能够遵照医生的指示去测量血糖、能够规律运动、能够控制正常体重、能够控制血糖、能够抵制食物的诱惑、能够遵守糖尿病治疗(包括饮食、药物、血糖测量和运动)。

(2) 自我效能感跨维度比较：总的来说，患者对于第二天能够遵守糖尿病治疗的自我效能感平均分 $M = 86.43$，$SD = 12.20$。详见表 10-3。

表 10-3　患者自我效能感记录情况

	最小值	最大值	平均值	方　差
1. 对于您明天能够遵照糖尿病饮食	50	100	86.48	12.77
2. 对于您明天能够遵照医生指示的频次去测血糖	50	100	84.83	14.93
3. 对于您明天能够规律运动	0	100	81.05	22.35
4. 对于您明天能够控制正常体重	10	100	80.25	20.21
5. 对于您明天能够控制血糖	40	100	84.47	12.57
6. 对于您明天能够抵制食物的诱惑	20	100	83.76	13.97
7. 对于您明天能够遵守糖尿病治疗(包括饮食、药物、血糖测量和运动)	50	100	86.43	12.20

患者在能够规律运动($M = 81.05$，$SD = 22.35$)和控制体重方面($M = 80.25$，$SD = 20.21$)的自我效能感明显要低于其他维度的自我效能感(遵守糖尿病饮食，$M = 81.05$，$SD = 22.35$；遵医嘱测量血糖，$M = 86.48$，$SD = 12.76$；控制血糖，$M = 84.83$，$SD = 14.93$；

抵制食物的诱惑，$M=83.76$，$SD=13.97$；遵守糖尿病治疗，$M=86.43$，$SD=12.20$）。

举例来说，有一位患者在饮食、监测血糖、抵制食物的诱惑、遵守糖尿病治疗方面的自我效能感为 100 分，但是在规律运动、控制体重方面的自我效能感仅有 10 分。由此可见，这位患者在运动方面和控制体重方面感到力不从心。有一位患者在各个维度的自我效能感均为 100 分。

（3）自我效能感的个体间差异：考虑到自我效能感是个体主观上感知到的自己能否实现某个目标，具有较大的主观性和差异性。自我效能感的高低能够影响到患者的疾病管理行为和心理健康。

本研究结果显示，自我效能感在 26 位患者之间出现了较大的差异性，有的患者在自我效能感及其每个维度上的得分都很高，例如，有位患者均为 100 分，有的患者则自我效能感很低，例如有位患者得分在 50 分左右。

（4）自我效能感个体内的动态变化：自我效能感是一个主观的指标，该指标会随着患者的身体健康、社会环境等发生变化。在本研究中，大部分患者的自我效能感在 14 天内的变化不大，但也有患者呈现出了较大的波动。例如，有位患者（4 号患者）前 10 天在规律运动方面的自我效能感为 90～100，但是在第 11 天的规律运动自我效能感为 0，最后三天的规律运动自我效能感为 80～100，呈现出了较大的波动。可能的原因是在第 11 天的时候，天气不太好，导致患者没能参加运动；或者患者有外出计划，没能进行运动锻炼。相似的，12 号患者在规律运动方面的自我效能感也呈现出了较大的波动。在最后三天的规律运动方面的自我效能感为 0。关于具体的原因，还需要进一步探究。

4. 家人参与糖尿病管理的记录情况

（1）总体记录情况及家人参与的领域：本研究的 26 位患者均完成了家属糖尿病参与情况的记录。26 位患者中，有 8 位表示家属没有参与他们的日常饮食；有 8 位患者汇报家属没有参与他们的运动；有 9 位患者汇报说家属没有参与他们的血糖监测；有 8 位患者表示他们的家属没有参与他们的用药行为；有 14 位患者表示他们的家属没有参与他们的足部护理；有 4 位患者表示他们的家属参与了他们的社会交往活动；有 2 位患者表示他们的家属参与了他们的社区或娱乐活动。

总的来说，家属较多地参与了患者的饮食、运动、血糖监测和药物使用方面，而在社会交往方面参与比较少。可能的原因是，患者的依从性较好，不需要家属参与或者家属不知道如何参与。

（2）家属积极健康相关的社会控制：家属较多地使用了积极健康相关的社会控制，包括关心患者的糖尿病相关的问题、为患者提供社会支持、关心患者、主动帮助患者改变不健康的行为。

（3）家属消极健康相关的社会控制：家属较少地使用了消极健康相关的社会控制，例如让患者感到内疚、施加压力等。相对而言，患者家属会将患者和那些没有成功改变自己健康行为的人进行比较，这种行为出现的频次、频率较高。详见下页表 10 - 4。

表 10-4 家属社会控制情况

条　目	频　次	频　率
1. 家人非常关心与我的糖尿病相关的问题	328	90.1
2. 家人在我为糖尿病尝试改变相关行为时会给予我鼓励	295	81.0
3. 家人会提及那些已经成功改变健康相关行为的糖尿病患者	272	74.7
4. 家人会主动帮助我改变糖尿病相关的行为	314	86.3
5. 家人会给我提供关于如何改变糖尿病相关行为的信息	301	82.7
6. 家人会尝试理解我的处境而多关心我	332	91.2
7. 试图让我感到内疚	47	12.9
8. 家人会施加压力让我改变糖尿病相关的行为	72	19.8
9. 家人会将我和那些没有成功改变自己健康行为的人作比较	109	29.9
10. 嘲笑我,让我感觉很差	3	0.8
参与内容		
饮食	269	73.9
运动	224	61.5
血糖监测	252	69.2
药物使用行为	254	69.8
足部护理	180	49.5
吸烟控制	15	4.1
社交行为	73	20.1
社区或娱乐活动	38	10.4

（4）两种健康相关的社会控制的比较：比较得知,家属使用积极健康相关的社会控制要远远大于使用消极健康相关的社会控制。以往的研究表明,在改变患者健康行为和促进患者心理健康方面,积极健康相关的社会控制远比消极健康相关的社会控制有效。

5. 压力与情绪记录情况

具体情况见表 10-5。

表 10-5 患者压力记录情况

		频　次	频　率
经历过压力较大的事情		12	3.3
经历过压力较大的社会交往		8	2.2
头天晚上的睡眠质量	很　好	77	21.2
	较　好	193	53.0
	较　差	74	20.3
	很　差	20	5.5
当天的心情	开　心	101	27.7
	正　常	134	36.8
	低　落	119	32.7

（续表）

		频 次	频 率
当天的心情	郁 闷	5	1.4
	难 过	1	0.3
	痛 哭	4	1.1

（1）是否经历过压力很大的事情：绝大多数患者表示，当天没有经历压力很大的事情。

（2）是否经历过压力很大或有问题的社会交往：绝大多数患者表示，当天没有经历压力很大的社会交往。

（3）头天晚上的睡眠质量：患者大部分时间的睡眠质量较好，只有少部分时间的睡眠质量较差或很差。

（4）当天的心情：患者大部分时间的心情较好，仅有极少数时间的心情不太好。

（三）日常监测内容图示

关于患者日常监测状况，由图 10-1～图 10-7 可以看出，患者在心情、睡眠、压力、自我效能感，以及感受到的来自家属的积极和消极的健康相关的社会控制上均有所波动。

（四）时间曲线模型结果

基于患者记录了 14 天的情况，本研究先构建了线性生长模型。具体方程式为：

$$Level - 1\ Model：Y = B0 + B1 * （天数） + R。$$

$$Level - 2\ Model：B0 = G00 + U0, B1 = G10。$$

分析结果表明，记录天数对于患者的自我管理依从性的作用不显著，$P = 0.285$. Intra-class coefficient $= var(\mu_{0j}) / var(\mu_{0j}) + var(\varepsilon_{ij}) = 0.68$，说明研究对象在自我管理依从性方面的差异主要来源于个体差异，而非个体随时间变化而表现出的差异。

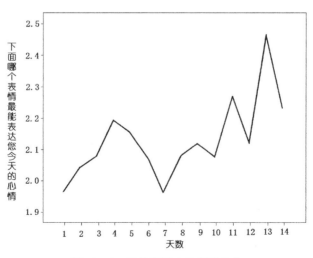

图 10-1　日常监测中的情绪变化

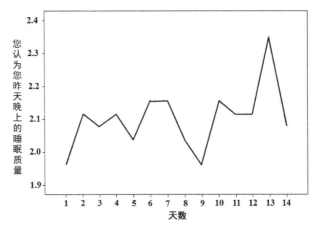

图 10 - 2　日常监测中的睡眠质量变化

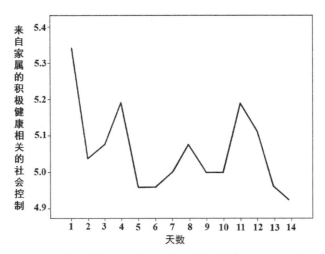

图 10 - 3　日常监测中的来自家属的积极健康相关的社会控制

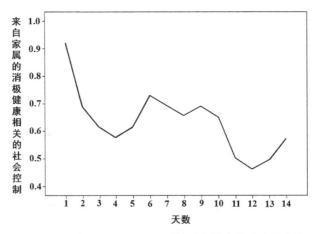

图 10 - 4　日常监测中的来自家属的消极健康相关的社会控制

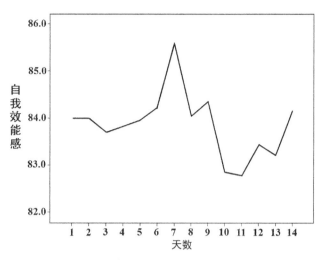

图 10 - 5　日常监测中患者自我效能感的变化

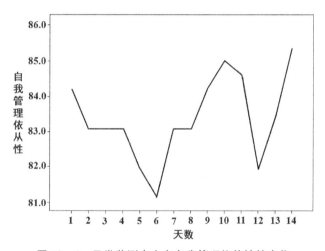

图 10 - 6　日常监测中患者自我管理依从性的变化

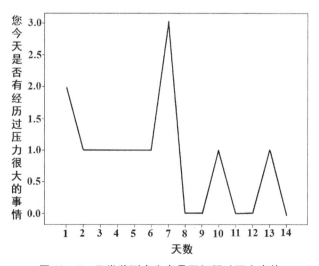

图 10 - 7　日常监测中患者是否经历过压力事件

此外,分析也探究了其他变量随时间的变化。结果发现,压力、睡眠、来自家属积极相关的关注随时间并没有显著的变化,但是情绪和消极健康相关的社会控制随时间有显著的变化。

(五) 双层线性模型结果

鉴于本研究的数据涉及对 26 位糖尿病患者进行了为期 14 天的追踪调查,是属于重复测量的数据,在模型构建的时候,使用了多层模型分析方法,来探讨患者日常生活中的疾病管理行为受患者个体变量的影响大,还是受患者个体间的差异影响大。使用了 HLM 统计软件进行数据分析,构建双层线性模型,因变量为日常疾病管理依从性,研究对象的日常动态数据(包括情绪、自我管理行为依从性、来自家属积极和消极的健康相关的社会控制、自我效能感)为第一层变量,研究对象间的个体差异(包括性别、人格特征)为第二层变量。

具体来说,构建了三种模型,模型结果如表 10-6 所示。

表 10-6 患者自我管理依从性多层线性模型分析

变 量	模型 1 系数	模型 1 标准误	模型 2 系数	模型 2 标准误	模型 3 系数	模型 3 标准误
第一层变量						
自我效能感	0.01	0.01				
情绪	−0.03	0.07				
积极社会控制	0.13**	0.05				
消极社会控制	−0.16	0.09				
第二层变量						
性别			0.17	0.48		
外向性			−0.22	0.34		
宜人性			−0.02	0.29		
尽责性			0.33	0.28		
神经质人格			−0.05	0.25		
开放性			−0.03	0.26		
交互作用						
自我效能感*性别					−0.05	0.03
自我效能感*外向性					0.02	0.02
自我效能感*宜人性					0.01	0.02
自我效能感*尽责性					−0.02	0.01
自我效能感*神经质人格					0.01	0.01
自我效能感*开放性					−0.01	0.01
情绪*性别					−0.23	0.18
情绪*外向性					−0.19	0.13
情绪*宜人性					0.14	0.11
情绪*尽责性					−0.21*	0.10
情绪*神经质人格					0.03	0.07
情绪*开放性					0.07	0.08

（续表）

变　　量	模型 1		模型 2		模型 3	
	系　数	标准误	系　数	标准误	系　数	标准误
积极社会控制＊性别					−0.34	0.21
积极社会控制＊外向性					−0.06	0.1
积极社会控制＊宜人性					−0.06	0.12
积极社会控制＊尽责性					−0.15	0.11
积极社会控制＊神经质人格					0.04	0.06
积极社会控制＊开放性					0.04	0.05
消极社会控制＊性别					−0.09	0.3
消极社会控制＊外向性					0.06	0.23
消极社会控制＊宜人性					0.07	0.27
消极社会控制＊尽责性					0.30	0.18
消极社会控制＊神经质人格					−0.15	0.14
消极社会控制＊开放性					−0.17	0.22

注：$^*P<0.05,^{**}P<0.01$。

1. 模型 1

以患者自我管理依从性为因变量，以个体的自我效能感、压力水平、来自家属健康相关的社会控制为自变量，模型先不包括第二层变量的二层模型。方程表达式为：

Level - 1 Model：Y＝B0＋B1＊（自我效能感）＋B2＊（情绪压力）

＋B3＊（积极健康相关的社会控制）

＋B4＊（消极健康相关的社会控制）＋R

Level - 2 Model：B0＝G00＋U0，B1＝G10，B2＝G20，B3＝G30

结果表明，自我效能感、情绪、来自家属消极健康相关的社会控制对患者的自我管理依从性均不显著，但是来自家属积极健康相关的社会控制对患者的自我管理依从性有正向的促进作用。

2. 模型 2

这个模型中仅包括个人层面的变量，来考察个体特征对于患者自我管理依从性的影响，具体包括年龄、性别、人格特征。方程式为：

Level - 1 Model：Y＝B0＋R

Level - 2 Model：B0＝G00＋G01＊（性别）＋G02＊（外向性）

＋G03＊（宜人性）＋G04＊（尽责性）

＋G05＊（神经质）＋G06＊（开放性）＋U0

结果显示，第二层的变量中对于患者的自我照顾行为均呈不显著。

3. 模型 3

在这个模型中,把第一层和第二层的变量均加入模型中。第一层变量包括:自我效能感、情绪、积极和消极健康相关的社会控制。第二层变量包括:性别(SEX)、外向性(OPEN)、宜人性(AGREE)、尽责性(CON)、神经质人格特征(NEO)、开放性(OPEN)。方程式为:

$$Level-1\ Model: Y=B0+B1*(SE)+B2*(EMOTION)+B3*(POSC)$$
$$+B4*(NESC)+R$$

$$Level-2\ Model: B0=G00+G01*(SEX)+G02*(EXTRA)+G03*(AGREE)$$
$$+G04*(CON)+G05*(NEO)+G06*(OPEN)+U0$$

$$B1=G10+G11*(SEX)+G12*(EXTRA)+G13*(AGREE)+G14*(CON)$$
$$+G15*(NEO)+G16*(OPEN)$$

$$B2=G20+G21*(SEX)+G22*(EXTRA)+G23*(AGREE)+G24*(CON)$$
$$+G25*(NEO)+G26*(OPEN)$$

$$B3=G30+G31*(SEX)+G32*(EXTRA)+G33*(AGREE)+G34*(CON)$$
$$+G35*(NEO)+G36*(OPEN)$$

$$B4=G40+G41*(SEX)+G42*(EXTRA)+G43*(AGREE)+G44*(CON)$$
$$+G45*(NEO)+G46*(OPEN)$$

结果显示,人格特征中的尽责性会减弱消极情绪对于自我管理依从性的影响。

三、研究讨论和小结

本研究通过使用生态瞬时评估法对 26 位患者进行了心理、社会和行为层面的监测,获得了比较宝贵的数据,也是对患者日常生活深入考察的一次尝试。患者日常监测的数据显示,患者在血糖监测、运动(尤其是中等强度的运动)两方面依从性较差,而在饮食、口腔卫生、足部护理等方面的依从性较好。这与问卷调查的结果是一致的。另外,患者的自我效能感呈现出较大的个体差异,患者在规律运动和控制体重方面的自我效能感明显低于其他维度的自我效能感,而自我效能感是自我管理依从性的强有力预测变量。如何提高患者的自我效能感,是今后糖尿病干预的主要方向之一。

(一) 生态瞬时评估法是一种较为有用的资料搜集方法

不同于以往使用问卷调查关注个体间的差异,本研究尝试性地使用生态瞬时评估深入患者的日常生活,探究患者在行为、社会和心理层面随时间的动态变化,这样能充分考虑到研究对象的个体内的差异,以及个体的自我管理依从性如何随社会情境、心理状态、压力等的变化而变化。这种研究模式也比较适合探究糖尿病患者的疾病管理。探究个体间的差异能够了解患者群体中自我管理依从性的促进因素和阻碍因素,但没有办法理清每一个患者的具体情况。而使用生态瞬时评估方法有利于探究每一位患者的情况,了解患者情绪、行为、睡眠等与自我管理依从性的动态相互作用及其随时间和情境的变化,以及个体与环境之间的动态互动,从而找到患者自我管理依从性的促进和阻碍因素,进而提供针对性、个性化的指导方案。

(二) 生态瞬时评估法可作为潜在的干预方法

生态瞬时评估法也能作为一种干预方法用于日常生活情境中对糖尿病患者进行干预。每天让患者定期记录当天的情况,能让患者回顾一下当天自我管理的现状、社会和心理层面的状况,对自己的情况有一个反思。如果当天自我管理依从性不好,血糖控制不好,或者压力过大,情绪状态不佳,患者或许能够分析出这些因素之间的相关性,从而在接下来做出调整,提升疾病管理依从性。这种干预方法不同于传统的健康教育干预方法,生态瞬时评估法能够渗透到患者的日常生活中,每天的记录相当于给患者及时的反馈,鼓励患者做出相应的调整,提升患者的依从性,这能够避免传统健康教育中脱离患者生活情境的不足,提升干预的生态效度。

(三) 研究不足

本研究也有一些不足。首先,样本量为 26 个,很多研究结果不显著,样本量在一定程度上限制了统计力度的检验。在今后的研究中,需要增加研究样本,深入研究,增加统计力度。其次,由于设备限制,本研究使用了纸笔记录,这种记录方式比较符合老年人的特点,但也一定程度上限制了记录的频次和资料的搜集。需要创新记录工具,搜集更加丰富的数据来对患者日常生活中的疾病管理进行探究。最后,参加本研究的患者大多数是由于血糖控制不好前往医院进行调理的,同质性较高;而且可能在医院调理完再出院的这段追踪时间内,在自我管理的意识方面会比较强,患者的自我管理依从性比平时要高一些。今后需要调整研究追踪的时间段,从而能对更多患者日常生活中的疾病管理做一个考察。

总的来说,本研究尝试性使用生态瞬时评估法来探究糖尿病患者的日常生活管理,试图理清患者情绪、行为、睡眠等与自我管理依从性的动态相互作用,同时初步验证了生态瞬时评估法作为一种干预方法的可能性。在今后的研究中,还需要扩大样本量,扩大人群的异质性,设计好追踪的时间段,创新记录工作,从而更加充分利用生态瞬时评估法的优点在糖尿病患者群体中进行研究和干预。

附录

糖尿病管理日常监测

您好!

此问卷是想了解您在日常进行糖尿病管理的情况,请您<u>每天晚上 8:00~11:00</u> 根据实际情况认真填写问卷,我们会对您的所有信息进行保密,非常感谢您的参与!

姓名:_____ 日期:____年____月____日

一、血糖监控

您今天测量过几次血糖?血糖值分别是多少?请选择您测量的时间并记录血糖值。

a. 空腹_____,血糖值_____

b. 早餐后_____,血糖值_____

c. 午餐前_____,血糖值_____

d. 午餐后_____,血糖值_____

e. 晚餐前_____,血糖值_____

f. 晚餐后_____,血糖值_____

g. 睡觉前_____,血糖值_____

二、下面的问题是关于您今天的糖尿病自我照护行为。每个条目后面有"是"和"否"两种选项。我们希望您圈出最符合您今日情况的选项。

1. 您是否按照糖尿病管理要求合理安排饮食	是	否
2. 您是否摄入水果和蔬菜达 5 种或 5 种以上	是	否
3. 您是否摄入高脂肪食物	是	否
4. 您是否进行持续时间 >30 分钟的运动(如散步等)	是	否
5. 您是否进行了中等强度活动(包括快走、游泳、爬山、骑自行车等)	是	否
6. 您是否进行了血糖监测	是	否
7. 您是否按照医生要求进行了血糖监测	是	否
8. 您是否按要求正确服用药物	是	否
9. 您是否按要求正确注射胰岛素	是	否
10. 您是否仔细检查自己足部有无问题	是	否
11. 您是否检查鞋子内部有无异物、平整、舒适等	是	否
12. 您是否注意口腔卫生和护理	是	否
13. 您是否至少早晚各刷一次牙	是	否
14. 您是否有饮酒行为	是	否
15. 您是否有吸烟行为	是,吸___支	否

三、以下问题是关于您的个人态度。答案没有对错之分。请根据您今天的实际情况回答,而不是您理想中自己的情况。

请在空白处填写,0=完全没有信心,100=非常有信心。请从 0 到 100 之间选择适合的分数来描述您明天的情况。

题　　目	评　分
1. 对于您明天能够遵照糖尿病管理要求合理安排饮食,您有多少信心	
2. 对于您明天能够遵照医生指示的频次去测血糖,您有多少信心	
3. 对于您明天能够规律运动,您有多少信心	
4. 对于您明天能够控制正常体重,您有多少信心	
5. 对于您明天能够控制血糖,您有多少信心	
6. 对于您明天能够抵制食物的诱惑,您有多少信心	
7. 对于您明天能够坚持糖尿病治疗(包括饮食、药物、血糖测量和运动),您有多少信心	

四、您的家人会参与您的糖尿病管理,可能是您的配偶、儿女等。请您根据他/她今天的参与情况,回答下列问题。

1. 家人非常关心与我的糖尿病相关的问题	是	否
2. 家人在我为糖尿病尝试改变相关行为时会给予我鼓励	是	否
3. 家人会提及那些已经成功改变健康相关行为的糖尿病患者	是	否
4. 家人会主动帮助我改变糖尿病相关的行为	是	否
5. 家人会给我提供关于如何改变糖尿病相关行为的信息	是	否
6. 家人会尝试理解我的处境而多关心我	是	否
7. 试图让我感到内疚	是	否
8. 家人会施加压力让我改变糖尿病相关的行为	是	否
9. 家人会将我和那些没有成功改变自己健康行为的人作比较	是	否
10. 嘲笑我,让我感觉很差	是	否

家人今天参与糖尿病管理的方面有:

□饮食　　　　□运动　　　　□血糖监测　　□用药行为(注射胰岛素和口服降血糖)
□足部护理　　□吸烟控制　　□社交活动　　□社区或娱乐活动
□其他_____(请注明)

五、压力和情绪

1. 您今天是否有经历过压力很大的事情:□是　□否
2. 您今天是否经历过压力很大或者有问题的社会交往:□是　□否
3. 您认为您昨天晚上的睡眠质量:□很好　□较好　□较差　□很差
4. 下面哪个表情最能表达您今天的心情:(请选第几个)

　　a　　　　　b　　　　　c　　　　　d　　　　　e　　　　　f

参考文献

［1］ Dunton G F，Liao Y，Intille S，Huh J，Leventhal A. Momentary Assessment of Contextual Influences on Affective Response During Physical Activity［J］. *Health Psychology*，2015，34(12)：1145～1153.

［2］ Goldschmidt A B，Wonderlich S A，Crosby R D，et al. Ecological momentary assessment of stressful events and negative affect in bulimia nervosa［J］. *Journal of Consulting and Clinical Psychology*，2014，82(1)：30～39.

［3］ Jones C D，Holmes G M，De Walt D A，et al. Self-reported recall and daily diary-recorded measures of weight monitoring adherence：associations with heart failure-related hospitalization ［J］. *BMC Cardiovascular Disorders*，2014，14(1)：12.

［4］ Shiffman S. Dynamic influences on smoking relapse process［J］. *Journal of Personality*，2005，73(6)：1715～1748.

［5］ Shiffman S，Balabanis M H，Gwaltney，et al. Prediction of lapse from associations between smoking and situational antecedents assessed by Ecological Momentary Assessment［J］. *Drug and Alcohol Dependence*，2007，91(2～3)：159～168.

［6］ Yu Xu，Limin Wang，Jiang He，et al. Prevalence and control of diabetes in Chinese adults［J］. *Journal of American Medical Association*，2013，310(9)：948～958.

传统的糖尿病教育主要以知识的宣教为主,介绍糖尿病的基本知识、管理的技巧(包括注射胰岛素、健康意识等),形式比较单一,且多重点关注糖尿病患者的疾病管理,较少关注患者的社会心理层面。探索性引入其他学科的干预手法,有利于克服传统糖尿病教育方法的不足,为糖尿病的健康教育增添新的活力。

笔者带领学生在医院针对糖尿病患者进行了社会工作干预和戏剧治疗干预,并指导学生完成了两篇学位论文,分别为"老年糖尿病患者的戏剧治疗研究——以 S 院内分泌科住院部老年糖尿病患者为例""2 型糖尿病患者自我管理现状、影响因素及社会工作干预研究"。本章将分别介绍社会工作小组干预和戏剧干预的过程。

一、社会工作干预

(一) 社会工作的优点

相比于一般的糖尿病健康干预来说,社会工作小组干预在糖尿病健康教育中有以下优势。① 有充分的理论基础。一个好的理论基础可以为干预提供一个良好的参考框架,为干预打下扎实的基础。② 社会工作致力于创造一个接纳、尊重、鼓励和互相支持的环境,注重组员之间的分享和支持,从而小组工作中的成员能够敞开心扉地诉说和交流,能够舒缓情绪,分享经验,抱团取暖,互相支持。这种同伴病友之间的分享和支持是其他来源的社会支持不可代替和比拟的。③ 社会工作提倡优势视角。与关注患者的"问题"干预不同,社会工作干预比较注重挖掘患者的优势,强调患者自身的能力和优势,提升自己的积极主动性,切实参与自己的糖尿病管理。④ 关注社会心理层面。除了行为层面,社会工作会关注患者的社会心理层面,例如家庭环境和支持、社会网络的支持、患者的疾病认知和情绪等,这些因素都会影响患者的疾病管理和血糖控制。针对这些因素进行干预,会极大提升干预的效果。

(二) 社会工作小组的具体工作实施

社会工作干预招募了10位患者,4位男性和6位女性,病程从1个月到26年不等。采用的是小组工作的方法,一共开展了4节主题活动(见本章附录1至附录4,本书第138~140页),分别为:知糖不惑——认识糖尿病、自我管理(饮食、运动)、自我管理(遵医嘱用药、血糖监测)以及自我转变(人生辽阔)。

每节小组工作干预以热身活动开始,让小组成员互相熟悉,再到每次的主题活动,鼓励大家进行分享和交流。小组成员中有患病时间长短不一样的患者,因此"新糖"和"老糖"进行了充分的互动与交流。此外,还邀请了医务人员、营养师在现场进行指导和问题解答。每次小组活动持续1小时左右。

(三) 社会工作小组工作干预结果

1. 过程评估

(1) 组员参与评估:从第一节次小组工作开始,大部分组员比较拘谨,互相不熟悉,交流和互动较少,大多数人在工作者的点名后才愿意发言。随着活动的深入和组员之间的互相熟悉,组员的交流和讨论越来越丰富,工作者更多的是发挥主持和引导的作用,"老糖"乐意在小组中分享自己的经验,并为"新糖"解答一些疑惑。

同时,小组成员也出现了一些冲突。"老糖"较为活跃,而"新糖"的发言机会并不太多,参与的积极性受到了打击。工作者在其中进行了引导,关注"新糖",给他们多一些交流的机会。逐渐地小组互动增加,小组凝聚力变强。

(2) 工作者表现评估:工作者有一名主带,一名辅带,还有一名观察者。小组工作进行中,工作者积极倾听、回应,引导小组成员进行交流和分享。每一次小组工作结束后,工作者之间会互相分享交流当天小组活动的情况,并总结经验教训来调整干预方案。

(3) 组员满意度评估:在整个小组工作结束后邀请组员对活动进行调查反馈。调查问卷结果显示,组员对小组内容及安排、社工态度、自我投入等方面进行了评价,对小组整体的满意度较高。

2. 结果评估

在小组工作开展前后,针对组员的糖尿病知识和自我效能感进行了测量,并进行统计分析(表11-1)。

表11-1 社会工作小组干预结果分析对照

干 预 变 量		均 值	标准差	T	显著性(双尾)
糖尿病知识	干预前	11.25	3.11	−4.08	0.005
	干预后	14.50	1.20		
自我效能感	干预前	73.94	16.52	−3.20	0.015
	干预后	80.49	13.89		

(1) 糖尿病疾病知识增加:组员的糖尿病知识在小组工作干预后提升了3.25分。

(2) 自我效能感提升:组员的自我效能感在干预后提升了6.55分。

(四) 社会工作干预小结

组员在糖尿病知识和自我效能感方面的提升,表明社会工作小组工作干预能够提升老年糖尿病患者的疾病管理效果。此外,在小组工作中,患者除了能与医务人员进行交流外,还能与其他糖尿病患者进行交流。对于"新糖"来说,"老糖"经验比较丰富,"老糖"的经验分享在一定程度上要比来自医务人员的建议更具有参考意义。在与其他糖尿病患者的交流中,患者能够感受到来自其他患者的支持,这对于他们的疾病管理来说,意义非同寻常。同时,他们在与自己情况相似的小组中,能够感到比较放松,更愿意分享自己遇到的难题和困境,寻求病友的支持,对于缓解患者的心理压力来说,也是非常有帮助的。

二、戏剧治疗干预

糖尿病患者面临的困境可能不仅仅是表面显现出来的依从性差的问题,可能也是由于患者心理层面的原因,这些原因可能存在于患者潜意识层面,没有意识到,或者不太愿意在日常生活中表达出来。戏剧治疗通过戏剧活动的内容创作、演出的历程、参与的个体或团体力量,可以将个体潜意识的内容展示出来,重新审视生命经验,帮助宣泄情绪,激发生命潜能,建立积极的人生观,以更好的心态来面对疾病和生活。

(一) 戏剧治疗的介绍

戏剧治疗,包括九个核心疗效因子:戏剧化的投射、治疗性的表演过程、戏剧治疗的同理和距离感、拟人化与模仿、观众的互动与见证、戏剧化的身体、游戏、生活和戏剧的关联、转化(洪素珍等译,2002)。戏剧治疗的程序,包括五个阶段:暖身、聚焦、主要活动、闭幕与去除角色、结束(洪素珍等译,2002)。戏剧治疗容纳了许多创意性的演绎方式和治疗技巧,促进了更多需要人群在精神、心理和个人成长上的改变。戏剧治疗在临床上被广泛应用,在教育、健康、医院、社会议题和司法领域都广泛应用。戏剧治疗的目的在于让个体通过表演的形式挖掘自身未意识到的情绪和状态,帮助个体对自我进行探索、表达,从而提升个体的自我认识。我国台湾学者张晓华(2012)指出,戏剧治疗以其鲜活技巧,通过戏剧与剧场的经验,表演者以演绎的教育形式获得认知,促使自己对自己肢体的运用、人际间语言与非语言的交流,扩大感知、促进人格成长、解决切身问题有相当的助益。戏剧治疗师将心理剧和社会戏剧的各个方面应用于许多团体的工作,讲故事,帮助他人编写自己的故事,引导故事戏剧和各种即兴表演,鼓励团体写诗、唱歌、跳舞,即兴创作角色、主题和仔细感受,可见运用戏剧治疗对老年糖尿病群体进行干预有一定的理论和实践基础。

鉴于糖尿病的管理往往给患者带来巨大的压力,糖尿病患者的依从性不好,有可能是患者自身尚未意识到的因素引起的。在戏剧治疗团体中,糖尿病患者自身的自省、病友之间与医患之间的紧密互动和同理,能够提高他们个人的归属感、联系感及自信心。本次干预尝试把老年糖尿病患者的自我管理与戏剧治疗方法相联结,产生新的联结,糖尿病患者在富有创造力且具有焦点的戏剧治疗架构中发展、表达与探索,或将促进老年糖尿病患者内在心理、人际关系或行为方面的改变。

(二) 戏剧治疗的干预过程

1. 戏剧治疗的干预设计

选取 S 医院内分泌科住院部 20 名老年糖尿病患者为本次研究对象,其中含 10 名意愿参与全部 6 次团体历程的老年糖尿病患者,作为试验组接受戏剧治疗干预。另外 10 位糖尿病患者作为干预对照组,不接受干预。为了检测干预效果,对干预组和对照组进行了前测和后测,同时也使用访谈的方法对组员进行资料的搜集。

2. 戏剧治疗的干预过程

整个干预一共分为 6 次,每次活动包括开始仪式、暖身、聚焦和主要活动、闭幕与去除角色,最后的活动中还包括结束环节。第一次团体活动的主要目的是让组员之间互相熟悉,建立起信任感,让组员分享"我的糖尿病故事"。同时,针对组员分享的关键问题,邀请医务人员现场解答。第二次团体活动主要围绕"糖尿病的一天"展开,邀请患者站在舞台的中间,以讲故事的形式向大家分享自身的生命经历,同时邀请医务人员给予点评和指导。第三次团队活动围绕前两次活动组员关注的问题,邀请医生给大家进行糖尿病自我管理问题的解答。第四次活动通过戏剧性游戏方式提升患者的自信,通过走秀和即兴表演让组员欣赏自己,获取成就感,挖掘自己的潜能。通过具体情境的即兴表演,例如,中秋节期间,一家人聚一起庆祝,忍不住多吃了几个鲜肉月饼,不久突然觉得心慌和不舒服,让患者们能够看到由此引发的与糖尿病管理相关的家庭关系和生活方式,引导患者从家属的角度理解。同时,通过表演,也能够暴露出来患者在日常生活中管理糖尿病存在的问题,在场的医务人员给予即时的回应和解答。第五次活动采用了面具投射的方法,鼓励患者们在面具上进行创造,画出自己的形象、情绪和感受。第六次活动是最后一次,对过去五次活动进行了总结,并引导组员给自己写一封信,介绍如何看待当下、畅想未来,并在组员之间进行分享。

(三) 戏剧治疗的干预效果

1. 过程评估

患者在整个干预过程中,参与度高,对活动的满意度比较高,且能从小组成员中获取较多的社会支持。患者积极参与到戏剧治疗的活动中,且能与小组成员形成较好的互动,在生活中也能互相交流。

"在这个过程中心情好呀! 非常快乐,很开心! 觉得你们给我们开展这个活动大家都是很开心,另外一个阿姨一直说'真好'。大家以各种游戏互动,感觉回到了童年时代,很好,很好! 真的感觉回到了童年时代,开心嘛,感觉年轻了,忘记了自己的年龄了! 大家玩在一起,很有劲儿! 像蒙着眼睛由同伴搀扶着跨过障碍物,就像'过家家'一样,到了终点有一种胜利的感觉。"

2. 结果评估

研究结果表明,相比于对照组,干预组(试验组)患者在自我管理行为方面、情绪方面、自我效能感方面有显著改善。

(1) 自我管理行为:试验组自我管理行为前后测的平均值分别为 36.7 和 46.7,对照组自我管理行为前后测平均值分别为 36.2 和 41.2。两组自我管理行为前测的平均分没有显著性差异,而两组后测的平均值都明显上升,但经过戏剧治疗团体的介入,试验组自我管理行为的平均值明显高于对照组。见下页表 11 - 2。

表 11-2 试验组与对照组前后测自我管理行为的差异

变 量	试验组(n=10)		对照组(n=10)	
	平均值	标准差	平均值	标准差
自我管理行为前测	36.7	6.2	36.2	12.69
自我管理行为后测	46.7	4.44	41.2	16.52
前测与后测差	10		5	
t 值	−5.649		−2.100	
P 值	0.000**		0.065	

注：* P<0.05。

（2）情绪问题：对照组后测情况与对照组前测没有存在变化，而试验组情绪后测平均值低于前测的平均值。见表 11-3。

表 11-3 试验组与对照组前后测情绪的差异

变 项	试验组(n=10)		对照组(n=10)	
	平均值	标准差	平均值	标准差
情绪前测	13.9	6.100	15.8	7.390
情绪后测	11.9	4.909	16.5	7.382
前测与后测差	−2		0.7	
t 值	2.535		−2.689	
P 值	0.032**		0.025**	

注：* P<0.05。

（3）自我效能：接受院内常规护理的对照组自我效能前后测的均值没有发生显著变化，且 P>0.05，说明院内的常规护理与老年糖尿病病患者的自我效能没有存在正向关系。而试验组的自我效能均值有明显的变化，试验组后测的自我效能平均值都高于试验组前测及对照组后测自我效能平均值。见表 11-4。

表 11-4 试验组与对照组前后测自我效能的差异

变 量	试验组(n=10)		对照组(n=10)	
	平均值	标准差	平均值	标准差
自我效能前测	76.43	9.40	66.66	20.26
自我效能后测	86.18	6.36	66.60	19.15
前测与后测差	−9.75		0.06	
t 值	−4.577		0.088	
P 值	0.001*		0.932	

注：* P<0.05。

（四）戏剧治疗的小结

总的来说,综观国内现有的糖尿病患者自我管理和教育现状,从医务人员与患者两个角度出发,在传统的糖尿病自我管理模式中,医生在左,患者在右,医生一直在往右走,想方设法地促进患者的自我管理与健康,告诉糖尿病患者不能做什么,给予了技术、知识的灌输,但效果不理想,在这个单方面输出的系统中,不难发现医生遗忘了在右边的患者。对于疾病的自我管理,患者才是主角,医生告诉了患者不能做什么,却忘记了告诉他们要做什么,能做什么,他们才是行动的主体。

通过尝试戏剧治疗,了解他们日常生活中管理疾病的点点滴滴,深入探究患者的情绪和感受,观察他们在具体情境中的反应,都是走进患者的有效途径,有利于医务人员与患者产生联结,从而为患者提供全面且个性化的建议。戏剧治疗为患者提供了足够的空间去自我表达和自我探索,有利于增进患者对自我情绪、感受、行为、特定情境下反应的了解,也给医务人员全面了解患者的生理—心理—社会情况提供了一个视角。同时,戏剧治疗是一个多向互动和循环的过程,而非传统单方面输出,大大提升了交流沟通的效率和有效性。此外,戏剧治疗是一个渐进又系统的过程,让团体从陌生到熟悉,探索的议题由浅入深,对患者问题的解答由普遍到个体化的聚焦。

附录1：第一节次小组工作内容：知糖不惑——认识糖尿病

时　间	内　容	目　的	物　资	备　注
5分钟	护士长发言	增进组员对小组认识		
5分钟	社工介绍自己、小组,讨论小组规则	促进组员对小组了解,形成小组契约	A4纸、笔若干	
10分钟	破冰:串名游戏	活跃气氛,促进组员相互熟悉		
20分钟	糖尿病知识科普	医护人员向组员介绍医学方面的科普知识(认识糖尿病症状、原因)		
10分钟	你问我答	患者相互提问和解答关于疾病的疑惑,医护人员点评和补充	纸、笔若干	可采用游戏的方式进行,注意控制时间
10分钟	总结回顾及活动预告	总结此次活动,预告下次活动内容		

附录2：第二节次小组工作内容：自我管理（饮食、运动）

时　间	内　容	目　的	物　资	备　注
5分钟	回顾上一节小组活动的主要内容	承上启下,温故知新		
10分钟	热身游戏:逛三园	放松组员身心,促进进入小组状态		

（续表）

时　间	内　　　容	目　　　的	物　资	备　注
10 分钟	榜样的力量：让在饮食和运动方面管理良好的组员分享自己的经验与心得 惩罚：请一位在饮食和运动方面管理较差的组员分享自己的失败经验及困惑	通过正反两个方面的例子激励组员意识转变，行为改变		
20 分钟	三餐搭配竞赛	通过分组进行三餐搭配，检验组员对于合理饮食知识的掌握		
15 分钟	讨论：① 如何科学饮食及运动；② 家人在疾病管理中的重要性	激发组员调动自身的能力与资源		
5 分钟	"拨乱反正"	医护人员对讨论内容进行纠正与总结		
5 分钟	总结与活动预告	总结此次活动，预告下次活动的内容		

附录 3：第三节次小组工作内容：自我管理（遵医嘱用药、血糖监测）

时　间	内　　　容	目　　　的	物　资	备　注
5 分钟	回顾上一节小组活动的主要内容	带领组员进入小组状态		
10 分钟	热身游戏：知识竞赛	调节气氛的同时，巩固上节课的知识		
20 分钟	榜样的力量：邀请在用药和血糖监测方面管理良好的组员分享自己的经验与心得 惩罚：请一位在用药和血糖监测方面管理较差的组员分享自己的失败经验及困惑	通过正反两个方面的例子激励组员意识转变，行为改变		
15 分钟	讨论：① 如何合理用药及监测血糖；② 家人在自我管理中的重要作用	调动组员自身的能力与资源		
5 分钟	"拨乱反正"	医护人员对讨论内容进行纠正与总结		
5 分钟	总结与活动预告	总结此次活动，预告下次活动内容		请组员准备下节的情景剧

附录 4：第四节次小组工作内容：自我转变（人生辽阔）

时　间	内　　　容	目　　　的	物　资	备　注
10 分钟	回顾前三节小组活动的主要内容	带领组员熟悉小组发展过程及内容		过程与收获回顾

（续表）

时　间	内　　容	目　　的	物　资	备　注
15分钟	情绪识别及舒缓游戏：利用日常生活中的一些情绪包、表情包展示情绪，分享如何进行心理调适	帮助患者认识情绪类型，既包括积极情绪也包括消极情绪，帮助组员学会心理调适		
20分钟	情景模拟：遇到特殊情况怎么办（包括外出、低血糖等情况时）	帮助组员学习如何应对日常生活中糖尿病的突发状况		
10分钟	我的控糖决心、目标及期望	鼓励并引导组员写下自己的控糖决心以及对日后生活的期望，激励组员进行生活方式的转变	卡片、笔若干	可以收集起来制作一棵"希望之树"放在内分泌科室
15分钟	总结与感受分享、激励，互赠祝福	巩固组员成长，处理离别情绪		

附录5：戏剧治疗团体历程设计方案

第一节次小组团体活动历程

日　　期	2018.10.08	团体时间	14:30～16:00
单元名称	因"糖"结缘	团体次数	第一次
团体阶段	初始阶段	戏剧治疗阶段	破冰和认识阶段
团体目标	(1) 建立团体规范与信任感 (2) 营造舒适与安全的环境 (3) 让成员了解团体的活动方式 (4) 帮助团体内部破冰 (5) 培养成员观察力和专注力 (6) 成员以主人公的立场，去讲述自己的患病经历和态度，获得成员的共鸣，促进组内的相互了解和支持		
设计理念	(1) 团体介绍：说明团体的属性与目标；共同制定团体规则 (2) 暖身游戏：帮助成员将注意力集中在团体中，帮助成员破冰并向整个团体介绍自己，促进互相认识和了解 (3) 促进成员回顾自己的人生经历、大声地说出自己的故事 (4) 借助道具，投射个人对糖尿病的态度、看法及意义		

活动名称	活　动　内　容	活动时间
开始仪式	由钢琴老师现场演奏一曲，让团体成员为融入团体历程做准备	5分钟
医务人员介绍	由小组内内分泌科医务人员说明团体的属性、目标，告知活动历程及将进行摄影、记录和必要时录音	5分钟
我是谁……	(1) 让成员围成 U 形而坐 (2) 逐一邀请在座的成员站到圈中间，向在场的成员介绍自己，每人大约2分钟(你的名字、来自哪里、你的性格爱好，喜欢的食物、颜色、动物……如果你愿意，可以讲讲自己一些趣事，确保每个人有机会被介绍) (3) 全部成员自我介绍结束后，然后成员离开自己的位置去寻找与自己有共同之处或者你想认识的成员握手或者打招呼	20分钟

（续表）

活动名称	活　动　内　容	活动时间
暖身游戏 （空间漫步）	此阶段成员更关注于自我,通过该游戏让成员更留意到自身;同时,通过与其他成员进行面部和情绪交流,增进彼此互动和了解 **成员任务:** 全体成员站立并找到自己舒适的姿势。音乐起,跟着音乐节奏,用自己的方式沿直线走路,以碰不到别人为原则,并及时听从领导者的指令 （1）领导者首先邀请三名成员,按照自己最熟悉或最舒适的走路方式在空间内漫步,其余成员为观众 （2）领导者渐渐给出节拍(如左右左、左右左),为观众的成员跟随节拍击掌 （3）领导者观察这时所有漫步成员走路的变化(这个过程主要不是嘲笑漫步成员的走路姿势,而是为了和成员探讨"为了顺从旁人而忽略了自己最舒适生活方式") （4）邀请所有人加入 （5）当领导者说"调头和换姿势"时,活动的成员改变自己的方向和改变自己的姿势走路 （6）当领导者说"和你碰到的每一个人打招呼",成员做出相应的行为	15 分钟
我与糖尿病的故事	（1）领导者拿出卡片,邀请一位成员上前排序,糖尿病带给了我哪些影响(从正面、负面两大方面分享),影响程度由高到低排序(家庭、夫妻关系、亲子关系、健康、情绪、工作、经济、健康意识、生活方式等) （2）排序的缘由及意义分享 （3）其他成员为观众,并举牌代表不同含义的卡片(家庭、夫妻关系、亲子关系、健康、情绪、工作、经济、健康意识、生活方式等),并发表自己的看法,但注意不能有言语攻击行为 （4）由医务人员进行专业点评及总结	35 分钟
结束仪式	（1）听一曲钢琴曲 （2）所有成员站立围成圆圈,双手搭相邻成员的肩膀,彼此相互给予赞美与道别	10 分钟

第二节次小组团体活动历程

日　　期	2018.10.09	团体时间	14:30～16:00
单元名称	"一天"生活点滴(糖尿病患者自我管理行为)	团体次数	第二次
团体阶段	干预阶段	戏剧治疗阶段	发展阶段
团体目标	（1）通过暖身游戏缓解成员在新团体和新环境中的焦虑感,建立团体信任感与团队凝聚力 （2）培养成员在团体中回顾分享及专注倾听的能力 （3）借助道具,把成员的日常生活延伸至舞台,成员再以讲故事的形式,重现自己的生活 （4）在戏剧治疗过程中,成员既是参与者,同时也是观众。在成员互相分享自己一天的糖尿病自我管理行为时,见证了别人的管理方式也反观自己 （5）经过医务人员的点评和反馈,协助成员进行不当的糖尿病自我管理行为的转变		
设计理念	把成员生活延伸至舞台,将自身的故事借助实物通过叙说、倾听、演出、观看及与医务人员的互动及回馈,促进成员对自己的行为进行自我反思和学习		

（续表）

活动名称	活 动 内 容	活动时间
开始仪式	由钢琴老师现场演奏一曲,让团体成员为融入团体做准备	5分钟
暖身游戏 （跟随我的 声音）	缓解成员在新团体和新环境中的焦虑感、增加对成员间的信任 (1) 工作人员先布置"障碍"场所 (2) 随机分成两人一组,让成员看到自己将要跨越的障碍场所 (3) 先由其中一成员蒙眼,另一名成员搀扶着蒙眼成员,并指挥他跨越 障碍物（由椅子、水瓶、鼓等摆成的障碍） (4) 成功跨越后,最后成员互相鼓励或拥抱,之后交换角色	10分钟
时光之旅	"我的一天生活拼凑"（涉及糖尿病患者的饮食、运动、用药、血糖监测、 情绪等） (1) 成员用工作人员发放的道具（大的空白纸） (2) 白纸上按时间（早、中、完）顺序,依据自己平时的生活习惯,利用手上 的彩色卡纸,粘贴出自己一天的生活点滴,并利用文字给予说明 (3) 以第三人称讲述	40分钟
分享与点评	医务人员点评及解惑	25分钟
结束仪式	(1) 闭眼聆听一首轻音乐,放松下来 (2) 领导者说明下次会期的见面时间、地点 (3) 击掌并说我们下次再见、成员告别	10分钟

第三节次小组团体活动历程

日 期	2018.10.10	团体时间	14:30～16:00
单元名称	自我管理行为探索	团体次数	第三次
团体阶段	干预阶段	戏剧治疗阶段	发展阶段
团体目标	(1) 通过暖身游戏提高团体成员的参与感和专注力 (2) 通过讲述自己的疾病管理经验,医务人员一对一解答 (3) 经过成员和医务人员的交流和反馈,协助成员进行不当的糖尿病自我管理行为 的转变		
设计理念	以"讲故事"隐喻的手段来展示成员对生活的理解和疾病管理的行动,再由医务人员 给予个人针对性的解答,并通过将自身的疾病经验与他人的经验对比及与医务人员 的对话和回馈,促进成员自我反思和学习		

活动名称	活 动 内 容	活动时间
开始仪式	由钢琴老师现场演奏一曲,让团体成员为融入团体做准备	5分钟
暖身游戏 （击鼓传花）	利用鼓来演绎不同节奏,激起团体成员的高度集中力和参与感,同时借 助这个暖身游戏了解团员对活动的感受和期待 (1) 所有成员围成一个大圈 (2) 工作人员背对着团体成员击鼓（节奏由慢到快,由快到慢,不同节奏 之间切换）,沙包落在谁的手中,由谁来分享团体活动的感受和期待	15分钟
专家咨询会	(1) 成员先自我阐述自己的自我管理的情况,并提出需要解答的问题 (2) 由医务人员回应或先由成员内部谈谈对该问题的做法,再由医务 人员去解答	60分钟

（续表）

活动名称	活动内容	活动时间
结束仪式	（1）闭眼聆听一首轻音乐进行放松 （2）领导者说明下次会期的见面时间、地点 （3）击掌并说我们下次再见、成员告别	10分钟

第四节次小组团体活动历程

日　　期	2018.10.11	团体时间	14:30～16:30
单元名称	自信心提高	团体次数	第四次
团体阶段	干预阶段	戏剧治疗阶段	发展阶段
团体目标	（1）让成员有机会表达自己关于自信心议题的看法 （2）通过戏剧治疗来探索这些议题，借助"走秀"和"即兴表演"的方式探索这些议题；让成员欣赏自己的表现和特质，使自己更自信，获取成就感和发现自己的潜能		
设计理念	（1）以"走秀"的方式，演绎自信 （2）把成员个人生活素材转化为剧场创作，自撰式的戏剧演出虽是过去的议题，但仍是对现在有影响的事。借助即兴表演的技巧，将自身的故事通过自身的表演或他人的表演供观看及与医务人员的互动和回馈，促进成员自我反思和学习 （3）即兴创造故事需要发挥成员的想象力、创造力、专注力，成功把故事呈现出来，有助于提升他们自身的成就感和自信心		

活动名称	活动内容	活动时间
开始仪式	由钢琴老师现场演奏一曲，让团体成员为融入团体做准备	5分钟
暖身游戏 （摩登走秀）	成员任务： （1）观看一个"走秀"的短视频 （2）将成员分成两组，一组为表演组、一组为观众（轮流更替） （3）表演组跟随音乐，让成员想象自己为一名走秀的"模特"，走出自己最自信的姿势。定格时，眼光必须环视所有的观众展现自信，观众组负责拍照、鼓掌以活跃气氛 （4）回到起点后，下一位表演者继续 （5）表演组结束后，与观众组互换角色 （6）最后，所有人一起表演 （7）分享这个过程的感受	15分钟
即兴创造并讲述故事	（1）两人一组，并为成员发放纸盒、笔 （2）领导者引导每位成员围绕这些（自然环境、人物、住所、障碍、伙伴、解决办法等）要素，自由建构故事 （3）讲述故事并反思其中的含义	35分钟
分享与点评	（1）被扮演者与扮演者分享感受 （2）医务人员点评及解惑	30分钟
结束仪式	（1）闭眼聆听一首轻音乐进行放松 （2）领导者说明下次会期的见面时间、地点 （3）击掌并说我们下次再见、成员告别	5分钟

第五节次小组团体活动历程

日　　期	2018.10.12	团体时间	14:30～16:00
单元名称	情绪探索	团体次数	第五次
团体阶段	干预阶段	戏剧治疗阶段	发展阶段
团体目标	(1) 帮助成员提高揣摩角色及情绪的能力 (2) 利用投射作用，帮助成员借助面具表达自我 (3) 角色创造，投射出成员的一部分在生活中无法表达的内容 (4) 利用彩绘，帮助成员做自我察觉和展示		
设计理念	借助投射性的面具游戏，帮助成员借助面具来展示自己的感情，这个阶段注重通过戏剧使成员"内在的自我"获得外部释放，从而改变成员的情绪、态度		

活动名称	活　动　内　容	活动时间
开始仪式	由钢琴老师现场演奏一曲，让团体成员为融入团体做准备	5分钟
暖身游戏 （竞猜情绪）	**活动规则：** (1) 提前准备好包含各式各样的情绪名词卡片 (2) 分组（两人一组），把情绪卡片分给每组 (3) 领导者播放PPT（情绪卡片），让每组用手中的情绪卡片竞猜，选出最符合PPT所展示出来的情绪卡片，并说明理由	15分钟
自我面具创作	面具故事分享： (1) 首先领导者提前将准备好各种道具（面具、水彩等） (2) 其次，领导者将面具发给成员，每个人一张面具，可运用彩笔上色，分别绘制出自己当下的情绪或者想要表达的感受 (3) 所有成员面具绘制完成后，围坐成大圈，专心聆听其他成员的分享 (4) 彼此分享面具的故事（如分享自己情绪时就戴上面具。其中，可以描述面具所流露出来的情绪、态度、想法、缘由等）	40分钟
分享、回馈	成员分享回馈感受	20分钟
结束仪式	(1) 闭眼聆听一首轻音乐进行放松 (2) 领导者提醒下次最后的会期见面的时间、地点 (3) 所有成员站立围成圆圈，双手搭隔壁成员的肩膀，彼此相互给予赞美与道别、面具大合照	10分钟

第六节次小组团体活动历程

日　　期	2018.10.13	团体时间	14:30～16:00
单元名称	毕业典礼	团体次数	第六次
团体阶段	结束阶段	戏剧治疗阶段	结束阶段
团体目标	(1) 回顾整个共同度过的时光，并了解活动结束后彼此的关系还在 (2) 借助闭幕仪式，让成员拥抱曾经的美好和展望未来 (3) 回馈与感恩		
设计理念	(1) PPT回顾整个共同度过的时光，让成员以观众的立场观看自己在团体活动中与成员互动的过程，是一种回忆也是一种反思 (2) 给自己写一封信，书写自己的过去、现在和未来，并与团队成员互相分享 (3) 成员互相留言，祝福		

（续表）

活动名称	活　动　内　容	活动时间
开始仪式	由钢琴老师现场演奏一曲,让团体成员为融入团体做准备	5 分钟
暖身游戏 （背后祝福）	活动规则: (1) 给每位发一张卡片,写上自己的名字,并贴在背后 (2) 自由活动,并让成员互相写祝福或鼓励的话,写下你对他/她的印象	20 分钟
时光之旅	(1) PPT 观看 (2) 用猜谜的形式回顾团体历程	15 分钟
写给自己的 一封信	(1) 分享感受及成员回馈 (2) 拿出已经写好的"写给自己的一封信",如感谢自己所有的付出等, 　　放到准备好的箱子里 (3) 邀请成员随机抽取,并大声朗读出来,让成员猜猜"这是谁"	20 分钟
结束仪式	(1) 听一曲钢琴曲,结束戏剧历程 (2) 全体成员站立围圈,双手搭在相邻成员的肩膀,彼此给予赞美与道别	20 分钟

参考文献

［1］ 张晓华.戏剧治疗与治疗性戏剧内涵之疗愈解析[J].台湾艺术大学戏剧学系系刊,2012：95～103.

［2］ Jones P.戏剧治疗[M].洪素珍等译.台北：五南图书,2002.

［3］ 陈书香.老年糖尿病患者的戏剧治疗研究——以 S 院内分泌科住院部老年糖尿病患者为例[D].上海大学,2019.

［4］ 张梦玲.2 型糖尿病患者自我管理现状、影响因素及社会工作干预研究[D].上海大学,2018.

第十二章
上海糖尿病患者疾病管理存在的困难和挑战

一、研究背景和目的

(一) 糖尿病依从性不容乐观

许多研究表明,糖尿病患者的自我管理情况并不乐观,多数糖尿病患者的自我管理处于中等或偏低的水平。Fatema(2017)等对 18 697 例糖尿病患者糖尿病知识、态度和行为的调查结果显示,仅有 15% 的糖尿病患者在知识和自我管理行为方面良好,态度方面良好者占 10%,90% 以上的糖尿病患者不了解糖尿病及糖尿病知识:一种是对糖尿病满不在乎,认为此病无所谓,对饮食控制、监测血糖及调整药物用量等随心所欲,遵医嘱行为较差,使血糖控制不佳,导致多种严重并发症发生;另外一种是,患糖尿病多年却毫无知觉,直到出现明显的并发症去就诊才确诊糖尿病。并发症严重影响患者的身心健康和生活质量,必须高度重视糖尿病患者的自我管理(高永莉等,2012)。Khattab 等(2010)针对 917 位糖尿病患者持续 6 个月的个案研究发现,糖尿病患者因不遵守饮食建议、运动、按时用药及检测血糖而造成血糖控制不佳。与其他糖尿病群体比较,老年糖尿病患者对糖尿病相关知识缺乏了解,对糖尿病及并发症诊治的重要性认识更为不足(周春枝,2011)。老年糖尿病患者因缺少糖尿病知识,对疾病的自我管理和控制持不重视的态度。朱元斌等(2018)对 98 例老年 2 型糖尿病患者自我照护行为与疾病控制状况的调查显示,仅 1.02% 患者自我照护行为执行情况良好,而 51.02% 不及格。何叶等(2013)对老年糖尿病患者的自我管理现状研究发现,遵医嘱行为、饮食行为和运动行为较好,而血糖自我检测和足部护理显示不理想,可见老年糖尿病患者自我管理普遍处于中等或偏低的水平,且自我管理各个维度水平不一,必须进行针对性的自我管理教育。

依从性是指患者对规定的医嘱或自我管理行为接受和服从的客观程度,糖尿病患者依从性的高低直接影响着疾病的转归和进程。影响糖尿病自我管理依从性的因素众多,包括年龄、文化程度、收入情况、家庭支持情况、疾病知识教育接受程度、情绪状态等,均会影响患者的依从性(刘国彩等,2018;梁艳等,2017)。王欣国(2013)等研究城市社区 2 型糖尿病患者糖尿病知识水平和影响因素,结果显示糖尿病患者自我管理能力差,病情不易控制,受年龄、生活习惯、知识水平以及自身生理因素等影响。贾芸等(2005)对 2 型糖尿病患者自我效能与自我管理水平的相关性研究结果显示,2 型糖尿病患者自我效能与自我管理水平普遍低下,自我效能与自我管理呈正相关,糖尿病知识和社会支持通过自我效能影响糖尿病患者的自我管理。英国一项回顾性的队列研究将 1980～2007 年诊断为糖尿病的患者群与无糖尿病患者群对照,发现糖尿病患者群抑郁的患病率较无糖尿病人群高(2%与 1.6%)。贾芸(2004)研究发现自我管理与焦虑、抑郁呈明显相关。而老年糖尿病患者的孤独感明显,易产生抑郁、焦虑等不良情绪,不仅影响患者的认知功能,更对其生理功能、并发症的发生、代谢调节及治疗等方面产生明显的不利影响,为此必须要注重老年糖尿病患者的心理健康(饶小胖等,2003)。糖尿病患者对疾病的认知情况同样影响自我管理能力。Glasgow 等(1997)对 2 056 名糖尿病患者进行了研究,其中患者对各种治疗措施有效性的认识是糖尿病自我管理最强的预测因子。范丽凤等(1996)针对糖尿病患者的生活质量和影响因素的研究发现,糖尿病患者对糖尿病知识了解得越少,社会适应差、工作能力弱、娱乐活动减少越显著,应大力普及糖尿病知识教育,努力提高其对疾病知识的认知水平,争取良好的血糖控制,延缓并发症的发生、发展,提高糖尿病患者的生活品质。

(二) 糖尿病管理面临诸多挑战

糖尿病管理面临诸多挑战,一般来说,有以下几个方面。① 糖尿病患者多样化,目前糖尿病患者人数在全球范围内的持续增加,患者人群也正在呈现出多样化的特点,例如,患者年轻化、老年患者也越来越多。其中,老年人群中糖尿病的患病率明显高于其他年龄段的人群。② 多种糖尿病患者群需求多样化。各种不同的糖尿病患者人群临床表现不一样,社会文化背景不一样,需求也不一样,都需要针对个体特点,选用更符合其生理特点并且有效、安全、灵活的个体化治疗方案。③ 糖尿病治疗和管理需要患者在自我管理中扮演一个非常积极的角色,对自己的疾病管理负责,坚持治疗,做好血糖监测,改进生活方式(高妍,2012)。

就老年糖尿病患者来说,糖尿病管理存在以下困难和挑战。① 疾病管理的复杂性:因老年患者常合并其他疾病,所以常合并使用多种药物。此外,老年糖尿病患者易引发低血糖,年龄越大低血糖发生风险越高,从而使血糖管理更为复杂。② 社区医疗资源不足:随着老龄化社会的发展,老年糖尿病的比例越来越大,所占用的医疗资源也越来越多,而大多数的老年糖尿病患者都住在社区里。因此,加强社区医生在老年糖尿病患者保健中的作用是非常重要的。③ 患者依从性较差:由于老年糖尿病患者随着年龄增长,患者生理、认知功能下降,视力、记忆力减退,且老年患者文化层次相对较低,不易理解和掌握糖尿病及胰岛素治疗的相关知识技能,容易对胰岛素治疗产生不良认知。有些老年 2 型糖尿病患者自觉症状不明显,血糖偏高但满不在乎,没有不适症状就随意减少胰岛素剂量。此外,老年糖尿病患者病程较长,可能凭自己的经验改变医嘱,多合并各种并发症以及用多种药物治疗等影响其胰岛素治疗依从性,加之胰岛素的不良反应、费用以及注射难度也会影响依从性,从而增加了糖尿病管理的难度(布隆德、魏鹤鹤,2008)。

综上所述,大部分糖尿病患者依从性欠佳,血糖控制并不理想,糖尿病的治疗和管理也存在很多的挑战。本章尝试从患者和长期从事糖尿病治疗和护理的医务人员、社区工作人员等多个角度入手,来探讨他们对糖尿病的认知、糖尿病管理和教育体系的困境,以期给现有的糖尿病教育带来一些启示。

二、研究结果

(一) 糖尿病患者的访谈结果

1. 自觉发病原因多样化

访谈资料显示,患者自己感觉得糖尿病的原因包括:① 有家族遗传史;② 不良生活方式;③ 心理因素。

访谈的 9 位患者中,有两位患者表示,家中有糖尿病家族史,自己得病主要是遗传因素。有两位患者表示,糖尿病是不良生活方式导致的。

"我认为这个病是富贵病,我这个糖尿病是吃出来的,真的是吃出来的。"(张某)

"没想到自己作息不正常,饮食不正常、乱吃,心情也比较低落,有压力导致的。"(李某)

除此之外,有一位患者明确提出,自己心理方面的问题是导致糖尿病的一个非常重要原因,而且糖尿病和抑郁症可能会互相影响。到目前为止,研究显示,心理问题是产生糖尿病的原因之一,心理问题(如抑郁症)也是糖尿病患者中常见的,两者常常互相影响,导致不良的后果。这需要在给糖尿病患者进行诊断和治疗的同时,密切关注患者的心理健康。如果发现心理问题,例如抑郁,需要进行及时的转诊,以免耽误心理问题的治疗和干预,最后影响糖尿病的诊治。

"压力来源于自己的工作,还有和家庭里一个人发生矛盾,摩擦比较厉害,经常导致我心理疾病复发。复发后心情落差就特别大,就会暴饮暴食,作息不规律,好几天都是凌晨3~4点钟才睡。情绪受到刺激就会这样,就会一直吃东西,7点钟吃了饭就会一直吃东西直到12点钟,吃着吃着自己的眼泪就流下来了,因为我自己都觉得自己不正常。糖尿病也有多饮多食,但是我一旦复发就控制不了自己,两种疾病就重合在一起,很难去判定我是糖尿病导致的还是其他原因导致的。这个时候觉得好痛苦,抑郁症复发,又不停地吃,那时候只知道自己有抑郁症没想到会有糖尿病。"(李某)

2. 疾病管理现状欠佳

在访谈的住院患者中,大多数患者的自我管理现状欠佳。具体体现在以下几个方面。

(1) 饮食方面

1) 有 5 位患者在饮食方面做得较好。

"饮食方面做得还可以,注意到了,自己管理这是可以的。"(严某)

"我平时吃饭都要考虑看看说明书,看看是否有白砂糖或其他成分,甜、咸一点不吃,对于吃的我有考虑的,不会不考虑。"(申某)

2) 有 4 位患者做得不够理想,表示会乱吃东西,控制不住自己。

"就是管不了自己的嘴,也抽烟。"(毛某)

"饮食控制不了,乱吃,喜欢吃零食,经常给自己买了很多高热量油炸食品。因为自己有乳腺癌,需要补充营养,对糖尿病不怎么上心。前几天眼睛充血很严重,也可能是血糖

高引起的。我一般喜欢吃什么就去买,你看我现在肚子那么多肉,很胖。"(徐某)

"我会瞎吃东西,吃着吃着开心就忘记了,吃一顿再说。"(薛某)

3）还有一位患者说,在家里家人会监督得很好,但是在外面没有家人监督,自己在饮食方面就会乱吃。

"平时我老婆管我也蛮严的,有的时候她管得很严,我有时偷吃,在外面她管不了。在家给我吃一点点饭,以蔬菜为主,肉最多给我吃一块肉,所以我到外面偷偷吃。"(张某)

4）也有患者过度控制饮食,需要警惕,并提倡"均衡饮食"。

"2012年的时候发现有高血压,加上自己有糖尿病,我就开始不敢喝任何的肉汤,任何有蛋白的东西都不吃,连肉也不吃。2014年,我又发现我整个人都是飘的,我检查的各种指标都是正常的,但是感觉就是不对劲。医生说,我告诉你,你是严重的营养不良。我一下子就知道了,一个是减肥过度,一个是尿蛋白的原因,不敢吃任何高蛋白的东西,肉、肉汤也不吃,就是吃素,导致自己营养不良。医生就建议我不能这样子,要适当地吃、喝汤,每天保证2两(100克)肉,从2015年开始,保持到现在。"(薛某)

（2）运动方面:在运动方面,有3位患者表示运动方面做得可以,包括一位年轻女性,还有两名老年男性患者。而其他患者均表示,年纪大了,没有精力去运动和锻炼。这也是老年糖尿病患者中比较普遍存在的一个问题。

"觉得自己做得不好,因为年纪大了没有力气去运动,运动应该平衡运动,但是我做不到,因为我早上太累了,年纪也大了,运动做不到。"(严某)

"但是不大运动,没有这个精力。"(王某)

"可能有点影响,还有一点是运动,我现在年纪大了,本来晚饭后要出去运动的,但现在年纪大了也走不动。"(申某)

"运动方面,就是出去打太极拳、散步等,但是我不太喜欢广场舞,我喜欢安静点的,交际舞我也是喜欢的。"(薛某)

虽然,运动对于糖尿病管理和控制的重要性不言而喻,但是由于年龄大、运动不方便等原因,老年糖尿病患者在运动方面做得不是特别理想。教授老年患者一些符合他们运动能力的运动方式非常必要。

（3）药物服用方面

1）患者基本上在用药方面依从性较好。

"在用药方面做得还是可以的。"(严某)

2）但有一位患者提到,早些年,感觉自己症状好些后,擅自停药。

"我就觉得自己挺正常了哇,自己就把胰岛素给停了。停了胰岛素呢,但是我还是吃药的,但是还是感觉得不对劲。"(薛某)

（4）血糖监测方面:大多数患者对于血糖监测的重要性意识不够,在技能上有所欠缺。在今后的健康教育和干预中,还需要加强宣传血糖监测的重要性,教授血糖监测的技巧。

1）少数患者表示在血糖监测方面做得还可以。

"在血糖监测方面做得还是可以的。"(严某)

2）还有一些患者表示，测血糖很疼，想起来就测，自己知道自己的情况。或者自己不会测量血糖，紧急情况得去社区医院测量。

"我自己不会测血糖，我们社区有测血糖的地方，一个月免费测一次，平时紧急情况就自己到社区医院里测。如果不舒服了，你也不用测了，就会到医院里去。"（申某）

"血糖很少测试，很疼的，你看我的手。有时候想起来就测，我自己知道身体情况，这次住院血糖达二十几，很高了吧。"（徐某）

"在血糖监测方面，也是我老婆给我测的，不是每天都测。"（张某）

（5）其他方面：心理、口腔、足部、健康教育等，患者普遍对心理、口腔、足部等方面关注较少。有少数患者意识到心情好对于糖尿病的管理很重要。

"我觉得心情一定要保持开朗，改变心情不要依靠别人最好靠自己。"（薛某）

3. 糖尿病患者目前遇到的困难和挑战

（1）糖尿病知晓率不高，自我管理依从性差：有一名患者患病 10 余年，一直声称"对糖尿病不了解"。

"饮食控制不了，乱吃，喜欢吃零食，经常给自己买了很多高热量油炸食品。因为自己有乳腺癌，需要补充营养，对糖尿病不怎么上心。前几天眼睛充血很严重，也可能是血糖高引起的。我一般喜欢吃什么就去买，你看我现在肚子那么多肉，很胖。血糖很少测试，很疼的，你看我的手。有时候想起来就测，我自己知道身体情况，这次住院血糖达二十几，很高了吧。"（徐某）

"我喜欢斗蛐蛐，我玩了两个月，整天玩，不睡觉的。晚上养蛐蛐，到凌晨 4～5 点才睡觉，一天只睡 1～2 小时。我从小就喜欢这个东西。"（张某）

（2）健康信息传播途径有待加强：对于健康教育，患者表示，比较正规的健康教育资源较少，医院有相关讲座，但是由于路途遥远或者腿脚不方便，限制了患者的参加。社区里缺少定期的健康宣教。

"小区里面也没有这个讲座，医院可能有讲座，但是脚不好，不可能来，就是通过看电视、看报纸和看手机。"（温某）

"没有参加健康讲座，小区也没有。"（徐某）

"对于健康教育方面是没有的，一个是没有渠道去参加，有的渠道呢，就像你刚才进来说的，怕你们是卖保健品的，参加讲座就要买他们东西的，我听听就烦了。走正规的渠道来进行健康教育我还是没有碰到过。"（薛某）

在今后的工作中，需要给患者提供可及性较强的健康教育，解决健康教育服务"最后一公里"的问题。

（3）缺少社会支持，社交圈子对生活方式带来的负面影响：有三位患者提到，缺少社会支持是影响疾病管理方面的原因。有一位患者提到了，社交圈子对于糖尿病管理的影响。

"目前独居，老伴住在养老院……也没谁来帮助我，孩子也有自己的家庭。"（申某）

"老伴也生病，她在养老院，不能动，我现在生活只靠自己。我就一个儿子，他结婚了，很忙，也顾不上我。我自己 6 年多的病全部靠我自己一个人料理，看病住院是没有人陪我的。很重的时候就让我儿子请假陪我,送我过来。但是没有办法,自己得经历,很多人说我们每个人的经历都可以写一本书。"(王某)

"有三个儿子,丧偶三十几年,目前和有智障的大儿子住一起,大儿子没有成家,是小区保安。"(徐某)

"我外面朋友多,玩蛐蛐的时候天天吃夜宵,夜宵吃好了到家两点钟,回来还要照顾蛐蛐,弄完5点钟,所以睡眠时间很短,日子反过来了,天亮了睡觉,只睡几小时。"(张某)

(4) 并发症管理方面的冲突:糖尿病控制不好,容易有并发症,尤其对老年患者来说。而并发症的出现,使得糖尿病的管理更加复杂。在教授患者并发症管理技巧的同时,如何教授患者同时管理糖尿病和其他疾病,成为一个难题。

"我患糖尿病有6年多了,被发现时我差点就死掉了。后来过了一年多血压也高,过了5年多一点肾也开始坏了,并发症厉害得很。"(王某)

"饮食控制不了,乱吃,喜欢吃零食,经常给自己买了很多高热量油炸食品。因为自己有乳腺癌,需要补充营养,对糖尿病不怎么上心。"(徐某)

(5) 医护人员的社会支持不够:在看病或住院过程中,患者其实对医护人员有更多的期待。但临床工作中,医生没有足够时间与患者进行有效的沟通。患者希望能够得到医生更详细的病情解释或建议。

"在健康教育这一方面,医生其实给的建议蛮少的,我问医生他就说你都没有事,就不和你谈了。"(李某)

"现在在医院住院,你住进来超过十天了就让你出去,医院不管你的,现在我们检查报告都没有拿到,结果好不好都不知道。我今天的检查结果都没有出来,明天就让你出院了,你说我会同意吗?最好报告要给我呀,我检查的目的是干什么呢?患者有轻有重,不是时间到了就要出院,检查的东西有多有少,一定要把检查的东西告诉患者,患者有权知道自己的病情怎么样,医生说你出院后再过来拿,这个是不行的。患者住院是为了看病,不是为了省钱,住院就要把病看好。"(温某)

"希望在医院一年一度检查时候,知道自己的糖尿病或多或少对身体有损伤的,但是对自己身体损伤到什么程度,身体功能怎么样,如胰岛功能、肾脏、血管等情况。医生看你没有发生什么生命危险,就说没什么事;当你有生命危险了,他就跟你说是糖尿病并发症。没发生之前希望医生能详细地和患者分析一下检查报告情况。比如你的血管已经硬化到什么程度,你要注意什么,多说一些。"(严某)

"希望医生跟我们多说说,我们不懂的地方跟我们患者说呀,提供关于糖尿病管理方面的支持,我就照医生话去做。"(张某)

(6) 医保费用不够支付糖尿病治疗费用:除上述之外,也有多位患者提到,经济方面也有压力,患者也希望在经济上能多报销一些。

"一个月要1 000多,医保是不够的,自己要贴一些。"(申某)

"经济方面,今天花了几万块钱买泵,退休工资才那么一点,但是保命要紧没有办法。"(王某)

(二) 医护人员访谈结果

本次调研访谈了两位内分泌科医生和护士,他们均长期从事糖尿病的治疗和护理工作,具有丰富的经验。他们认为,目前糖尿病健康教育体系存在以下问题。

1. 糖尿病患者疾病知识欠缺

糖尿病教育跟患者的文化水平息息相关。如何让患者吸收自我管理的知识,对糖尿病有科学且完整的认识,是一个非常大的难题。

首先,有些患者对糖尿病的认知比较欠缺,且有些认知是不正确的,包括疾病的特点、可能引起的并发症等,觉得"糖尿病不疼不痒的",对自己没有特别大的影响,没有必要花时间和精力去控制糖尿病。

"患者教育这一方面比较困难,因为现在糖尿病不疼不痒的,患者文化水平较高的,相对来说依从性较好……但是有一部分的患者,他们的依从性很差,因为他们在理念上对糖尿病的认识就不对或不完整,他们可能是片面认识了糖尿病,所以就会导致很多观念上和理念上的问题。"(医务人员 A)

"有位患者,他女儿很关心他,可是他不把这个当回事。很多人觉得不痛不痒的,干吗在意呢? 糖尿病不像高血压、脑梗有症状的,糖化血红蛋白如果低于 10,一点症状都没有,嘴巴也不干也不馋,患者就觉得把它控制那么好干吗,浪费我的时间和精力。一开始得糖尿病的时候,并没有意识到糖尿病是一个会把他们全身血管搞糟糕的毛病。真正发生了脑梗或心梗时,或出现眼底病变了,或尿不出来了,等等,各种毛病出来了,他才意识到糖尿病是应该控制的,这也是我们国家的一个盲区,这个病本来就是一个隐逸的病,很多人不查就不会知道,完全没有症状。后来被查出来有糖尿病,也就觉得不痛不痒,或者说当时的糖尿病并没有约束到他的行为或者影响和制约到他的生活质量,就觉得无所谓。总而言之,大多数患者还是有一个知识上的欠缺。"(医务人员 B)

其次,大多数患者药物依赖性较大,会在意医生开什么药,而对血糖监测忽视。而血糖的监控,对于病情的了解和治疗方案的调整都非常重要。

"中国人对自己的健康状况没有想象中的那么在意。其实在门诊的时候能够深深地感觉到很多患者吃很多很多的药是根本没有效果的,只吃药不去监测各项指标,中国人的药物依赖还是蛮强的,会很在意医生给没给我开药,我吃没吃药之类的。但是很多患者都不知道自己到底吃了什么药,每次来门诊的时候告诉我们吃的什么药都说不清楚,只能凭着外观描述个大概,有的把药盒带过来还好,不然我们只能根据他们的描述一点点地去猜。"(医务人员 B)

还有,俗话说"久病成良医",但是一些患病时间久的糖尿病患者认为自己所掌握和了解到的东西很科学和正确,其实不然。

"像我们内分泌科目前在做的糖尿病患者宣教管理,觉得有时候很难调动他们的积极性,可能和有些糖尿病患者文化水平有点关系。依从性很好的患者很少,像这里的患者都是老患者——老糖,他们有很多患者觉得自己对于糖尿病懂很多东西——久病成医,自认为自己所掌握和了解到东西很科学和正确,其实不是这样子。"(医务人员 C)

2. 糖尿病健康教育体系不充分不系统

（1）现有健康教育资源不充分、形式单一：四位医护人员受访者均提及患者的积极性和思维观念很重要。但是现在的健康教育体系对患者的健康观念重视程度不够。

一位医生访谈时表示，现在糖尿病患者数量庞大，且患者的疾病知识欠缺，健康教育的需求很大。但是现有的健康教育资源紧张，很难覆盖到这么多患者。此外，还存在形式单一的问题。

"（健康讲座）频次比较少，糖尿病患者又多，很难覆盖到这么多人。"（医务人员 A）

"在我们的医院有一个糖尿病患者俱乐部，医生每个月会讲一次课，是老主任发起的，很多年了，但是一个月一次还是比较少的。"（医务人员 B）

"还有些三级医院会定期坐诊或者讲课，但是比较少，因为糖尿病患者不是你讲一次课或者一个月、一年就能解决问题的，糖尿病患者很多，你频次那么少不可能覆盖到那么多人，还是要经常坐诊。"（医务人员 C）

"俱乐部是定期给患者进行讲课，医生问问题，患者来回答，回答问题的人，我们会设置一些相应的小礼品。以前还会定期出去外面吃饭，但他们的用餐都是经过医院和饭店关照和设定好的，控制每位患者的饮食。现在老主任退休了，这种活动就很少了。现在都是以讲课的形式为主。"（医务人员 D）

（2）现有健康教育系统不完整、不系统：在医院，医生、护士、门诊、住院部都会有健康宣讲，但是不系统、不完整。除此之外，还存在内容重复、没有契合不同患者需求的问题。

"现在就是医生这边会宣讲，护士也有，门诊也有门诊的宣讲，住院的时候住院部也有宣讲，但是这些都没有一个非常完整的体系，就是在患者诊疗过程中夹杂着这些宣讲，讲的可能会很多，但是没有一个系统的讲解，就是今天你来看医生，医生跟你讲了什么，明天他来了医生又和他讲了什么，我觉得不是很完整的，也是很随机的。"（医务人员 A）

"对糖尿病患者的干预不少，类似于健康教育之类，十院这边内分泌科室病房和门诊都会有健康教育的，但是内容反复就是那些，是滚动循环讲授，有些患者不定期地来听，听到的内容重复太多。内容也没有做好等级划分，比如初诊患者和老患者所需要知识的需求是不一样的。怎样将知识系统整合，形成一个体系，让不同的患者接受，现在还是可以做的。"（医务人员 D）

3. 信息时代凸显出的问题

现在信息传达很便利，通过电视、广播等媒介，患者可以自己学习。信息时代的糖尿病健康教育体系也存在至少两个方面的问题：一是年龄问题。现在的老年糖尿病患者，尤其是高龄患者，对于互联网或者智能手机使用并非特别熟练，从而导致从互联网上获取的疾病信息或者管理信息较少。二是信息的可靠性问题。互联网上有海量的关于糖尿病治疗和管理的信息，但是信息的质量和可靠性却没法得到保证。患者如何根据自己的实际情况，从网上获取对自身疾病管理有用的信息，是一个重要的议题。

"到我们这一代（年轻一代）人得糖尿病就不会那么难弄，我们从小就在信息时代长大的，用手机百度什么信息都有。"（医务人员 A）

"因为外面的宣讲也不知道是哪个人讲的,书的话,不是正规医院专家编写的,也不敢向患者推荐看,因为不知道它把关的程度怎么样。像我们的医院,有很多糖尿病的专家自己会写书,医生就会推荐患者去买这些书来阅读。"(医务人员 B)

"很多人年纪大了,可能只能听听收音机或者只能依赖医生传授些相关的知识。在我们医院,主要是以老年患者为主,很多都是 60 岁以上,可以推荐看书的人真的不多。"(医务人员 D)

4. 临床上缺少配套的体制

两位护士表示,现在临床缺少专职人员来做糖尿病健康教育,这与体制有关,涉及人力、财力和物力等原因。如果在临床科室有专职人员专门来做糖尿病健康教育,对糖尿病患者来说是个非常好的支持,糖尿病患者可以得到更加精准且详细的指导和护理。

"可能还是体制的问题和人力、物力、财力方面的支持力度这些问题,对糖尿病管理的支撑不够。就是说,很多时候我们设想比较好,但是真正实施起来就会碰到各种困难。"(医务人员 B)

"要患者教育工具、场地,长期和稳定建立一个系统,在这个系统里面需要有专门做糖尿病患者教育的人,就是需要一个专职做这件事情的人。"(医务人员 D)

其中,有问卷提到了上海有一家设置糖尿病教育护士岗位的医院。

"在糖尿病领域,像仁济医院有一个教育护士,她没有行政性的职务,她是糖尿病专科护士,她有自己的专科门诊,这一块得到她们科室主任和医院的支持,糖尿病护理门诊确实做得很好。护理门诊,比如她今天坐诊,一下午就看 5~6 个患者,但这 5~6 个患者可以有充足的互动时间,患者挂完号,她可以全方位了解患者最近的饮食、运动、血糖监测等情况。平常门诊医生看病可能就几分钟,最多 7~8 分钟,一般普通门诊是看不了那么久,但是像这种护理门诊的话,可以有足够的时间去和患者沟通,去评估患者,觉得这过程是很好的。"(医务人员 C)

"在南京医科大学附属医院,糖尿病管理确实做得蛮好的,听了他们的汇报,给人感觉确实做了很多实际性的东西。比如胰岛素泵的管理,他们专门培养了专业的胰岛素泵管理师,这个是有一定的根据的,不是心血来潮就设置了这个岗位。我问过他们的医务人员,他们设置了胰岛素泵管理师这个岗位,并且独立于临床,专职负责胰岛素泵这一块。他们是通过科室、临床和院内打擂台等形式,设定了这个岗位。有专人管这一领域肯定是做得好的,胰岛素泵管理师管理全院糖尿病患者胰岛素泵的使用、宣教、调剂、管理等,他们都是经过培训的,这是一个比较成熟的管理机制。"(医务人员 D)

5. 分级诊疗服务糖尿病管理有待加强

这些年来,政府不断在加强和推行分级诊疗,鼓励社区医院在慢性病管理中发挥更大的作用,但是也存在相应的问题,比如全科医生在糖尿病治疗和护理方面的专科知识和技能欠缺。如何鼓励社区医院发挥更大的作用,还需要加强对社区医院专科医生的培训。

"全科医生上岗是最近三四年的事情,现在有些患者是从地段医院或者门诊部过来的,血糖控制都不理想,说明全科医生在糖尿病的知识上还是欠缺的。比如有个患者糖化血红蛋白水平都达到 11 了,全科医生还说他血糖控制得很好,但是也没有跟患者提出下一步应该怎么做。全科医生自己搞不定,也不建议患者到上级医院进行治疗,是不合适的。"(医务人员 B)

6. 干预模式需要创新,服务人群需要扩展

除了传统的糖尿病健康宣教外,访谈的医务人员提到,干预的人群和形式都需要进一步优化,以提升干预的效果。

(1) 干预扩展到家属

"家属这一块对患者影响有限,多是夫妻双方,子女对父母的病情一般关心是不够的。对于家庭这一块的干预,涉及的是生活方式的整体转变。"(医务人员 A)

(2) 社会工作服务

"你们这次活动是有交流的,是双方互动的,是一个圆融的状态,到后面虽然如胶似漆谈不上,但是我们感觉到,在你们这次活动的过程中,我们感觉到每个患者都敞开心扉了,和社工、护士还有和病友之间我觉得都是敞开心扉了,我觉得大家都是很珍惜这次机会。"(医务人员 C)

"其实护士护理这一方面的力量也不是很强,像上次你们社工开展的'戏剧治疗'团体活动,跟你们社工部一起合作,我觉得做得很好,那如果仅靠我们护理可能也想不出那么多形式,如和患者互动的游戏,让我们来开展活动的话,可能形式也是比较单一,就是大家讲讲课,然后最多就是提提问题,和大家有一个简单的互动。还有像胰岛素注射的教学,可能会是个体化进行一个交流,但是相对来说,形式也是比较单一的,不是多种多样形式,所以也要调动患者们的积极性。像你们上次最后一节团体活动,借助面具作为道具,我看到患者他们拍的照片,我觉得他们都非常开心,让人感觉挺有趣的,患者觉得蛮有趣的,所以我觉得糖尿病管理在方式方法方面也有很大的讲究。"(医务人员 D)

受访者也对社会工作服务的可推广性提出了质疑。

"效果是有的,但是受益的人就这么几个人,没有办法去大力推广,像你们的方案有策划有编剧,看了你们的方案,我觉得是花了一番心思,但是这一套方案在临床上这个人力从哪里来,这个东西谁来做、长期怎么实行,现在看来就像打一个水漂,激起一层浪花,过了之后就平静了,这个团体活动或方法怎么去普及? 如何扩大它的影响力或实际性地去执行和操作?"(医务人员 C)

(三) 社区工作者和社区老年人访谈情况

对社区工作者的访谈表明,虽然现在社区里有针对慢性病的一些健康讲座,但是现有的社区健康教育资源不足,互动形式单一,未充分考虑到老年人的个性化需求,老年人主动参与度不高(张晶,2019)。

1. 社区健康教育以慢性病为主,形式较为单一

从教育传播者的角度,目前上海市社区健康教育服务主要由街道爱卫办组织和协调各单位在社区开展。上海市各居委会设有专门管理健康线的工作人员,负责与街道、社区卫生服务中心等联络与沟通,配合其他健康教育服务提供者组织实施健康教育服务,并且

动员和宣传社区居民的参与(张晶,2019)。

上海市 W 街道社区医院健康管理部的医生 L 说道:"目前我们主要是通过讲座、咨询、宣传资料册页等的发放来开展健康教育服务的,有时候我们也会走进社区、上门随访。像平常的话,也能看到我们医院这里会提供居民日常健康教育书籍、资料,每月在我们医院开展一次健康讲座,这些健康教育讲座是我们请大医院的专家、主任来讲解相关健康知识,在一些重要的健康日,我们医生也会到社区摆摊,向居民提供一些防治宣传册页和开展免费的咨询活动。内容方面,我们主要还是围绕一些重点的疾病、传染病还有慢性病这些,像我们最近在做的慢病管理小组就主要是高血压自管小组和糖尿病自管小组。"(社区医生 L)

从宣传角度来说,现有的宣传方式是以传统的宣传形式为主,包括在社区宣传橱窗张贴海报、黑板报进行疾病知识宣传,以及派发宣传资料等方式(张晶,2019)。同时,也充分利用互联网,相关健康知识和信息的宣传也通过微信公众号等新媒体的形式来传播(张晶,2019)。

从教育内容来看,社区健康教育主要以慢性病防治为主,包括慢性病的基本知识、有效预防、合理饮食与运动、安全用药等健康知识。随着上海市老年人健康意识和健康素养的提高,越来越多的老年人热衷于"养生",所以随着季节的更替,社区健康教育的内容也会更加贴近当季的疾病预防和生活指导(张晶,2019)。

从教育方式来说,健康讲座进入社区,定点在社区老年活动室或者居委会,邀请医务工作者以讲座、报告形式为主为老年群体提供健康知识,这种形式具有传统教育的性质,老人以听为主(张晶,2019)。在一些国际和国内健康日,社区卫生服务中心或者社区医院还会开展主题日咨询服务或者义诊服务,通过居民的咨询和互动来达到传播健康知识的目标。

Y 社区社区工作者:"形式基本上就是我们每个月请老师来讲座,或者请一些医生来,我们自己本身小区也有一位医生可以给我们上课,还有我们请外面的人来给我们上课。"

X 社区社区工作者:"现在讲座的话,医生基本上都会自己带个 PPT 过来,边讲边给居民看的,有的医生好的话可能还会播放个小视频,教大家做做操。"

2. 老年人主动参与社区健康教育积极性不高

关于社区健康教育的效果,社区老年人普遍认同社区健康教育,但是部分老年人由于日常接触网络较多,可能会接触较新的健康信息,对于志愿者医生讲授的健康知识认同度较低(张晶,2019)。此外,老年人在主动参与社区健康教育方面的积极性不高。

3. 老人在健康教育内容和形式上的需求多元化

通过访谈得知,社区老年人对现在的健康教育有着自己的理解,包括希望能接受针对性的健康教育;除了疾病知识外,还能接受心理健康方面的健康教育。

X 社区 B 老人:"那(健康教育内容)肯定先征求一下老人的意见,对不同层次的老人,需要分别去解决,譬如说像我这个年龄段的,对新的医疗科技不怎么知道,新的药也不怎么知道,管控自己需要与新的科学知识结合起来比较好。"

X 社区 B 老人道："能教给你一些心理疏解方面的方法,不要毛病还没怎样,把自己吓着了,不要怕! 一听到癌症就吓着了,人的精神面貌都垮了,明明能站起来,他非不站要躺在那儿,这就是个问题。不是病死的,是被病吓死的,你不要看我讲得头头是道,其实我也怕的,人的心理状态就是这样子的。"

在形式上,老年人也希望能参与到寓教于乐的健康教育活动中,既能从健康教育中学习到健康知识,也能从其中获得放松,增加与其他人的交流。有的老人也提出,如果在健康讲座之后,再有一份针对性的健康知识手册供平时生活中经常翻阅,就非常有帮助。

X 社区 B 老人在提到他的健康教育需求时讲道:"我就希望我们的活动能够不同类型,不要老是讲座,例如这个月搞个手指操活动,下个月搞个健康美食活动,再下个月走出去看一看,我就觉得你很好,你每个月都有不同内容。"

X 社区 A 老人提道:"我感觉有时候印一点那种小的册子,就是每个老人有什么病,随时看看。就是针对老年人的常见病,或者时令的什么季节吃什么东西,通俗易懂的。像我睡眠不好可以吃点什么,讲座什么的我可能听完回来后就忘了。"

三、研究讨论和反思

本章尝试从老年糖尿病患者、从事糖尿病治疗和护理的医生护士、社区糖尿病健康教育工作者三个层面探讨目前上海糖尿病管理存在的困境,并针对现有的困境讨论了如何改善现有的糖尿病健康教育和管理体系。

(一) 糖尿病管理的困境是多方面的

糖尿病需要患者进行持续的管理,但是糖尿病的管理存在多方面的困境。

首先,就糖尿病患者自身而言,日常管理中生活方式的改变、药物的使用、血糖的监测等,会给患者带来不少的挑战。有些患者还患有其他疾病或者糖尿病的并发症,会面临糖尿病管理与其他疾病管理引发的冲突。有时候糖尿病患者是孤独的,在应对糖尿病的过程中缺少家属和朋友的社会支持,也会阻碍糖尿病患者的疾病管理。此外,部分糖尿病患者对于疾病没有正确客观的认识,影响了他们的依从性,从而影响他们的病情控制。

其次,在一线从事糖尿病治疗和管理的医生护士们也表达了他们对于糖尿病管理的看法。访谈结果显示,医护人员和糖尿病患者的认知存在一定的偏差,医护人员认为的糖尿病患者依从性较差并非百分之百出于患者视角,他们一定程度上忽略了患者的社会心理层面的原因,需要加强医护人员对患者社会心理层面原因的重视。

此外,医护人员还指出,现在医疗体系下针对糖尿病管理存在的问题,例如社区医院的全科医生在诊疗糖尿病方面能力有待加强、临床科室缺少相应的配套来更加充分应对糖尿病、信息时代糖尿病健康教育存在的问题等。由此可见,需要加强社区医院管理糖尿病的能力,进一步加强应对糖尿病的分级诊疗能力。

最后,社区是应对糖尿病严峻形势的重要阵地之一。在社区的健康教育方面,糖尿病健康教育的形式较为单一,较难满足老年人多样化的需求,同时老年人参加社区健康教育活动的积极性也不高。这可能还需要创新社区糖尿病健康教育的活动,提高老年人参与的积极性。

(二)未来糖尿病健康教育的思考

1. 调动患者的积极性,提升依从性

糖尿病患者依从性不高的原因不能简单归因于对疾病的不了解,而应探究其社会心理层面的原因,需要从患者的价值观、信念和认知、社会支持等方面去强化他们,发挥患者的积极主动性。该观点也得到了医护人员访谈结果的验证。

"教育最好是从患者的价值观和信念、认知等方面去强化他们,还要调动患者的积极性。"(医务人员 A)

"希望从人力、物力、财力这几大方面去完善,还要调动患者的积极性,我们医护人员的积极性也要调动,积极去面对这个疾病管理的事情,只有合作才能事半功倍,我觉得这是个不容易的事情。"(医务人员 D)

2. 跨学科合作,共同应对糖尿病

糖尿病的管理是一项非常复杂的工作,要想提高糖尿病健康教育的效果,需要不同学科的专业人士加入(如医生、护士、营养师、康复师、社工等),设计综合性的干预方案,包括药物治疗、行为改变、社会心理支持等方面。

"在我们那次团体活动中,我就在想,如果我们医生加入可能我们活动的效果会更加好,因为我只不过是护士长、护理人员,可能护士说的话即使准备得很好,在患者心目中还是不够医生那么权威。我还是那句话,慢性病的管理就是'医护患'配合,然后,如果再加上你们社工部力量的支持就更加好了,希望实现一个多学科的合作!如果加上营养科、康复科那就更加好,所以说还是就像国外的个案管理,也是多学科进行合作的,仅靠单方面的内分泌科来完成糖尿病的管理是做不了的。"(医务人员 C)

3. 发挥同伴教育的作用

同伴教育对于糖尿病患者来说有着不可替代的作用。同样患有糖尿病的患者,有相似的疾病管理经验,能分享更多切身的体会,他们的经验分享往往更有说服力,互相提供更多的社会支持。

"关于同伴支持教育,护士也是患者健康管理中的很重要的一个健康教育者,那同伴——'同样患糖尿病的患者'他们在一起的话,可能更愿意在一起分享和相互提供支持,同伴的支持力量也是很大的。这位老师的同伴支持模式做得非常成功。他们有各个年龄段、不同性别、不同职业,他们过段时间就会聚在一起,可能会像你们社工部一样开展一些团体活动。他们有较多活动形式,也有专业的医务人员参与,大多以护士为主导,医生也不一定出现,其实挺好的。"(医务人员 D)

4. 医院+社区+家庭"三位一体"的糖尿病健康教育

糖尿病需要连续性管理,医院的资源如果能下沉到社区和家庭,并和社区和家庭产生有机的互动和交流,会极大程度上加强健康教育的效果。

"像我们所说的连续性护理,'医院+社区+家庭'三方联动这个模式也有,但是具体

做得怎么样很难说,像六院,社区都联网,下到社区,也有电脑数据的采集,也确实做得挺好的,这个首先也需要医院重视,相辅相成的。我觉得同伴支持模式、"医院＋社区＋家庭"联动模式相对来说开展得是比较好的,目前能看到成果和固定的模式。"(医务人员 B)

附录

糖尿病患者访谈提纲

1. 基本的资料:性别、年龄、文化水平、工作状况、婚姻状况、家庭人口、经济情况。

2. 您确诊糖尿病多久时间了? 是什么情况下发现的? 当时确诊的时候有什么感受?

3. 您对糖尿病了解吗? 通过什么渠道了解的?

4. 您目前在接受什么治疗? 血糖控制效果如何?

5. 除了糖尿病外,您是否还有其他慢性疾病?

6. "五驾马车"(健康教育与心理改善、药物改善、饮食改善、运动改善和血糖监测)做得如何? 有哪些方面做得好? 做得好的原因有哪些? 哪些方面做得不好? 做得不好的原因有哪些?

7. 在糖尿病管理方面,您现在遇到哪些方面的困难? 您希望得到哪些方面的支持和帮助使控糖效果会更好?

医护人员访谈提纲

1. 您从事内分泌相关的工作多少年了?

2. 根据您的观察和工作经验,您觉得糖尿病管理的难点有哪些方面?

3. 您如何看待现有的糖尿病治疗体系? 如何看待现有的糖尿病健康教育体系?

4. 您对未来的糖尿病治疗体系和健康教育体系有哪些展望?

社区健康教育工作者(居委和社区医生)访谈提纲

1. 社区都举办过哪些针对老年人的健康教育活动? 活动内容与形式都有哪些? 健康教育的频次如何?

2. 社区老年人的健康教育都通过哪些途径来宣传? 宣传效果如何?

3. 社区举行健康教育活动老年人的参与率如何? 您认为老年人参加/不愿参加的原因有哪些?

4. 您觉得社区健康教育活动应该达到哪些效果? 目前社区健康教育活动在多大程度上达到了这些效果?

5. 在社区老年健康教育工作开展中面临哪些困境? 应该如何应对?

6. 您觉得目前社区内的健康教育能否满足居民的健康需求? 有哪些需要改进的地方?

7. 您认为应当如何提高社区(包括老年人和社区卫生服务人员)参与社区老年健康教

育的积极性和主动性?

    8. 在接下来的老年健康教育工作中,您的工作计划是怎样的?

参考文献

[1] 布隆德,魏鹤鹤.糖尿病管理面临的挑战[J].糖尿病天地(临床),2008,2(12):568~577.

[2] 蔡端颖.哲学解释学视角下对糖尿病血糖控制的剖析[J].医学与哲学(B),2015,36(4):81~83.

[3] 范丽凤,黄玉荣.糖尿病患者的生活质量及影响因素[J].中华护理杂志,1996,31(10):562~567.

[4] 高妍.糖尿病多样性管理的挑战[J].中国糖尿病杂志,2012,20(5):392~394.

[5] 高永莉,张开蓉.糖尿病治疗是以糖尿病教育为基础的综合治疗[J].当代医学,2012,18(3):76~77.

[6] 何叶,绳宇.空巢老年糖尿病患者自我管理水平和生存质量的相关性研究[J].中华护理杂志,2013,48(2):136~138.

[7] 贾芸,王君俏,滕香宇.2型糖尿病患者心理健康水平与自我管理的相关性研究[J].上海护理,2004,4(4):1~3.

[8] 贾芸,龚婷,桑末心.2型糖尿病患者自我效能与自我管理水平的相关性研究[J].现代护理,2005,11(19):1586~1588.

[9] 梁艳,杨丽,赵秋利,侯赛宁,王丽敏,赵静.2型糖尿病患者饮食自我管理研究现状[J].护理研究,2017,31(35):4477~4480.

[10] 刘国彩,黄娟,曹娜,张梦珂.2型糖尿病患者自我管理知信行现状及其影响因素[J].护理研究,2018,32(19):3117~3120.

[11] 饶小胖,张磊.糖尿病心理方面研究(第18届国际糖尿病联盟大会侧记)[J].国际精神病学杂志,2004,31(3):191~192.

[12] 王欣国,徐燕,丁晔等.城市社区老年2型糖尿病患者糖尿病知识水平及其影响因素研究[J].护理研究,2013,27(20):2079~2080.

[13] 周春枝,宋小琴.行为干预在老年糖尿病患者自我管理中的应用[J].医学信息,2011,32(4):1592~1594.

[14] 朱元斌,许向东,潘杰.南浔区50岁及以上人群2型糖尿病患病率调查[J].预防医学,2018,30(11):1138~1141.

[15] 张晶.上海城市社区老年健康教育的现状分析及对策研究[D].上海大学,2019.

[16] Fatema K, Hossain S, Natasha K, et al. Knowledge attitude and practice regarding diabetes mellitus among Nondiabetic and diabetic study participants in Bangladesh[J]. *BMC Public Health*, 2017, 17(1):1~10. doi: 10.1186/s12889-017-4285-9.

[17] Glasgow R E, Hampson S E, Strycker L A, Ruggiero L. Personal-Model Beliefs and Social-Environmental Barriers Related to Diabetes Self-Management[J]. *Diabetes Care*, 1997, 20(4):556~561. doi: 10.2337/diacare.20.4.556.

[18] Khattab M, Khader Y S, Al-Khawaldeh A, Ajlouni K. Factors associated with poor glycemic control among patients with Type 2 diabetes[J]. *Journal of Diabetes and Its Complications*, 2010, 24(2):84~89. doi: 10.1016/j.jdiacomp.2008.12.008.

第十三章
新加坡老年糖尿病患者自我管理现状及社会心理影响因素

一、研究背景和目的

糖尿病已成为全球性的公共卫生问题,新加坡也不例外。新加坡天气炎热,人们通常喜欢喝含糖饮料来降温,加上由于饮食结构等各种因素的影响,糖尿病发病率居高不下,并呈现出不断上升的趋势。新加坡糖尿病疾病管理呈现出以下特点:① 血糖控制率不佳;② 并发症控制率不高,其中,很多截肢的病例往往是由于糖尿病控制不良引起的。

本章内容将围绕老年糖尿病患者的管理现状以及社会心理影响因素展开,来探究影响糖尿病管理背后的原因,从而为现有的服务和政策制定提出依据,也为上海和新加坡的对比研究打下基础。具体来说,将从以下三个方面来探讨影响糖尿病患者自我管理的影响因素。① 社会人口学信息:年龄、性别、婚姻状态、持续时间。② 自我效能感等个人因素:自我效能感、控制焦点。③ 积极和消极健康相关社会控制。本研究期待通过对新加坡糖尿病患者管理现状及其影响因素的探究,识别影响管理现状的重要因素,以便为今后的服务和政策制定提供依据。

二、研究结果

(一) 研究对象基本情况

患者的平均年龄为 63.34 岁(方差=8.46),48% 为男性。大多数患者已婚,与配偶和/或孩子同住,有医疗保险,接受了初中教育。关于疾病特征,患有糖尿病的平均时间为 12 年(方差=9.25 岁)。大多数患者接受药物治疗,降糖药、胰岛素或者两者都有。有 72% 的患者患有其他慢性疾病。关于糖化血红蛋白,有 44.2% 的患者汇报高于 7,这代表有并发症的风险(表 13 - 1)。

表 13 - 1 本研究样本的社会人口学信息和糖尿病相关变量

变　　量	平均值	方　　差
年龄	63.34	8.46
糖尿病患病时间	11.98	9.25

(续表)

变　　量	平均值	方　　差
糖化血红蛋白	7.30	1.41
家庭关系满意度	5.80	1.60
性别	*n*(%)	
男性	96(48.2)	
女性	103(51.8)	
职业状态	*n*(%)	
退休	75(37.7)	
无业	30(15.1)	
全职	72(36.2)	
兼职	22(11.0)	
婚姻状态	*n*(%)	
在婚	149(74.9)	
其他	50(25.1)	
居住状况	*n*(%)	
与配偶和/或子女同住	170(85.4)	
独居	23(11.6)	
与其他人同住	6(3.0)	
最高教育水平	*n*(%)	
文盲	17(8.5)	
小学	44(22.1)	
初中	86(43.2)	
高中	28(14.1)	
本科及以上	24(12.1)	
医疗保险	*n*(%)	
有	134(67.3)	
没有	65(32.7)	
治疗	*n*(%)	
生活方式的改变	15(7.5)	
注射胰岛素	15(7.5)	
降糖药	147(73.9)	
胰岛素和降糖药	22(11.1)	

（续表）

共病数量	n（%）
0	56（28.1）
1	88（44.3）
2	49（24.6）
3	5（2.5）
4	1（0.5）

关于糖尿病疾病适应指标,糖尿病相关的情绪压力均值为 1.10,$SD=0.92$;抑郁症状均值为 0.45,$SD=0.49$;自我管理依从性均值为 3.95,$SD=1.19$;糖化血红蛋白均值为 7.30,$SD=1.41$(表 13 - 2)。

表 13 - 2　新加坡糖尿病患者疾病适应的描述性分析

	平均值	方　差
糖尿病相关的情绪压力	1.10	0.92
抑郁症状	0.45	0.49
自我管理依从性	3.95	1.19
糖化血红蛋白	7.30	1.41

关于自我管理行为,研究样本在饮食方面的得分为 5.24(方差＝1.83),在锻炼方面的得分为 3.01(方差＝2.12),在血糖监测方面的得分为 2.46(方差＝2.63),在足部护理方面的得分为 3.39(方差＝3.03),总得分为 14.01(方差＝5.74)。此外,还有 10 名患者吸烟。总的来说,患者在服用药物和注射胰岛素方面,依从性较高;但在运动(尤其是中等强度活动方面)、血糖监测、足部护理方面依从性并不理想(表 13 - 3)。

表 13 - 3　新加坡糖尿病患者自我管理依从性具体条目的描述性分析

条　　　目	M	SD
1. 近一周内,您有多少天按照糖尿病管理要求合理安排饮食	5.25	1.90
2. 近一个月内,您每周有多少天按照糖尿病要求合理安排饮食	5.23	1.85
3. 近一周内,您有多少天摄入水果和蔬菜达 5 种或 5 种以上	4.19	2.31
4. 近一周内,您有多少天摄入高脂肪食物	2.28	1.82
5. 近一周内,您有多少天进行持续时间＞30 分钟的运动(如散步等)	3.76	2.54
6. 近一周内,您有多少天进行了中等强度活动(包括快走、游泳、爬山、骑自行车等)	2.28	2.52
7. 近一周内,您有多少天进行了血糖监测	2.32	2.65
8. 近一周内,您有多少天按照医生要求进行了血糖监测	2.58	2.86
9. 近一周内,您有多少天按要求正确服用药物	6.57	1.56
10. 近一周内,您有多少天按要求正确注射胰岛素	5.08	2.99

（续表）

条　　目	M	SD
11. 近一周内,您有多少天仔细检查自己足部有无问题	3.67	2.89
12. 近一周内,您有多少天检查鞋子内部有无异物、平整、舒适等	2.9	3.01
13. 近一周内,您有多少天吸烟了	10.0	

（二）新加坡糖尿病患者糖尿病适应的回归分析

1. 糖尿病相关情绪压力的回归分析

对于糖尿病相关的情绪压力(表13-4),模型1结果显示,在婚状况与糖尿病相关的情绪压力呈负相关,即与非在婚相比,在婚状况能够降低患者糖尿病相关的情绪压力。模型2结果显示,自我效能感、内在健康控制焦点与糖尿病相关的情绪压力呈负相关,而机会健康控制焦点、他人健康控制焦点与糖尿病相关的情绪压力呈正相关。自我效能感越高、内在健康控制焦点越高、机会健康控制焦点越低、他人健康控制焦点越低,患者糖尿病相关的情绪压力越低。模型3结果显示,消极健康相关社会控制与糖尿病相关的情绪压力呈正相关,即来自家属的消极社会控制越多,患者糖尿病相关的情绪压力越高。

表 13-4　新加坡糖尿病患者糖尿病相关情绪压力的回归分析结果

变　量	模型 1			模型 2			模型 3		
	B	SE	β	B	SE	β	B	SE	β
年龄	−0.018*	0.008	−0.182	−0.019*	0.008	−0.190	−0.015*	0.007	−0.153
性别	0.019	0.129	0.012	−0.055	0.121	−0.033	0.017	0.119	0.010
婚姻状况	−0.334*	0.150	−0.171	−0.243	0.142	−0.125	−0.222	0.138	−0.114
患病时间	−0.008	0.007	−0.086	−0.007	0.006	−0.078	−0.004	0.006	−0.048
自我效能感				−0.010*	0.004	−0.183	−0.008*	0.004	−0.157
内在健康控制焦点				−0.032*	0.015	−0.159	−0.033*	0.015	−0.165
运气健康控制焦点				0.019*	0.009	0.159	0.018*	0.009	0.146
他人健康控制焦点				0.039*	0.017	0.171	0.032	0.017	0.140
医生健康控制焦点				0.021	0.023	0.067	0.010	0.023	0.034
积极社会控制							−0.017	0.037	−0.036
消极社会控制							0.166**	0.048	0.271
$R^2(\%)$	7			21.5			27.4		

注: $^* P<0.05, ^{**} P<0.01$。

2. 抑郁症状的回归分析

对于患者的抑郁症状(下页表13-5),模型1结果显示,在婚状况与抑郁症状呈负相关,即与非在婚相比,在婚状态能够降低抑郁症状。模型2结果显示,内在健康控制焦点与抑郁症状呈负相关,而机会健康控制焦点与抑郁症状呈正相关。内在健康控制焦点越高,机会健康控制焦点越低,患者的抑郁症状越低。模型3结果显示,积极、消极健康相关社会控制与抑郁症状均不显著相关。

表 13-5 新加坡糖尿病患者抑郁症状的回归分析结果

变 量	模型 1			模型 2			模型 3		
	B	SE	β	B	SE	β	B	SE	β
年龄	0.000	0.004	−0.002	−0.002	0.004	−0.030	−0.001	0.004	−0.021
性别	0.063	0.071	0.070	0.026	0.068	0.029	0.042	0.069	0.047
婚姻状况	−0.171*	0.083	−0.161	−0.141	0.080	−0.133	−0.135	0.080	−0.127
患病时间	−0.005	0.004	−0.096	−0.004	0.004	−0.087	−0.004	0.004	−0.084
自我效能感				−0.003	0.002	−0.119	−0.003	0.002	−0.101
内在健康控制焦点				−0.029**	0.009	−0.267	−0.030**	0.009	−0.272
运气健康控制焦点				0.011*	0.005	0.164	0.011*	0.005	0.160
他人健康控制焦点				0.002	0.010	0.017	0.001	0.010	0.010
医生健康控制焦点				0.013	0.013	0.080	0.012	0.013	0.072
积极社会控制							−0.016	0.021	−0.063
消极社会控制							0.036	0.028	0.108
R^2(%)		4.8			17			17.9	

注：* $P<0.05$，** $P<0.01$。

3. 自我管理依从性的回归分析

对于患者的自我管理依从性来说（表 13-6），模型 1 中的变量均不显著。模型 2 结果显示，自我效能感与自我管理依从性呈显著正相关。模型 3 结果显示，自我效能感仍然与自我管理依从性呈显著正相关。患者的自我效能感越高，他们的自我管理依从性越好。

表 13-6 新加坡糖尿病患者自我管理依从性的回归分析结果

变 量	模型 1			模型 2			模型 3		
	B	SE	β	B	SE	β	B	SE	β
年龄	0.013	0.011	0.094	0.001	0.010	0.008	0.004	0.011	0.028
性别	0.026	0.180	0.011	0.038	0.167	0.017	0.071	0.169	0.031
婚姻状况	−0.040	0.210	−0.015	−0.200	0.196	−0.076	−0.196	0.196	−0.074
患病时间	0.009	0.009	0.075	0.008	0.009	0.070	0.011	0.009	0.090
自我效能感				0.024***	0.005	0.333	0.024***	0.006	0.333
内在健康控制焦点				0.035	0.021	0.126	0.035	0.021	0.127
运气健康控制焦点				−0.006	0.013	−0.036	−0.007	0.013	−0.042
他人健康控制焦点				0.041	0.023	0.135	0.036	0.024	0.117
医生健康控制焦点				0.049	0.032	0.114	0.041	0.033	0.096
积极社会控制							0.029	0.052	0.045
消极社会控制							0.080	0.068	0.097
R^2(%)		1.9			19.8			21.1	

注：* $P<0.05$，** $P<0.01$，*** $P<0.001$。

4. 糖化血红蛋白的回归分析

就患者的糖化血红蛋白来说（下页表 13-7），模型 1 中的变量均不显著。模型 2 中，医生健康控制焦点与糖化血红蛋白呈负相关，其余变量不显著。模型3中，医生健康控制焦点与糖化血红蛋白仍然呈显著负相关。医生健康控制焦点越高，患者的糖化血红蛋白越低，血糖控制越好。

表 13 - 7　新加坡糖尿病患者糖化血红蛋白的回归分析结果

变　　量	模型 1			模型 2			模型 3		
	B	SE	β	B	SE	β	B	SE	β
年龄	−0.015	0.014	−0.087	−0.004	0.015	−0.026	−0.005	0.015	−0.028
性别	−0.062	0.240	−0.021	−0.110	0.242	−0.038	−0.091	0.248	−0.032
婚姻状况	0.133	0.275	0.040	0.194	0.274	0.058	0.203	0.275	0.061
患病时间	0.010	0.012	0.066	0.009	0.012	0.060	0.008	0.013	0.053
自我效能感				−0.007	0.008	−0.078	−0.006	0.008	−0.064
内在健康控制焦点				0.018	0.030	0.050	0.017	0.030	0.047
运气健康控制焦点				0.029	0.019	0.131	0.029	0.019	0.131
他人健康控制焦点				−0.035	0.034	−0.090	−0.032	0.034	−0.081
医生健康控制焦点				−0.115*	0.046	−0.213	−0.113*	0.047	−0.209
积极社会控制							−0.059	0.078	−0.070
消极社会控制							0.039	0.100	0.036
$R^2(\%)$	1.4			7.9			8.2		

注：* $P<0.05$。

三、研究讨论

本研究探究了新加坡糖尿病患者疾病管理现状及其社会心理影响因素。主要有以下几点反思和讨论。

（一）新加坡糖尿病形势严峻

本研究中的糖尿病患者有 70% 左右患有其他疾病，且有 44% 的患者血糖控制不好。从这点可以反映出，新加坡的糖尿病形势较严峻。关于自我管理依从性，结果显示，患者在饮食方面、服用药物和注射胰岛素方面依从性较好，而在运动（尤其是中等强度的运动方面）、血糖监测、足部护理方面依从性并不理想。可能患者意识到了饮食、药物和胰岛素注射的重要性，忽略了运动和足部护理方面的重要性。也有可能由于患者的身体状况日益衰弱或者年龄较大不允许他们进行运动，尤其是中等强度的运动，或者患者的病情并没有发展到急需密切关注足部健康的程度。同样的，在今后的健康教育中，需要加强针对运动、血糖监测和足部护理方面的健康教育。

（二）疾病认识影响糖尿病患者的糖尿病适应

对于糖尿病相关的情绪压力来说，结果显示，自我效能感和内在健康控制焦点对于糖尿病相关的情绪压力具有保护作用，而运气健康控制焦点和重要他人的健康控制焦点则会增加患者的糖尿病相关情绪压力。另外,来自家属的消极健康相关的社会控制也会增加患者的糖尿病相关情绪压力。这些结果表明,如果患者认为自己有能力来应对复杂的糖尿病,以及疾病的管理和病情的发展取决于自己的行为,他们的糖尿病相关情绪压力则越低。相反,如果患者认为疾病的管理和病情的发展主要是运气或者受重要他人的影响,他们的糖尿病相关情绪压力则越高。另外,如果来自家属的消极健康相关的社会控制越高,比如不停唠叨、给患者施加压力、嘲讽患者等,则会增加患者的糖尿病相关情绪压力。总的来说,如果患者自身的认知越消极、来自社会环境方面的影响越消极,患者的糖尿病相关情绪压力则越高。

对于患者的抑郁症状来说,内在健康控制焦点与抑郁症状呈负相关,而与运气健康控制焦点呈正相关。如果患者觉得疾病的管理和病程的进展主要取决于自己的话,他们的抑郁症状越低。而如果患者觉得疾病的管理和病程的进展更多是运气成分在起作用,则他们的抑郁症状越多。如果疾病管理不在自己能力控制范围内,患者则感知到更多的不确定性,则更容易有抑郁症状。

对于患者的抑郁症状来说,内在健康控制焦点与抑郁症状呈负相关,而与运气健康控制焦点呈正相关。如果患者觉得疾病的管理和病程的进展主要取决于自己的话,他们的抑郁症状越低。而如果患者觉得疾病的管理和病程的进展更多是运气成分在起作用,则他们的抑郁症状越多。如果疾病管理不在自己能力控制范围内,患者则感知到更多的不确定性,更容易有抑郁症状。

对于自我管理依从性来说,研究结果显示,只有自我效能感影响显著,而其他变量不显著,这与文献中的自我效能感的强有力预测作用一致。自我效能感高,相信自己能应对复杂的糖尿病管理活动,是自我管理依从性非常强有力的影响变量。

对于糖尿病管理的生理维度,结果显示,只有医生健康控制焦点作用显著。如果患者觉得医生在自己的糖尿病管理中起着非常重要的作用,则他们的血糖水平越低。这也体现了医生在该样本患者心目中的专业性地位,患者认可并听从医生的建议,有较好的依从性,从而在生理维度有较好的结果。在 Hummer 等(2011)关于健康控制焦点与糖尿病患者糖化血红蛋白研究的荟萃分析中,他们指出,囊括的 17 个研究中,健康控制焦点与糖化血红蛋白之间的关系很微弱,主要体现在有影响力的他人健康控制焦点与糖化血红蛋白之间的微弱相关关系。

四、反思和启示

(一) 糖尿病"五驾马车"的重要性

糖尿病管理的"五驾马车":运动治疗、饮食治疗、药物治疗、血糖监测、教育与心理治疗,这"五驾马车"并驾齐驱,每一方面都很重要。考虑到大多数患者在饮食、药物方面的依从性较好,而在运动、血糖监测和心理方面依从性较差,有必要加强后三方面的健康教育,让糖尿病患者意识到,这"五驾马车"对于糖尿病管理和促进糖尿病的病情控制,都非常重要。在运动方面,结合患者自身的兴趣爱好,教授适合患者的运动技巧。在血糖监测方面,鼓励患者家属参与监督和支持工作。在教育和心理方面,需要宣传心理因素对于糖尿病管理的重要性。作为新加坡最大的非营利性组织,新加坡糖尿病协会针对糖尿病患者定期开展工作坊活动,内容涵盖以下几方面。① 什么是糖尿病? ② 糖尿病的临床方面知识。③ 生活方式和运动。④ 压力和减压。⑤ 糖尿病管理中的饮食控制。如果这样的工作坊能够辐射更多的糖尿病患者,相信能够更好地提升糖尿病患者的疾病认知和疾病管理的能力。

(二) 患者自我认知广泛影响患者的糖尿病适应

本研究结果突出了患者自我控制感的重要性,包括自我效能感和健康控制焦点。班杜拉等(1996)研究指出,自我效能感的影响因素取决于自身行为的成败经验、替代经验、言语劝说、情绪唤醒和情境条件。文献中也有大量的研究表明,自我效能感是可以通过干预得以提升的。Marks 等(2005)在研究中提出了对于提升慢性病管理效果的建议,具体包括:① 提升慢性病自我管理自我效能感的干预应该是持续的、强调身体锻炼的重要性。② 应该创造机会让患者在一个支持性的环境里互相分享经验。③ 在健康教育或干预的过程中,应该是多层次的互动过程,激发患者的动机,促进问题解决。

更为重要的是,要提升自我效能感,需要做到以下几点。① 确定和强化患者过去以及现在的成功或成就。② 引导患者观察与自己差不多情况的其他患者的成功行为和应对技巧。③ 给患者的努力提供正向反馈,或者鼓励家人或朋友给患者的努力提供正向反馈。④ 通过确保患者正确解读他们的情绪,来促进患者习得新的健康行为习惯。例如,如果患者对习得一个新的行为(如使用辅助性器械)感到焦虑,健康教育者或许可以解释,这种情绪是正常的,尤其是当患者被要求这样做的时候。

最后,他们还总结了慢性病管理自我效能提升项目的主要特点。① 使用不同的学习技巧,例如讲课、讨论、头脑风暴、展示、目标设定、示范、家庭作业等,提供互相帮助和支持。② 寻求重要他人的帮助,例如配偶或家属;鼓励患者和健康照护人员建立合作。③ 鼓励各个方面的自我管理一步一步来,包括锻炼、食物选择、体重控制、疼痛、焦虑抑郁、自我监控等。④ 利用鼓励、劝说、直接或间接的社会支持来引发相应的改变。⑤ 促进对情绪和身体反应的自我觉察、决策,有必要的知识、技能和问题解决能力来解决疾病相关的问题。⑥ 在健康教育中,由经过训练的教育者来主导,有详细的干预手册,多要素的传授技巧,材料和内容取材于患者和医护人员。⑦ 使用个性化的、小组形式的干预形式,尤其是合作性的,鼓励患者积极参与的策略。这对于我们以后开展慢性病健康教育项目,尤其是围绕提升患者的自我效能感方面,有重要的借鉴意义。

健康控制焦点的研究相对较少。在受儒家文化影响的新加坡,很多患者抱着听天由命的想法,如"得了这个病,我也做不了什么"。然而随着医学技术的发展,糖尿病是公认的可以通过生活方式调整来管理的一种慢性疾病,有效的生活方式的调整,可以大大延缓病程的进展。在以后的干预中,可以介绍关于糖尿病治疗的相关科学研究和进展,给糖尿病患者讲解科学的知识,让患者意识到自己是可以通过调整生活方式、遵从医嘱来管理糖尿病,降低患者听天由命的消极想法带来的影响。

(三) 宏观环境和政策对于糖尿病管理的影响

提高糖尿病患者的血糖控制率,降低并发症发生的概率,加强糖尿病健康教育,提升糖尿病患者的知识和疾病管理能力,同时也需要营造一个良好的环境帮助糖尿病患者管理疾病以及预防糖尿病。新加坡是一个多民族国家,由于基因和遗传因素的影响,印度族、马来族人群中的糖尿病发病率要比华人高很多。如何降低糖尿病的发病率,需要出台更强有力的健康教育政策,同时加强对餐饮业和食品业中用糖量的管制。

参考文献

[1] Bandura, A. Social foundations of thought and action: A social cognitive theory[M]. Englewood Cliffs, NJ: Prentice Hall, 1996.

[2] Hummer K, Vannatta J, Thompson D. Locus of Control and Metabolic Control of Diabetes[J]. *The Diabetes Educator*, 2011, 37(1): 104~110.

[3] Marks R, Allegrante J P, Lorig K. A Review and Synthesis of Research Evidence for Self-Efficacy-Enhancing Interventions for Reducing Chronic Disability: Implications for Health Education Practice[J]. *Health Promotion Practice*, 2005, 6(2): 148~156.

第十四章
新加坡糖尿病患者间接健康相关的社会控制与糖尿病适应

一、研究背景和目的

研究表明,随着年龄的增大,社会关系在数量上减少,社交网络也逐渐变小(Lang,2001)。然而,即使到了中年或老年,与家人的情感联结仍然保持稳定,因此对于这个人群来说,与家人的关系尤为重要(Ryan & Willits,2007)。对于慢性病患者来说,家庭在慢性病的管理当中发挥着相当重要的作用,因为中老年患者体力和认知能力在逐年降低,资源也在逐渐减少(Kaplan等,1993)。家庭在促进患者健康和寻求福祉方面有着潜在的优势。例如,在新加坡,有92.1%的老年人在他们生病的时候,向家庭寻求帮助和支持;有91.4%的老年人在想跟别人诉说的时候,倾向于向家人诉说(新加坡社会发展及体育部,2005)。作为支持和帮助的主要来源,家庭能够很大程度上促进患者进行疾病管理,改善他们的心理健康。例如,家人能够重塑家庭环境来帮助患者的自我管理行为(Gallant等,2007)。除了家庭环境外,家庭成员的健康观念也非常重要。此外,家庭成员还能直接参与患者的疾病管理,如陪着患者一起参加锻炼,陪患者一起健康饮食等(Rosland & Piette,2010)。

家庭的重要性日益突出,也有越来越多的研究来探究家庭关系如何影响健康或者慢性病管理的作用机制。有研究表明,健康相关的社会控制是家庭关系如何影响患者健康行为和疾病管理的一个非常重要的作用机制(Khan等,2013)。健康相关的社会控制有两种作用方式,一种是直接的,另外一种是间接的。文献中多是关于直接健康相关的社会控制研究角度,而关注间接健康相关的社会控制研究较为缺乏。

本研究以新加坡2型糖尿病患者为例,探讨了间接健康相关的社会控制对于糖尿病管理的影响。在新加坡,有19.3%的50~59岁和29.1%的60~69岁人群患有糖尿病,且18~69岁人群糖尿病的发病率从2004年的8.2%上升到2010年的11.3%(新加坡卫生部,2011)。密集的自我照护管理行为和对并发症的担心,意味着糖尿病患者会有情绪压力或抑郁。因此,本研究探讨了糖尿病患者间接社会相关的社会控制与糖尿病适应的关系。文献表明,慢性病适应是一个多维的过程,涉及行为、心理和生理方面的结果(Clark等,1991;de Ridder等,2008)。在本文中,良好的糖尿病适应结果为:较高的自我照顾行为依从性、较低的糖尿病相关情绪压力、较少的抑郁症状和良好的血糖控制。

本研究将以新加坡老年 2 型糖尿病患者为样本,探讨间接健康相关的社会控制与糖尿病患者心理功能之间的关系,以及两者之间的作用机制。本研究有两个假设。

假设 1:间接健康相关的社会控制水平与患者的疾病适应呈正相关,即:间接健康相关的社会控制水平越高,糖尿病相关的情绪压力越低,抑郁症状越少,自我照护行为依从性更好,血糖控制得越高。

假设 2:内在健康控制焦点和自我效能感将中介间接健康相关的社会控制与患者的疾病适应之间的关系,即:患者的间接健康相关的社会控制水平越高,内在健康控制焦点水平越高,自我效能感也越高,疾病适应更好(糖尿病相关的情绪压力越低,抑郁症状越少,自我照护行为依从性更好,血糖控制更好)。

二、研究结果

(一) 变量之间的相关性分析

研究中,一共有 199 名研究对象,平均年龄为 63.34 岁($SD=8.46$),有 51.8% 为女性(表 14-1)。相关分析结果显示,间接健康相关的社会控制与家庭关系满意度($r=0.24$,$P=0.001$)、内在健康控制焦点($r=0.29$,$P<0.001$)、自我照护行为均呈正相关($r=0.16$,$P=0.020$),而与抑郁症状呈负相关($r=-0.18$,$P=0.012$)。家庭关系满意度与自我效能感呈正相关($r=0.23$,$P=0.001$)。自我效能感和内在健康控制焦点与糖尿病相关的情绪压力呈负相关(自我效能感:$r=-0.29$,$P<0.001$;内在健康控制焦点:$r=-0.19$,$P=0.006$),与抑郁症状呈负相关(自我效能感:$r=-0.28$,$P<0.001$;内在健康控制焦点:$r=-0.21$,$P=0.003$);自我效能感与自我照顾行为呈正相关($r=0.24$,$P<0.001$)。

表 14-1　样本的描述性分析结果

变　　量	平均值	标准差
年龄	63.34	8.46
患病时长	11.98	9.25
关系满意度	5.80	1.60
性别	(%)	
男性	48.2	
女性	51.8	
就业情况	(%)	
退休	37.7	
未就业	15.1	
全职	36.2	
兼职	11.1	

（续表）

婚姻状况	（%）
在婚	74.7
其他	25.3
居住安排	（%）
与配偶和/或子女同住	85.4
独居	11.6
与其他亲戚同住	3.0
最高教育程度	（%）
未接受教育	8.6
小学	22.2
初中	42.9
高中/技校	14.1
本科	9.1
硕士	3.0
医疗保险	（%）
有	67.2
无	32.8
治疗方法	（%）
生活方式调整	7.7
胰岛素	7.7
降糖药	73.5
胰岛素和降糖药	11.2
其他疾病的数目	（%）
0	28.6
1	43.4
2	25.0
3	2.6
4	0.5

（二）中介分析结果

研究假设，从间接健康相关的社会控制到糖尿病适应结果有两条路径：第一条路径为间接健康相关的社会控制—家庭关系满意度—自我效能感—糖尿病适应结果；第二条路径为间接健康相关的社会控制—内在健康控制焦点—糖尿病适应结果，同时控制住其他变量。

关于第一条路径,对于糖尿病相关的情绪压力来说,结果显示,间接健康相关的社会控制—家庭关系满意度—自我效能感—糖尿病相关的情绪压力路径是显著的($B=-0.25$, $SE=0.21$,95% CI 为$-0.9299 \sim -0.0207$,不包括 0。图 14-1)。间接健康相关的社会控制对糖尿病相关的情绪压力的直接效应不显著($B=1.05$, $SE=2.62$,95% CI 为$-4.1130 \sim 6.2070$,包括 0)。具体来说,间接健康相关的社会控制与家庭关系满意度之间的关系是显著的($B=0.68$, $SE=0.20$, $P<0.001$),家庭关系满意度与自我效能感之间的关系是显著的($B=1.66$, $SE=0.70$, $P=0.019$),自我效能感与糖尿病相关的情绪压力呈显著负相关($B=-0.23$, $SE=0.10$, $P=0.019$)。这结果说明,这个中介路径是显著的,间接健康相关的社会控制和糖尿病相关的情绪压力之间的关系是受到家庭关系满意度和自我效能感两个变量的中介作用。

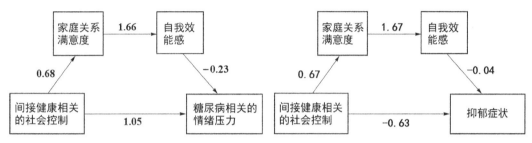

图 14-1　间接健康相关的社会控制与糖尿病　　　　图 14-2　间接健康相关的社会控制与
　　　　相关的情绪压力的第一条作用路径　　　　　　　　　　抑郁症状的第一条作用路径

对于抑郁症状来说,结果显示,间接健康相关的社会控制—家庭关系满意度—自我效能感—抑郁症状路径是显著的($B=-0.04$, $SE=0.05$,95% CI 为$-0.2080 \sim 0.0000$,不包括 0;图 14-2)。间接健康相关的社会控制对抑郁症状的直接效应不显著($B=-0.63$, $SE=0.531$,95% CI 为$-1.6699 \sim 0.4079$,包括 0)。具体来说,间接健康相关的社会控制与家庭关系满意度之间的关系是显著的($B=0.67$, $SE=0.20$, $P<0.001$),家庭关系满意度与自我效能感之间的关系是显著的($B=1.67$, $SE=0.72$, $P=0.022$),自我效能感与抑郁症状呈显著负相关($B=-0.04$, $SE=0.02$, $P=0.038$)。这结果说明,这个中介路径是显著的,间接健康相关的社会控制和抑郁症状的关系是受到家庭关系满意度和自我效能感两个变量的中介作用。

对于自我管理行为来说,结果显示,间接健康相关的社会控制—家庭关系满意度—自我效能感—自我管理行为路径是显著的($B=0.08$, $SE=0.05$,95% CI 为$0.0181 \sim 0.2418$,不包括 0;图 14-3)。间接健康相关的社会控制对自我管理行为的直接效应不显著($B=0.45$, $SE=0.28$, 95% CI 为$-0.0970 \sim 0.9974$,包括 0)。具

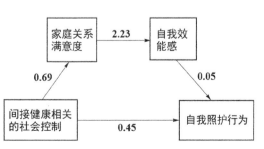

图 14-3　间接健康相关的社会控制与自我
　　　　照护依从性的第一条作用路径

体来说,间接健康相关的社会控制与家庭关系满意度之间的关系是显著的($B=0.69$,$SE=0.20$,$P<0.001$),家庭关系满意度与自我效能感之间的关系是显著的($B=2.23$,$SE=0.73$,$P=0.003$),自我效能感与自我管理行为呈显著负相关($B=0.05$,$SE=0.01$,$P<0.001$)。这结果说明,这个中介路径是显著的,间接健康相关的社会控制和自我管理行为的关系是受到家庭关系满意度和自我效能感两个变量的中介作用。

关于第二条路径,对于糖尿病相关的情绪压力,间接健康相关的社会控制与内在健康控制焦点呈正相关($B=2.10$,$SE=0.52$,$P<0.001$),而内在健康控制焦点与糖尿病相关的情绪压力呈负相关($B=-0.78$,$SE=0.35$,$P=0.028$)。通过内在健康控制焦点的间接效应的置信区间为小于 0($B=-1.63$,$SE=0.95$,95% CI 为 $-4.098\,1\sim-0.298\,0$,不包括 0;图 14-4),说明间接效应是显著的。

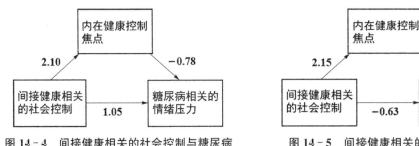

图 14-4　间接健康相关的社会控制与糖尿病　　　图 14-5　间接健康相关的社会控制与
相关的情绪压力的第二条作用路径　　　　　　　　　抑郁症状的第二条作用路径

对于抑郁症状来说,间接健康相关的社会控制与内在健康控制焦点呈正相关($B=2.15$,$SE=0.51$,$P<0.001$),而内在健康控制焦点与抑郁症状呈负相关($B=-0.15$,$SE=0.07$,$P=0.042$)。通过内在健康控制焦点的间接效应的置信区间为小于 0($B=-0.32$,$SE=0.21$,95% CI 为 $-0.834\,8\sim-0.008\,4$,不包括 0;图 14-5),说明间接效应是显著的。

对于自我照护行为来说,间接健康相关的社会控制通过内在健康控制焦点对自我照护行为的中介作用不显著($B=0.00$,$SE=0.10$,95% CI 为 $-0.217\,8\sim0.208\,6$,包括 0)。间接健康相关的社会控制对于自我照顾行为的直接作用也不显著($B=0.45$,$SE=0.28$,95% CI 为 $-0.097\,0\sim0.997\,4$,包括 0)。

对于糖化血红蛋白来说,两个路径均不显著。

(三) 结果方程模型

本研究也通过结果方程模型对整个模型进行了检验。如下页图 14-6 所示,间接健康相关的社会控制与家庭关系满意度呈正相关,家庭关系满意度与自我效能感呈正相关,而自我效能感与糖尿病相关的情绪压力和抑郁症状呈负相关,而自我效能感与自我照护行为呈正相关。间接健康相关的社会控制与内在健康控制焦点呈正相关,内在健康控制焦点与糖尿病相关的情绪压力和抑郁症状呈负相关。模型有较好的拟合度,$\chi^2=36.61$,$df=31$,$P=0.338$,$CFI=0.993$,$RMSEA=0.016$,模型中控制了年龄、性别和婚姻状态。

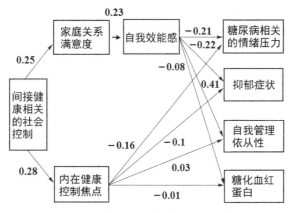

图 14 - 6 糖尿病适应的结构方程模型

注：$\chi^2 = 36.61, df = 31, P = 0.338, CFI = 0.993, RMSEA = 0.016$。$^*P < 0.05, ^{**}P < 0.01, ^{***}P < 0.001$。

三、讨论和结论

（一）间接健康相关的社会控制有利于糖尿病管理

本研究探讨了健康相关的社会控制较少被关注的一个维度——间接健康相关的社会控制，即为了家人要保持健康的一种责任感。研究发现，间接健康相关的社会控制通过不同的路径影响糖尿病适应的结果。具体来说，间接健康相关的社会控制通过两条路径影响糖尿病适应的心理指标，即：① 家庭关系满意度—自我效能感。② 内在健康控制焦点。此外，间接健康相关的社会控制通过"家庭关系满意度—自我效能感"的路径影响糖尿病适应的行为指标。对于糖尿病适应的生物指标，模型不显著。可能胰岛 B 细胞的功能逐渐下降导致糖化血红蛋白水平的上升，这模糊了本文中所考虑的社会心理因素对于血糖的影响。总的来说，本研究通过阐述间接健康相关的社会控制对糖尿病适应的影响机制，对文献研究有所贡献。

（二）间接健康相关的社会控制通过两个途径影响到糖尿病管理

尽管有很多关于直接健康相关的社会控制的研究，间接健康相关的社会控制的研究相对欠缺。间接健康相关的社会控制是基于个体为了家人要保持健康的责任感而发挥作用，而这与亚洲文化中强调家庭互相依靠的文化息息相关(Tseng & Hsu,1991)。家庭成员互相依靠强调个人与他人是有关系的，个体有责任保持和谐的家庭关系，这就涉及互相理解和互相联结。受到这样文化的影响，为了家人保持健康的责任感促进患者更好地照顾自己，这是一种非常好、能促进家庭和谐的方法。把自己的健康与家人联系起来，培养为了家人保持健康的责任感也是家庭互相依靠的体现。如果个体不好好照护自己，没有维持健康，他们可能会给家人带来负担，影响家人的正常生活和工作，甚至带来经济困扰。这就破坏了他们对家人的责任感，因此他们会尽力保持健康，避免没有保持健康带来的消极影响。简单地说，间接健康相关的社会控制是促进患者积极进行糖尿病管理的强有力动力源。

如果个体生活在一个支持性的家庭环境中,他们往往有更高的责任感,要为了家人保持健康,逻辑上来讲,他们也更可能有比较满意的家庭关系。根据自我延展理论,亲密关系在塑造自我概念方面起着非常重要的作用,在自我延展过程中把他人整合到自我中是其中一个作用机制。在这个过程中,家人的资源被整合到自我中,这些资源可以提升个体应对压力的能力(Aron & Aron,1996;Aron,Aron & Norman,2001)。换句话说,自我延展的过程给个体提供了更多的资源来提升自我效能感。而自我效能感能够降低情绪压力,促进自我照护依从性。把家庭关系满意度作为把他人整合到自我中的替代变量,研究结果支持了第一个路径。

研究结果也支持了第二个路径,即间接健康相关的社会控制通过内在健康控制焦点影响到糖尿病适应的结果。内在健康控制焦点是两者之间的一个中介变量,为了家人要维持健康的责任感是内在健康控制焦点的一个重要来源,因此这种责任感可以转化为一种个体可以通过自身行为维持健康的信念(AbuSabha & Achterberg,1997),相信自己通过自己的行为能够维持健康也是践行对家人责任感的非常有用的方式(Menec & Chipperfield,1997)。

间接健康相关的社会控制与糖尿病适应之间的两条路径,也说明了自我效能感和内在健康控制焦点是相似但又是不同的概念。不同于以往把自我效能感和内在健康控制焦点作为预测变量的研究(Stuart,Borland & McMurrary,1994),本研究探究了两者在间接健康相关的社会控制影响糖尿病适应过程中的作用,阐述了不一样的效应。尽管自我效能感和内在健康控制焦点均作为间接健康相关的社会控制影响糖尿病适应过程中的中介变量,自我效能感是作为二阶中介模型中的一个中介变量,而内在健康控制焦点是单独作为一个中介变量的。

(三) 研究不足

本研究中有一些不足需要注意。首先,在选择研究对象的时候可能有选择偏倚,有可能那些自我照顾行为较良好,或者疾病适应较良好的患者同意参与研究,这就局限了本研究的可推广性。此外,本研究仅关注新加坡中老年华人,也限制了研究结果推广到其他人群。其次,患者的糖化血红蛋白水平和糖尿病的状态是由患者自己陈述汇报的。研究表明,患者自我陈述的血糖水平或疾病极端可能在精准性上有局限性(Heisler,Piette,Spencer,Kieffer & Vijan,2005)。今后的研究需要用医生对患者的疾病诊断和采用患者血样本进行监测来检验本研究结果。第三,考虑到两者的正相关关系,将家庭关系满意度作为把他人整合到自我中的一个替代变量。在今后的研究中,需要把他人整合到自我量表中(Inclusion of Other in the Self scale;Aron,Aron & Smollan,1992)来进行测量。第四,本研究采用的是横截面的研究设计,因此没法揭示变量之间的因果关系。考虑到研究结果的其他可能解释,分析时也检验了其他的模型来排除相应的解释。研究发现,只有"间接健康相关的社会控制—内在健康控制焦点—糖尿病适应"的反向模型显著,但是效应很小。对这些模型的检测部分弥补了横截面设计的不足,显然需要纵向研究来明确变量之间的因果关系。

　　总的来说，本研究是文献中第一次尝试阐明间接健康相关的社会控制与糖尿病疾病适应之间的作用机制。研究结果表明，有两条路径体现了间接健康相关的社会控制与糖尿病疾病适应之间的关系：① 家庭关系满意度和自我效能感；② 内在健康控制焦点。研究结果强调了要培养为了家人保持健康责任感的重要性。生活在一个支持性的家庭环境中可以帮助患者坚定一个信念，即为了家人要好好照顾自己，不让家人失望（Williams，Freedman & Deci，1998）。未来的干预项目要考虑创造一个良好的家庭氛围，培养患者为了家人保持健康的责任感。

参考文献

［1］　AbuSabha R，Achterberg C. Review of self-efficacy and locus of control for nutrition- and health-related behavior［J］. *Journal of the American Dietetic Association*，1997，97(10)：1122～1132.

［2］　Aron A，Aron E N，Norman C. Self-expansion model of motivation and cognition in close relationships and beyond. In：Clark M & Fletcher G（Eds.）. *Blackwell's handbook of social psychology Vol.2 Interpersonal processes*［M］. Oxford：Blackwell，2001.

［3］　Aron A，Aron E N，Smollan D. Inclusion of other in the self scale and the structure of interpersonal closeness［J］. *Journal of Personality and Social Psychology*，1992，63(4)：596～612.

［4］　Clark N M，Becker M H，Janz N K，et al. Self-management of chronic disease by older adults. A review and questions for research［J］. *Journal of Aging and Health*，1991，3(1)：3～27.

［5］　De Ridder D，Geenen R，Kuijer R，van Middendorp H. Psychological adjustment to chronic disease［J］. *The Lancet*，2008，372(9634)：246～255.

［6］　Gallant M P，Spitze G，Prohaska T. Help or hindrance? How family and friends influence chronic illness self-management among older adults［J］. *Research on Aging*，2007，29(5)：375～409.

［7］　Heisler M，Piette J D，Spencer M，Kieffer E，Vijan S. The relationship between knowledge of recent HbA1c values and diabetes care understanding and self-management［J］. *Diabetes Care*，2005，28(4)：816～822.

［8］　Kaplan G A，Strawbridge W J，Camacho T，Cohen R D. Factors associated with change in physical functioning in the elderly：A six-year prospective study［J］. *Journal of Aging and Health*，1993，5(1)：140～153.

［9］　Lang F R. Regulation of social relationships in later adulthood［J］. *Journal of Gerontology: Psychological Sciences*，2001，56B(6)：321～326.

［10］　Menec V H，Chipperfield J G. Remaining active in later life：The role of locus of control in seniors' leisure activity participation，health，and life satisfaction［J］. *Journal of Aging and Health*，1997，9(1)：105～125.

［11］　Ministry of Community Development，Youth and Sports. National Survey of Senior Citizens 2005［EB/OL］. Retrieved from http：//app. msf. gov. sg/portals/0/summary/publication/NSSC-2005. pdf.

［12］　Ministry of Health. National Health Survey 2010［EB/OL］. Retrieved from http：//www. moh. gov.sg/content/dam/moh_web/Publications/Reports/2011/NHS2010%20-%20low%20res.pdf.

[13] Rosland A M, Piette J D. Emerging models for mobilizing family support for chronic disease management: a structured review[J]. *Chronic Illness*, 2010, 6(1): 7~21.

[14] Ryan A K, Willits F K. Family ties, physical health, and psychological well-being[J]. *Journal of Aging and Health*, 2007, 19(6): 907~920.

[15] Stuart K, Borland R, McMurrary N. Self-efficacy, health locus of control and smoking cessation [J]. *Addictive Behaviors*, 1994, 19(1): 1~12.

[16] Tseng W S, Hsu J. Culture and family: Problems and therapy[M]. New York, NY: Haworth Press, 1991.

[17] Williams G C, Freedman Z R, Deci E L. Supporting autonomy to motivate patients with diabetes for glucose control[J]. *Diabetes Care*, 1998, 21(10): 1644~1651.

结论篇

研究结论与展望

第十五章
老年糖尿病管理存在的困难及反思

本书围绕老年糖尿病管理这个主题,针对糖尿病患者进行了问卷调查,同时也访谈了老年糖尿病患者、一线医务人员、社区工作者,探讨了老年糖尿病患者疾病管理的现状及目前存在的困境。同时,本书也调研了老年糖尿病社区健康教育体系的现状以及存在的困境。本章试图从老年糖尿病患者、医务人员、社区的角度来全面探讨现有糖尿病健康教育体系的现状,重点讨论老年糖尿病管理存在的困难,从而梳理出改善现有糖尿病健康教育体系的建议和对策。

一、老年糖尿病管理存在的困难

管理糖尿病,需要患者长期在药物使用、生活方式等方面做出调整,这其实给老年患者带来较大的压力。老年糖尿病患者在疾病管理方面存在的困难如下。

(一)老年糖尿病患者依从性欠佳

调研发现,老年糖尿病患者的依从性并不十分理想,尤其是在运动(特别是中等强度的运动)和血糖监测方面有待加强。在老年糖尿病患者中,由于身体功能的下降,进行中等强度的运动有一定的困难,在缺少社会支持的情况下进行运动更为艰难。患者有可能对哪些运动适合自己,怎样把运动融入日常生活等并不十分清楚,导致在运动方面的依从性较差。在血糖监测方面,有的患者表示,"我又不痛不痒的,没有什么症状我就不测量了。"由于这样的错误观念,导致在血糖监测方面的依从性并不理想。未能按医嘱测量血糖,对于预防并发症和调整治疗方案都带来不利的影响。如何实现"五驾马车"并驾齐驱,提升糖尿病管理的质量,控制好病情,延缓并发症的发生,是当下亟须关注的问题。

糖尿病的管理涉及很多方面,是一项比较复杂的任务。鉴于患者的依从性并不理想,探究背后的原因非常重要,弄清楚后才能在糖尿病健康教育中对症下药,更有针对性。

(1)饮食方面:饮食是长久以来的一个习惯,如何在饮食方面进行调整对患者来说是个很大的挑战。首先,需要从观念和意识上,让患者了解到平衡饮食的重要性。有患者访谈时说"平时就是吃药,没啥了",需要加强"五驾马车"的健康宣讲。从患者本身来说,如果自我管理能力较强,自控性较好,也需要在饮食方面平衡,防止饮食过度带来的不良后果。

(2)运动方面:对于老年糖尿病患者来说,年纪大,没有精力运动是缺乏运动的主要原因。宣讲如何进行科学锻炼、有哪些适合老年人的锻炼方式,是非常有必要的,而非仅仅告诉他们"要多运动"。笔者深感在运动方面的健康教育空间很大,需要更多的尝试和努力。

(3) 规律服药方面:大部分患者都能做到规律服药,但也有患者表示,自己觉得没有不舒服,擅自停药。擅自停药的后果非常严重,再怎么强调规律服药的重要性都不为过,如何发挥家人的监督作用是干预的发展方向之一。

(4) 血糖监测方面:遵医嘱测血糖依从性普遍不好。有的表示是经济原因,有的是意识层面,觉得没有不舒服,不需要天天测很多次。同规律服药一样,需要强调血糖监测的重要性,并发挥家人的监督和支持作用。

患者依从性不佳的原因比较多样,包括文化程度、经济水平、健康观念、身体健康程度、家人支持等,需要对患者做全面的综合评估,分析依从性不佳背后的原因到底是什么,进而开展精准性、个性化的干预。糖尿病患者依从性不好,除了患者自身的因素外,也存在外在的一些原因,比如糖尿病教育体系存在的种种困境。

此外,近些年来越来越多的研究表明,口腔卫生对于糖尿病的影响很大。良好的口腔卫生和健康能够帮助患者控制血糖,而口腔问题会影响到患者的血糖。如何把口腔卫生和健康纳入现有的"五驾马车"中,需要进行更多的实践和探索。

(二) 老年糖尿病患者疾病知识知晓率有待加强

上海的调研数据显示,约有 20% 的糖尿病患者表示不了解糖尿病相关的知识。糖尿病知识的了解是管理好糖尿病的前提,而对糖尿病的不了解会导致依从性低,进而有较高风险的并发症。现有的糖尿病健康教育资源较为缺乏,系统性较为欠缺,如何为老年人提供质量较高、可及性较强的糖尿病知识教育尤为重要。

医务人员的访谈结果显示,大部分糖尿病患者欠缺疾病知识,导致依从性并不高。在临床工作中,医生给患者具体介绍糖尿病相关的知识则不太实际。需要更多的资源来给患者,尤其是新诊断的患者,创新健康教育模式,系统科普糖尿病相关知识。

(三) 糖尿病健康教育体系不完善

完善的糖尿病健康教育体系建设是一项系统工程,需要各方协同参与和共同努力。当前糖尿病健康教育体系还存在一些问题,比如糖尿病健康教育体系缺少专业人才,包括医生、护士、营养师、运动治疗师、心理师等。现有的服务资源较为缺乏,未能满足广大老年糖尿病患者的多样化的需求。基于社区的糖尿病健康教育频次较低、活动形式较为单一、患者参与积极性不高等,糖尿病教育的"最后一公里"问题亟须解决。以上问题均不同程度地限制了上海糖尿病健康教育体系的推进和发展。

面对老年糖尿病患者的多元化需求,现有的糖尿病健康教育资源是供不应求的。调研发现,现有的糖尿病健康教育大多依托于医院开展的俱乐部,或者在社区进行的健康教育讲座,无法满足数量庞大的老年糖尿病患者的需求。对于在医院开展活动的俱乐部,教育资源较为优质,但是居住在社区的老年人由于路途遥远、行动不便或者天气情况,没法去使用这些资源。同时,医务人员临床工作比较繁忙,依托医院开展的健康教育的频次较低,且未考虑到糖尿病患者的异质性和层次性,尚未精准满足老年糖尿病患者的需求。对于社区的健康教育,访谈结果显示,社区健康教育在宣传上存在局限性,没能通知到那些有真正需求的患者；形式较为单一，大多以健康讲座为主，老年糖尿病患者参与的积极性不高，未能较好满足老年人的需求。

（四）糖尿病管理对社会心理因素的重视程度不够

糖尿病管理的"五驾马车"中，大部分患者更多关注药物的使用、血糖的监测、生活方式的调整，但是对于社会心理因素的重视程度不够。比如，没有意识到情绪、疾病认知、自我效能感和社会支持等因素对于自身糖尿病管理的影响。研究表明，除了行为层面的因素会影响到疾病管理，社会心理因素一定程度上起着更为重要的作用，对于患者的生活质量至关重要。同时，现有的健康教育体系同样存在这样的现象，重疾病知识和管理技巧、轻社会心理因素干预的现象，没有针对患者的社会支持、自我效能感等进行充分的干预。

（五）糖尿病健康教育的精准性有待加强

老年糖尿病患者群体异质性较大，在需求方面呈现出多元性。加强糖尿病健康教育的精准性，提升健康教育资源的利用效率，同时更加精准地满足不同特点人群的需求。考虑到大多数患者在饮食、药物方面的依从性较好，而在运动、血糖监测等方面依从性较差，有必要从意识、知识、技能到实践方面加强相关方面的健康教育。从糖尿病患者的疾病阶段入手，处于不同的疾病发展阶段，糖尿病患者的需求也可能不一样。例如，刚被诊断有糖尿病的患者可能在知识的了解、心理建设和情绪舒缓方面需求比较强烈；而对于患病时间很久的患者来说，如何预防并发症、纠正错误糖尿病认知带来的影响、如何降低疾病管理带来的负担等相关议题，对于他们来说更加重要。针对有相似情况的患者，组织小组活动或社会支持小组互动，会增强情感上的共鸣，加强小组的凝聚力，大家在一起讨论、发泄苦闷、献计献策，可提升小组干预的效果。

（六）互联网时代凸显的糖尿病健康教育问题

互联网时代有海量的信息，也包括海量的互联网信息，同时互联网也改变了患者获取信息的方式，可以借助于非传统的媒介来获取所需要的信息。但是互联网时代的糖尿病教育体系存在以下几个问题。① 信息的可靠性问题：互联网上有海量的关于糖尿病治疗和管理的信息，但是信息的质量和可靠性没法得到保障。这对于希望从互联网上获取可靠信息的患者来说，需要很强的信息鉴别能力。笔者有一位亲戚在网上看到有一种方法可以彻底治愈糖尿病，向笔者咨询。笔者委婉地告知，可能不是真的，因为现在医学界到目前为止还没有治愈糖尿病的方法。如果患者看到一些偏方或者错误的信息，而不及时就医，这对于病情的控制和治疗反而是不利的。因此，如何教会患者正确鉴别科学有用的信息极为重要。② 线上服务：目前线下资源较为稀缺，线上也有越来越多的服务，包括公众号推送糖尿病的疾病知识和管理技巧、线上的俱乐部活动等，但是对于高龄者来说，他们对于互联网或者智能手机并非特别熟练，从而导致资源对于他们的可及性更差。如何提升线上服务的效率，对老年人进行科技赋权，让更多的老年糖尿病患者群能够享受到便捷的线上服务，仍需细心探索。

（七）卫生健康体系在糖尿病管理方面有待加强

访谈结果表明，现在临床科室缺少专职人员来做糖尿病健康教育，这与政策和体制关系密切。缺少从事糖尿病健康教育的专职人员,门诊和住院患者都没法得到精准且详细的指导和护理。同时,近些年来不断在推行的分级诊疗政策中,非常重视社区在慢性病管理中的作用,社区医院的糖尿病治疗和护理是推行分级诊疗服务的关键场域。但是访谈结果显示,全科医生在糖尿病治疗和护理方面还存在较大的欠缺和不足,存在诊治和管理不到位的现象。社区医院对很多老年人来说是较为方便的资源,如果老年糖尿病患者在社区医院得不到有效治疗的话,会耽误病情的控制。

二、针对老年糖尿病管理困境的反思

目前,老年糖尿病患病群体正面临上述困境,如何帮助他们应对困境,是各方亟须解决的问题。

(一) 加强科普,精准干预

糖尿病患者群体缺乏糖尿病疾病知识和管理技巧,有些糖尿病患者有不正确的糖尿病认知,所以有必要加强科普,给老年患者及其家属普及有关糖尿病的知识和管理技巧。尤其是,有些患者患病时间久,觉得自己有了一套应对糖尿病的丰富经验,实际上可能会出现偏差甚至是错误,这种"久病成医"了解到的错误观念或想法是非常危险的,需要及时纠正有错误或偏差的知识。此外,针对不同患病时间的患者开展有"分级"的糖尿病健康教育也非常有必要。例如,针对新确诊的患者来说,他们对于疾病的知识、基础的疾病管理技巧、心理调适方法等是非常需要的。而对于患病时间较久的患者来说,有必要针对他们错误的观点和行为给予及时的纠正。患者的疾病情况、社会经济情况各不相同,有必要给患者提供个性化的健康教育,以提高精准性,提升服务质量。

目前社区存在的"健康教育热,老年人冷"的状况在很大程度上反映了社区健康教育"供给"与"需求"之间的矛盾。对于糖尿病健康教育来说,糖尿病患者的健康教育需求应当始终作为健康教育工作的出发点和落脚点。在制订计划之前,首先需要对糖尿病患者进行相关的需求调研,重视不同层次、不同特点患者的个性化需求,这是开展健康教育的根本。只有在清晰的需求调研之后,我们才能明细患者的需求,从而有针对性地制订干预计划,开展服务。社区糖尿病健康教育服务计划需要既满足广大患者的普遍需求,也需要针对不同特点患者提供差别化、个性化的健康教育。

对糖尿病患者进行详细的需求调查,以提高健康教育或干预的精准性。① 从糖尿病控制不理想的原因下手。如果原因是患者对糖尿病知识不了解,则加强糖尿病知识的教育是第一步。如果原因是患者的饮食方面管理工作做得不好,针对性的加强饮食方面的宣教和辅导将会提升干预效率。② 基于糖尿病患者的疾病阶段入手。处于不同的疾病发展阶段,糖尿病患者的需求将截然不一样。例如,刚被诊断有糖尿病的患者可能在知识的了解、心理建设和情绪舒缓方面需求比较强烈。而对于患病时间很久的患者来说,如何预防并发症、如何降低疾病管理带来的负担等相关议题对于他们来说更加重要。③ 针对有相似情况的患者入手。针对有相似情况的患者,组织小组活动或社会支持小组互动,会增强情感上的共鸣,加强小组的凝聚力,大家在一起讨论、发泄苦闷、献计献策,提升小组干预的效果。

除了对糖尿病患者进行科普教育外,还需要对患者家属进行科普教育以提供社会支持。对于患者的疾病管理来说,家人能够起到一个很好的促进作用,但是家人的监督是否适度,能否长期有效,是个需要好好思考的问题。访谈中,张某表示,家人饮食管得太严,自己偷偷在外面吃。这个案例说明,还需要家人和患者进行良好有效的沟通,设定一个平衡饮食的目标。良好的糖尿病管理,不仅需要患者能够做到自律、依从性高,也需要家属对疾病知识和疾病管理有比较充分的了解。此外,还需要家属建设性地参与患者的疾病管理。但是,在这个过程中,家属可能缺少对疾病知识和管理技巧的科学了解,缺少有效的沟通技巧。因此,需要给家属提供社会支持,家属既需要疾病知识,也需要沟通技巧的辅导。

(二)创新糖尿病健康教育模式,提升健康教育质量

为了提升糖尿病健康教育的质量,可以从丰富糖尿病健康教育的内容、创新健康教育的模式、在健康教育或干预中重视患者的反馈等几方面来提升健康教育质量,从而更好帮助患者管理糖尿病。

1.丰富教育内容,满足糖尿病患者的不同需求

糖尿病患者在年龄、健康问题、文化程度、学习能力等方面都有很大的不同,这些个体化的差异导致患者对于社区健康教育服务的需求也有很大的不同。如果忽视患者之间的差异性,健康教育的效果可想而知。因此,需要密切关注患者的健康教育需求,从患者的健康教育需求出发,提供针对性的健康教育服务。在调研中发现,患者对于健康教育的内容具有多样性需求,丰富、充实的健康教育内容才能满足不同个体的差异化健康需求。逐渐取代"上面来讲什么,患者被动的听什么"的教育方式,而是"患者需要什么,上面讲什么",需求多的、重点的内容可以多次进行教育服务,但是不能只关注需要的"大多数",对于少部分患者的既有需求,健康教育在内容涉及上也需要尽最大可能地予以满足。糖尿病的健康教育不仅仅是疾病知识的讲解、管理技巧的传授,还应该包括心理健康的指导、社会支持网络的构建等方面。

另外,还应该设计分层次的糖尿病健康教育。例如,与患病时间久的"老糖"相比,患病时间短的"新糖"的需求可能不一样,这就需要进行分层次的糖尿病健康教育,分层次的糖尿病健康教育可大大提升健康教育效果。

2.创新教育形式,提升服务吸引力

现有社区的健康教育形式比较单调,许多老年人认为"健康教育就等于健康讲座",其实健康教育应该有很多形式开展,不仅仅限于健康讲座或者咨询活动。需要创新健康教育形式,针对不同层次和需求的老年人,设计老年人喜闻乐见的健康教育形式。一直采用单调枯燥的健康讲座进行健康教育,缺乏新鲜感和吸引力,老年人的参与水平和教育效果也会大打折扣。所以健康教育服务不仅需要有健康讲座这种形式,也需要结合健康咨询、个别指导、寓教于乐等各种创新活动的调剂,打破老年人"健康教育就等于健康讲座"的观念,提升社区健康教育服务本身的吸引力,这样才能吸引更多的老年人主动参与进来,提

高健康教育服务的服务效果。

就糖尿病管理而言,除了创新健康讲座的形式外,还可以创新健康教育模式,如通过健身跑或健步走的形式,给患者教育锻炼的技巧;通过食物烹饪的形式,就饮食方面给予患者具体的指导和教育;通过角色扮演的形式,就突发状况下的应急处理给予指导;分发相关的糖尿病管理手册,鼓励患者在平时生活中进行血糖的监测等管理任务;通过社会工作干预的方法,关注糖尿病患者的社会心理健康;引入戏剧治疗手法,帮助患者探索自我,建立积极的人生观,来应对糖尿病带来的挑战。本书利用社会工作的干预方法和戏剧治疗方法介入糖尿病健康教育,是一次尝试性的探索,取得了较好的成效。

3. 重视服务反馈,改善糖尿病服务质量

社区老年健康教育具有明确的教育对象——老年人,缺少老年人服务反馈的社区健康教育,都是理论与实践的脱节,无法真正实现健康教育的目标。社区健康教育服务的改进需要"取之于民,用之于民","取之于民"需要及时从老年人中获取服务反馈和改进意见,比如可以通过个别访谈、社区座谈会、科学调查问卷等形式,得到老年人对于现阶段健康教育服务的反馈,包括效果、满意度、优缺点和改进意见等。"用之于民"需要社区将老年人真实的反馈传递给健康教育政策决策者和教育计划制订者,参照居民的反馈,制订接下来的健康教育服务政策和工作安排,最终将老年人合理的反馈落实到对其的健康教育服务中。

对于糖尿病健康教育来说,需要及时获取患者的反馈,从而及时对干预方案进行相应的调整,提高干预效果。

(三)完善社区糖尿病健康教育体系

社区是开展糖尿病健康教育的重要场域,可以从以下方面完善社区糖尿病健康教育体系。① 在目标方面,加强糖尿病健康教育体系的建设,建立以患者为中心的糖尿病健康教育体系。从患者的实际情况出发,给予个性化的健康教育。② 在内容方面,在目前糖尿病健康教育体系注重疾病知识和自我管理技巧宣教的基础上,要重视患者心理和社会层面的因素,致力于消除患者对糖尿病管理的心理和社会障碍。③ 在资源方面,还需要提供更多更优质的糖尿病健康教育资源,提高老年糖尿病患者的可及性和可获得性。④ 在形式方面,在现有健康宣教形式的基础上,拓展健康教育的方式,融入社会工作服务、同伴教育、"互联网+"等多样化的形式。⑤ 在保障方面,需要加强支持糖尿病健康教育体系建设的制度保障、人员保障(Brown,2002)。

针对社区糖尿病健康教育老年人参与积极性不高的现象,需要加大宣传力度,提高参与积极性。老龄社区居民是社区健康教育服务的重点人群,广泛开展社区老年卫生服务的宣传教育,是搞好社区卫生服务的前提。健康教育服务"遇冷"很大程度上是由于社区的宣传工作不到位,社区应该增加健康教育的宣传方式,在原有的海报张贴、板报宣传、单页发放的宣传基础上,针对不同情况的老年群体选取恰当的宣传方式。例如,针对身体状况差的老年人,应当上门进行宣传;针对一般的老年人可以在楼门口张贴通知海报;针对比较活跃的老年人,可以采用人际宣传,发挥他们的作用。也可以结合社区老人的健康档案,筛选出患有糖尿病的老年人,更有针对性地开展糖尿病的健康教育活动。通过时下较热的公众号等媒体的运营,向老年人推送通俗易懂的健康知识、健康教育的音视频等,这种健康宣传与教育方式主要针对低龄老人,打破常规健康教育宣传的时间限制,使他们能够在闲暇的碎片化时间下,了解到感兴趣的健康教育服务资讯和健康知识。也可利用大众传媒,多渠道宣传。

(四)减少患者和医护人员在疾病管理方面的认知偏差

医护人员是糖尿病患者疾病管理中重要的信息来源者和支持者。双方在疾病管理方面出现认知偏差,则不利于推进患者疾病的管理。Simmons(2007)发现,医护人员和患者在糖尿病疾病感知方面存在巨大的差异。例如,对医护人员来说,他们觉得糖尿病管理最大的障碍包括系统方面的障碍(如服务的有限性、缺少社区相关的设施)、其他身体问题的影响。而对糖尿病患者来说,比较大的障碍包括:心理方面的问题居于首位,包括动机缺乏、自我效能感较低、没有明显症状无须管理、治疗方案的严格性。两方面的差异包括:① 医护人员觉得糖尿病知识的缺乏是主要原因,而大部分患者并没有把糖尿病知识列在主要原因里。② 患者觉得心理方面的问题是一个比较大的问题,这也说明,这是未被满足的需求。医护人员对糖尿病及患者的现有理解包括糖尿病是慢性病,患者对疾病相关知识的知晓率低,血糖的控制需要患者的自我管理及患者的治疗依从性差,从而很难做到长期的血糖控制等。这也解释了当医护人员面对患者时,常理所当然地认为遵循治疗和护理的常规、给予患者足够多的疾病相关信息必将会有利于患者血糖的控制,而忽略了对信息的个性化筛选。且医护人员的理解更倾向于对疾病的客观认识,注重生理、生化指标,而很少意识到患者的主观感受和需求,造成了目前糖尿病血糖控制工作事倍功半的局面(蔡端颖,2015)。

在本研究的访谈中,结果显示,医护人员和患者的确在糖尿病管理认知方面出现了偏差。医护人员觉得糖尿病患者没有充分重视自己的疾病、缺少糖尿病相关的知识,而患者方面的心理障碍(如扎手指疼不愿意监测血糖)、在自我管理知识的科学与充分理解上、在自我管理建议的具体实施上、对病情的了解方面是阻碍疾病管理的主要因素。在今后的健康教育中,如何使患者和医患人员对双方有更好的了解、如何促进患者和医护人员有更顺畅的医患交流,是需要关注的课题。

很多传统的糖尿病健康教育都是患者被动接受的教育形式,即通过医护人员讲解知识,糖尿病患者聆听的方式。但是在这些糖尿病健康教育中,患者参与度较少,很难将自己所接受的知识运用到实际管理当中,造成了很多糖尿病患者对自我管理的理解仅仅停留在"管住嘴,迈开腿"这一口号式的认知层次。此外,患者对于"五驾马车"的认知不够透彻且存在偏差。例如,患者认为"管住嘴"是少吃,所以在平时的饮食中局限于常见的几种食物,其他的食物不敢吃。但实际上,糖尿病患者可以尝试吃很多东西,只要控制好总热量即可。

(五)加大专业人才队伍的建设,组建跨学科健康教育团队

现有的糖尿病资源较为欠缺,未能满足糖尿病患者日益增长的多样化的需求,亟须加大专业人才队伍的建设,组建跨学科健康教育团队。

1. 加大专业人才队伍的建设和培训

访谈结果显示，患者希望能从医护人员方面获取更多的知识、信息，如关于病情的诊断、如何管理疾病的知识和技巧等。另外，医护人员的指导建议对提高患者的依从性起着至关重要的作用。但由于临床人员设置等方面，让医护人员抽出很多时间来给患者进行讲解非常困难，需要在临床方面进行改革和创新。比如，设置专门的人员从事糖尿病健康教育、增加健康教育的频次、为不同特点的糖尿病患者群提供针对性的健康教育。

政府不仅需要增加社区糖尿病健康教育专业人才的数量，同时也需要不断提升工作人员的服务水平。当今的社区老年健康教育不再只是过去简单的疾病知识的普及，涉及很多关于医学、心理学、社会学、教育学等专业学科的知识。访谈中有老年人提到，老年人关注的东西不全都是疾病，也需要心理健康和积极正面的健康教育，所以迫切需要拓展和健全健康教育的内容。就糖尿病而言，糖尿病的健康教育涉及疾病的临床知识、疾病管理技巧、生活方式的调整、心理压力的疏导、社会支持网络的构建等方面。相应的，系统的糖尿病健康教育应该涉及这些方面，从而更好地给糖尿病患者提供更加周到的服务。因此，需要给从事糖尿病健康教育的工作人员提供综合性培训，获得各学科专业知识，提升人际沟通能力，提升社区健康教育的服务能力。

2. 组建跨学科健康教育团队

参与访谈的医护人员表示，患者在疾病管理自我责任心、糖尿病知识、自我管理技巧等方面都比较欠缺。他们表示，接触到的大多数患者对疾病未给予充分的重视，对疾病不上心。医护人员可以在疾病的医学知识和管理技巧方面给予患者指导，但是如何提升患者自我管理的积极性、克服患者在心理层面的障碍，是一个重要的研究议题，还需要其他学科的介入、多学科团队的共同努力，如糖尿病教育者（教育护士）、营养师、运动康复师、社会工作者，必要时，还可增加眼科、心血管内科、肾病科、血管外科等的医生共同努力。

患者也是糖尿病管理团队里面的一员，而且是非常重要的一员。一方面，团队的治疗方案和健康教育方案需要以患者为中心，充分考虑患者的病情、社会心理情况；另一方面，需要发挥患者的主观能动性，让患者参与制订治疗和健康教育方案。

总的来说，要构建一个以患者为中心的跨学科团队进行糖尿病管理，加强患者和团队成员之间的交流，促进患者的自我管理，加强团队成员对患者的社会支持，从而提升糖尿病管理的效果。

（六）互联网思维＋糖尿病管理

目前糖尿病健康管理还存在一些不足，包括糖尿病健康教育资源分布不均匀、大部分患者未纳入专业管理、糖尿病患者缺乏社会支持、医患交流渠道未能完全打通等问题。科技和互联网的快速发展也给糖尿病健康教育和管理带来了新的契机。

首先，利用互联网，创建医生与患者交流的平台。一方面，医生可以通过平台实时获知患者的疾病和疾病管理的信息，包括血糖、饮食、运动等，给予个性化的指导。另一方面，患者可以通过平台向医生询问疾病管理的信息。互联网平台提供了医生可以后续随访的机会以及医生和患者进行联系的机会，与此同时，医生也可以利用碎片化的时间来帮助患者进行糖尿病的管理。

其次,运用互联网技术将各类平台和资源进行创新整合,推动老年人糖尿病信息数据共享。加强对数据的研究,从而为糖尿病健康教育提供依据和参考。同时,通过整合资源构建平台,可以给患者提供多样化的资源和需求,让糖尿病患者在平台上就能查找到所需要的信息或服务。

最后,线上和线下服务相结合。线下服务的优点在于患者和专业人员能够面对面交流,即时获取有关信息;线上服务能够覆盖到更多的患者。线上和线下服务相结合能够让更多的患者接受服务。

互联网在糖尿病管理中的作用还有待深入挖掘,但也需要警惕"互联网+"糖尿病管理中存在的风险,需要加强互联网医疗平台的监管,加强对互联网医疗从业人员的培训,探索出一条"互联网+"糖尿病管理的可持续发展方案。

参考文献

[1]　蔡端颖.哲学解释学视角下对糖尿病血糖控制的剖析[J].医学与哲学(B),2015,36(4):81~83.

[2]　Brown J B. The role of patient, physician and systemic factors in the management of type 2 diabetes mellitus[J]. *Family Practice*, 2002, 19(4): 344~349. doi: 10.1093/fampra/19.4.344.

[3]　Simmons D, Lillis S, Swan J, Haar J. Discordance in Perceptions of Barriers to Diabetes Care Between Patients and Primary Care and Secondary Care[J]. *Diabetes Care*, 2007, 30(3): 490~495. doi: 10.2337/dc06-2338.

第十六章
糖尿病与口腔健康

现有的糖尿病健康教育中一般为"五驾马车",涉及教育与心理治疗、运动治疗、药物治疗、饮食治疗和血糖监测。不管是社区,还是医院,健康宣教比较注重围绕运动、饮食、药物服用和血糖监测主题展开,而围绕糖尿病患者口腔健康的健康教育较少。

研究表明,随着年龄的增长,口腔疾病的发病率也会随之增加。同时,伴随糖尿病患者病程的发展,糖尿病患者出现口腔疾病的概率也会增加。越来越多的研究表明,糖尿病与口腔疾病互为因果关系,互相影响(梁玮、赵慧华,2019;Lamster 等,2008)。口腔疾病通常是由于细菌引起的,而糖尿病患者体内的高血糖为细菌提供了生长的温床,会加重口腔疾病。口腔疾病也会影响到糖尿病患者血糖的控制和病情的发展。了解糖尿病群体与其口腔健康之间存在的关系,对于更有效地控制糖尿病具有重大的意义。因此,本章主要对现有的有关糖尿病患者口腔健康方面的研究文献做简单梳理,主要了解目前糖尿病患者口腔健康现状、目前的干预方法,以及对现有糖尿病健康教育进行反思和提出建议。

一、糖尿病患者口腔健康现状及其影响

研究显示,糖尿病患者具有更高的患口腔疾病的风险,血糖控制不好,更会显著增加口腔疾患的风险,例如牙龈炎、牙周炎、鹅口疮等(陈钢,2019)。

(一) 糖尿病患者口腔卫生现状

糖尿病患者口腔疾病最常见的是牙周疾病,如牙龈炎和牙周炎。牙龈炎是一种由细菌引起的牙龈斑块,是可逆的,要注意口腔卫生,科学预防牙龈炎,但是由于老年人炎症发展迅速,可逆性的概率大大降低(李艳玲,2012)。而牙周炎则不可逆转,延伸到与牙齿相邻的组织深层,引起结缔组织和齿槽骨丢失,重度牙周炎可致疼痛、不适及咀嚼功能受损,甚至丢失所有牙齿(李艳玲,2012)。这对老年糖尿病患者的生活和疾病管理都会带来极大的影响,例如咀嚼食物、外表形象、自我感知等。当患者咀嚼功能受损或出现吞咽困难时,患者体重可能会减轻,摄入的营养也会受到影响。

研究表明,糖尿病是牙周炎和牙龈炎的风险因素。据报道,糖尿病患者比非糖尿病患者牙龈炎患病率高,血糖控制不佳的糖尿病患者与血糖控制良好的患者相比,牙龈出血更严重。李艳玲(2012)系统梳理了老年糖尿病患者的口腔健康,探讨了糖尿病与牙周疾病的关系、糖尿病对牙周健康的影响、牙周感染对血糖控制的影响以及牙周治疗对于患者的

影响等。研究表明,糖尿病与牙周健康存在相互影响关系,高血糖影响口腔健康的机制包括:① 血糖水平高为口腔微生物菌群提供了滋生的环境,高血糖可能诱发和加重口腔的炎症反应。② 高血糖增加了糖基化终末产物的浓度,而这些糖化产品诱发的炎症反应会促进糖尿病患者的牙周组织退化,从而影响口腔健康(李艳玲,2012)。牙周疾病的预防和治疗有利于糖尿病患者控制血糖。此外,糖尿病的病程在一定程度上也影响牙周病的严重程度,患者病程越长,牙周炎的发病越广泛和严重。

师天鹏(2011)等人通过实地调查,采取试验组和对照组互相验证的方法,研究 2 型糖尿病患者的牙周附着水平。试验组选取了在该院糖尿病治疗中心就诊的 35～89 岁 2 型糖尿病患者 1 503 名,对照组选择同期在该院口腔疾病诊治中心进行口腔健康查体的 35～88 岁志愿者 819 名,分别检查每一位被调查者的磨牙、切牙等。结果显示,2 型糖尿病患者与健康人群相比,其牙周健康状况明显较差,加强对 2 型糖尿病患者的口腔健康教育,提高其口腔保健意识,定期进行口腔健康检查,并对已发现的牙周疾病进行早诊断、早治疗,将有助于改善牙周健康水平。

王爱媛等(2013)研究了这个问题,比较了老年群体中 2 型糖尿病、糖调节受损(IGR)和正常个体中口腔念珠菌感染情况及影响因素。2 型糖尿病群体中 65 岁以上的老年患者占了相当大的比例,糖调节受损是人体诱发糖尿病的重要阶段,对 IGR 的及时发现和有效干预,可以阻止糖尿病的产生。作者通过比较 2 型糖尿病患者、IGR 与血糖正常人的口腔念珠菌状况与血糖浓度的关系,分析念珠菌感染的危险因素。结果表明,同 IGR 组和正常组比较,糖尿病组的念珠菌阳性率和感染率显著升高;与正常组比较,IGR 组念珠菌阳性率、感染率和携带率均无显著差异,各组间唾液念珠菌携带率不存在显著差异(王爱媛等,2013)。该研究说明,佩戴义齿、年龄和空腹血糖值增高,都会促进唾液念珠菌的菌丝型致病菌的转化。

总的来说,与非糖尿病患者相比,糖尿病患者患口腔疾病的概率要大,例如牙周疾病、口腔念珠菌感染等;而血糖控制不佳,则会加重口腔疾病。

(二)口腔疾病对糖尿病患者生活质量的影响

据前文所述,糖尿病群体口腔问题并发症风险较高,那所出现的口腔问题对于该群体的日常生活又有何影响呢?

段晓佳等(2015)采用偶遇抽样法,抽取天津市两所三级甲等医院 225 例老年糖尿病患者,使用口腔健康行为问卷和老年口腔健康评价指数(Geriatric Oral Health Assessment Index,GOHAI)量表进行调查,使用单因素分析和多元逐步回归分析对患者口腔健康生活质量的影响因素进行分析。结果表明,老年糖尿病患者口腔健康生活质量总分为(34.23±3.74)分,老年糖尿病患者的口腔健康生活质量受到患者自身特点(病程、文化水平、收入状况)和患者自身口腔健康行为(每天刷牙次数、是否规律看牙医等)的影响(段晓佳等,2015)。结论是我国老年糖尿病患者的口腔健康生活质量还有待提高,改善老年糖尿病患者的口腔健康行为将有助于提高其口腔健康生活质量,护理人员应多关注病程较长、收入较低、文化程度较低的患者。

李峥等(2011)采用老年口腔健康评价指数(GOHAI)量表评估 2 型糖尿病伴牙周炎患者口腔健康相关生活质量状况。对有 2 型糖尿病病史的患者进行牙周临床检查,将符合慢性牙周炎诊断、全口余留牙数在 16 颗以上,同时最近一年内未接受牙周治疗的个体,共 80 人作为研究对象。牙周临床检查包括采用 Williams 刻度探针检查全牙列菌斑指数、改良出血指数、探针深度及附着丧失(AL)水平。结果表明,对自我口腔健康状况评价不满意、服用降糖药、重症牙龈炎、平均 AL 水平高的糖尿病患者口腔健康相关生活质量差。

刘文静等(2016)探索了牙周炎对老年糖尿病患者口腔健康相关生活质量的影响,该研究表明,牙周炎影响老年糖尿病患者口腔健康相关生活质量,尤其在功能限制和生理性疼痛领域。王春晓等(2017)在论文中通过查阅国家慢性病调查数据,对其中 10 473 名糖尿病患者的口腔卫生行为进行分析,结果表明,11.9%的糖尿病患者在 1 年内看过牙医,33.7%的患者在 5 年内看过牙医,46.3%的患者从未看过牙医;2.3%的患者在 1 年内洗过牙,7.3%的患者在 5 年内洗过牙,87.6%的患者从来没有洗过牙;女性患者 1 年内口腔就医比例、5 年内口腔就医比例均高于男性,男性 5 年内洗牙比例高于女性($P<0.01$);城市患者各项口腔行为指标均好于农村患者($P<0.01$);东部地区患者 5 年内口腔就医比例、早晚刷牙率和每天刷牙比例均明显高于中西部地区患者($P<0.01$);口腔就医行为、洗牙行为随年龄增长呈上升趋势,早晚刷牙比例、每天刷牙比例呈下降趋势($P<0.01$)。这些表明,目前中国糖尿病患者口腔就医、洁治、刷牙等口腔卫生保健行为均较差,急需对糖尿病患者开展有效的口腔健康教育。

总体来说,糖尿病患者的口腔健康普遍较差,合并有口腔疾病会进一步影响患者的生活质量。鉴于此,我们应该重视老年糖尿病患者的口腔健康状况,改善其口腔健康相关的生活质量。

二、糖尿病患者口腔健康教育措施

糖尿病是我国最常见的慢性疾病之一,而由糖尿病引起的并发症不是单一的,往往伴随着多种并发症。其中,由于糖尿病而引起的口腔问题是最常见的问题之一,为糖尿病患者带来诸多痛苦和不便。我国的糖尿病患者人数众多,大部分患者都有口腔保健方面的困惑,这是由于糖尿病的研究常常忽视了相关的口腔保健相关知识的系统研究和普及,这对糖尿病患者的系统治疗非常不利。当前,一些发达国家已经形成了良好的糖尿病患者口腔保健模式,认识到口腔牙周病变与糖尿病之间的相互作用关系,但在我国,这项工作还不完善,并且相当滞后。借鉴国外的优秀经验和成果,我国目前的糖尿病患者口腔保健工作有如下几点。

(一)普及口腔健康教育的重要性

梅红等(2011)认为随着我国糖尿病患者的比例快速增长,牙周疾病作为其并发症也逐渐增多,提示卫生专业人员应不断加强对糖尿病患者进行口腔健康知识教育。姚洁等(2018)认为老年糖尿病患者所获口腔保健知识不足,超过 2/3 的患者不了解口腔护理知识,仅少数患者知晓牙周炎,大多数患者不了解牙周炎与糖尿病的双向关系、吸烟有害口腔健康和定期洗牙的重要性。方闽宁(2017)通过选取 96 例糖尿病合并牙周病患者(对照组 48 例和观察组 48 例),将对照组给予常规治疗和基础护理,观察组在对照组的基础上进行定期宣教。比较对照组和观察组的护理效果,最后得出结论为定期宣教可明显提高糖尿病合并牙周病患者对疾病的认识,增强口腔保健能力,改善牙周病症状,促进血糖控制,从而改善糖尿病患者的综合情况。由此可见,针对糖尿病患者普及口腔保健知识、进行口腔护理干预,有利于改善口腔健康,帮助控制血糖,进而改善患者的生活质量。

(二)定期到牙医处就诊

糖尿病患者定期到牙医处就诊的情况并不理想。汤晶(2017)指出,在对老年糖尿病患者进行口腔卫生知识及行为调查中发现,仅有 3.8% 的患者定期到牙医处就诊(频次≥2次/年),老年糖尿病患者中能够维持每年定期规律看牙医的患者口腔健康生活质量明显高于不能维持者。王佳(2018)也进一步说明定期到牙医处就诊的重要性,作者认为糖尿病患者应该定期到口腔科进行检查,有针对性地进行治疗,防止问题进一步扩大。当口腔问题出现严重状况,要立即听从医生的建议,患者要多跟医生进行沟通,及时向自己的主治医生反馈病情,才能在治疗中达到事半功倍的效果,减少患者自身的痛苦。同时,在治疗过程中,要积极配合相关的牙科医生,减少在口腔疾病治疗过程中对口腔内部组织的伤害。在治疗过程前,应主动将自身患有糖尿病的情况告知主治医生,以防止在治疗过程中,由于糖尿病患者自身免疫力等问题,给口腔科医生的诊断和手术过程带来不必要的麻烦。

针对糖尿病患者到牙医处就诊的情况,建议糖尿病患者定期就诊。牙周病的治疗是一项复杂而长期的过程,患牙周病的糖尿病患者只有接受专业的牙周治疗和维护治疗才能有效控制牙周炎,控制血糖。到牙医处就诊和专业洗牙至少每年 2 次,定期接受牙周治疗和维护治疗。更为重要的是,随诊时提醒牙医自己是糖尿病患者。

(三)每天刷牙和清洁牙齿

牙齿的清洁和健康是每个人都值得关注的问题,对于糖尿病患者来说,牙齿的清洁和健康更是重中之重。每天刷牙和清洁牙齿是消除牙菌斑的方法,同时,如何使用牙刷、牙刷的软硬和更换次数、牙膏的使用、牙线的使用等,都是一门学问,对人们的口腔健康都起到至关重要的作用。姚洁等(2018)通过研究显示,老年糖尿病患者使用软毛牙刷的执行情况相对较好;采用竖刷方式、牙痛时及时就医、至少每 3 个月更换一次牙刷的执行情况一般;而在每天刷牙 2 次及以上、使用牙线、定期检查口腔和定期洗牙方面执行较差,执行人数不足 5%。黎清云(2016)认为经常漱口能减少口腔细菌,保持口腔清洁;刷牙时力度不能太大,否则就可能会破坏牙釉质,使细菌容易入侵牙本质及牙髓;指导患者正确选择牙膏;牙线是去除牙间隙处食物残渣最有效的方法,要告知患者牙线的正确使用方法;饭后禁止用牙签剔牙,以免引起感染。美国口腔协会推荐正确的刷牙方法为:刷牙时应将牙刷与牙龈呈 45 度,用与牙齿宽度相适合的牙刷,刷牙顺序为牙齿外面—里面—咬𬌗面,也要刷洗舌头,以清除细菌和清新口气,刷牙最佳时间为 3~4 分钟。同时,应该勤换牙刷,牙刷应该 3~4 个月换一次,当生病时和病愈后均应更换牙刷。

（四）假牙的护理

糖尿病的患病群体规模巨大，人数还在不断上升，现如今，糖尿病在老年群体中的发病率较高。而在老年群体中，使用假牙的人数居多。因此，假牙的护理对于糖尿病患者来说非常重要。古成璠（2010）认为患者应尽量避免长时间戴着假牙，晚上睡觉时最好将假牙取下来，因为长时间戴着假牙，牙齿会改变形状，导致假牙佩带不良，需要更换。另外，定期取下假牙，可以预防周围牙齿和组织的损害。假牙的清洗工作十分必要，假牙必须每日使用专用假牙牙刷或软毛牙刷刷洗，硬毛牙刷会损伤假牙。清洗剂可以是温和的洗洁剂，也可以是假牙专用清洁剂。清洁假牙的方法为：先将食物残渣冲净，然后彻底刷洗假牙的每个层面。假牙易碎，平时处理假牙时，应使用软毛巾或放在盛有水的容器中。假牙如果长时间不使用，应放在儿童和宠物不能触及的地方，假牙存放在假牙清洗剂或牙医建议的水中，千万不要把假牙放在热水中，因为热水会使假牙变形。如果出现假牙固定不好、口气很重、味觉丧失等任何症状，应立即找牙医或医生检查。

（五）患牙周疾病时的注意事项

黎清云（2016）指出老年糖尿病患者容易发生牙龈出血、口腔溃疡等牙周疾病，所以出现口腔脓肿等急性感染症状时，应立即就诊。糖尿病患者的伤口愈合过程延长，因此应严格按照牙医的指示进行护理，与牙医保持联系。关于糖尿病患者拔牙的问题，因糖尿病患者蛋白质缺乏，机体抗体产生减少及白细胞吞噬作用下降，易发生感染，故应该先治疗相关内科疾病，再针对牙齿问题进行解决。

综上所述，糖尿病患者的口腔健康状况并不乐观，对于糖尿病合并口腔病变的患者，提高其口腔保护意识和口腔问题的及时治疗是刻不容缓的事情。在糖尿病患者口腔卫生方面，目前有初步的干预和治疗，但其重视程度不够，需要患者加强口腔护理，也需要医务人员在糖尿病患者中加强口腔健康管理的健康教育。

三、对现有糖尿病患者口腔健康教育的反思

综上所述，口腔疾病与糖尿病两者互相影响，口腔疾病是糖尿病患者要重点关注的问题之一。相较于非糖尿病患者来说，糖尿病患者有口腔疾患的概率要大，且患糖尿病的时间越久，口腔疾病的发病就越广泛和严重，如果口腔疾病严重，还会影响到糖尿病患者血糖的控制和病情的进展。研究表明，牙周病变是糖尿病最早的临床症状，而且牙周病变是血糖控制和并发症的重要危险因素之一（Lamster 等，2008）。在老年群体中，糖尿病患者感染口腔念珠菌的概率要远大于非糖尿病患者（陈钢，2019）。总的来说，糖尿病患者的口腔卫生需要引起患者、家属和广大医护人员的重视。糖尿病患者的口腔保健，一方面可以引导并帮助患者养成良好的口腔卫生习惯，帮助患者有效地控制血糖水平，也是辅助治疗该疾病的有效方式之一。另一方面，老年糖尿病患者保持口腔健康，不但可以提高生活质量，而且可以提高自我形象和社交能力，从而促进机体、心理、社会功能的健全。

目前，我国对于糖尿病患者的口腔健康仅限于单薄的医学领域，例如学习了解糖尿病

与牙周病的关系,定期到牙医处就诊,注意保护牙齿,关注患牙周炎后的注意事项等。但是,在实际临床工作中,医患双方并未充分重视糖尿病患者口腔疾病的管理,也没有将口腔保健纳入糖尿病自我管理的教育当中来(梁玮、赵慧华,2019)。

基于口腔健康的重要性,笔者对现有的糖尿病健康教育有以下反思。

(一) 从观念上重视糖尿病患者的口腔健康

鉴于维持口腔健康对于糖尿病患者来说尤其重要,需要从观念上重视口腔健康,进行观念的转变,在现有的"五驾马车"健康教育框架的基础上,增加关于口腔健康的教育,让患者了解口腔健康状态与血糖控制的密切关系,引导糖尿病患者重视口腔健康。

观念转变是行为改变的基础。观念上的重视,不仅要在患者身上加强,也需要在医护人员身上加强。患者需要转变自身观念,医护人员在对患者进行指导的时候,也需要向患者强调口腔健康的重要性。

(二) 针对糖尿病患者开展口腔健康干预

在日常疾病管理中,加强对糖尿病患者的口腔卫生干预。在糖尿病患者平时的诊疗活动中,糖尿病医护人员可以向患者宣教糖尿病相关的口腔临床表现和并发症,教会糖尿病患者正确的刷牙方式。对于有假牙的老年糖尿病患者来说,应着重讲明如何护理假牙,讲解假牙护理对于糖尿病管理的重要性。此外,对于健康教育的形式,除了传统的健康宣教外,还可以尝试使用社会工作方法等,寓教于乐,增加患者在健康教育中的参与度,更好掌握口腔护理的知识和技巧。

重视临床工作中糖尿病患者的口腔疾患筛查。可建议糖尿病患者定期进行口腔检查,以及时发现口腔问题并进行治疗。糖尿病患者看牙医时,应告诉牙医自己的糖尿病状况,带上清楚写有自己糖尿病用药的病历,以便帮助牙医选择尽可能对糖尿病影响小的其他药物。

(三) 建立跨学科合作机制

糖尿病的管理涉及多方面,包括饮食、运动、药物、社会心理、口腔等多方面,需要建立跨学科的团队,加强团队之间的合作,从而对糖尿病患者有整体的治疗方案或计划。对于口腔卫生来说,应把口腔医生纳入现有的多学科团队中,重视口腔卫生,加强口腔卫生的健康教育。

参考文献

[1]　陈钢.糖尿病与口腔健康[J].福建医药杂志,2019,41(3):180.

[2]　李艳玲.老年糖尿病患者口腔健康研究进展[J].中国老年学杂志,2012,32(1):205~207.

[3]　师天鹏,牛忠英,施生根,许樟荣,卢怡,汤楚华.2型糖尿病患者牙周附着水平的调查[J].牙体牙髓牙周病学杂志,2011,21(5):288~290.

[4]　王爱媛,房辉,王余,田骆冰,唐文君,姚会军,安彩霞,李冰.老年2型糖尿病、糖调节受损及正常人群的口腔念珠菌感染情况对比[J].中国老年学杂志,2013,33(11):2495~2496.

[5]　段晓佳,金昌德,闫江楠.老年糖尿病患者口腔健康生活质量及影响因素[J].中华护理杂志,2015,

50(3)：313～317.

［6］ 李峥,朱凌,沙月琴.牙周健康对2型糖尿病伴牙周炎患者口腔健康相关生活质量影响分析［J］.华西口腔医学杂志,2011,29(4)：379～383.

［7］ 刘文静,牛芳桥,胡轶,李刚.牙周炎对老年糖尿病患者口腔健康相关生活质量的影响［J］.口腔医学研究,2016,32(6)：627～630.

［8］ 梅红,王文兰,陈琼芳,等.糖尿病患者口腔健康状况及其影响因素分析［J］.护理学杂志,2011,26(17)：54～56.

［9］ 姚洁,白姣姣,沈晔,王明华,卢湘,王怡.社区老年糖尿病患者口腔保健的现状分析［J］.上海医药,2018,39(2)：50～53.

［10］ 方闽宁.定期宣教对糖尿病牙周病变患者疾病认识及口腔保健知识与行为的影响［J］.中西医结合护理(中英文),2017,3(11)：127～130.

［11］ 汤晶.2型糖尿病合并牙周病变患者口腔健康研究现状［J］.齐鲁护理志,2017,23(1)：74～76.

［12］ 王佳.糖尿病口腔疾病的流行现状及防治［J］.大医生,2018,3(5)：98～99.

［13］ 姚洁,白姣姣,沈晔,王明华,卢湘,王怡.社区老年糖尿病患者口腔保健的现状分析［J］.上海医药,2018,39(2)：50～53.

［14］ 黎清云.口腔健康对老年糖尿病患者的重要性［J］.世界最新医学信息文摘,2016,16(50)：208～218.

［15］ 古成璠.运用PRECEDE模式探讨老年糖尿病患者口腔保健行为的影响因素［D］,南方医科大学,2010.

［16］ 梁玮,赵慧华.糖尿病与口腔疾病互为因果的临床研究进展［J］.护理研究,2019,33(1)：50～53.

［17］ 王春晓,阳扬,张麒.中国成人糖尿病口腔卫生保健行为状况［J］,流行病学研究,2017,33(1)：55～58.

［18］ Lamster I B, Lalla E, Borgnakke W S, Taylor G W. The Relationship Between Oral Health and Diabetes Mellitus ［J］. *The Journal of the American Dental Association*，2008，139(10)：19S～24S.

第十七章
糖尿病管理理论、模型和展望

　　慢性病管理是将健康管理理念应用到慢性病预防和控制中的一种综合、一体化的保健体系，是指组织与慢性病相关的人员，向慢性病患者提供全面、主动、连续的管理，以达到促进健康、延缓慢性病病程、预防慢性病并发症、降低病残率和病死率、提高生活质量并降低医疗费用的科学管理模式。慢性病管理以生物—心理—社会医学模式为出发点，主要目标是消除危险因素，同时重视疾病的治疗、康复锻炼、并发症的预防，为患者提供全方位的健康服务。

　　本章将系统梳理关于糖尿病管理的主要理论或模型，并探讨这些理论或模型给现有糖尿病干预带来的启示。此外，本章还将讨论未来糖尿病干预中要加强注意的几方面内容，顺带对未来提出展望。

一、糖尿病管理理论和模型

　　梳理现有的文献，发现慢性病管理主要有以下几个理论或模型：慢性病照护模型（chronic care model，CCM）、慢性病自我管理模型（chronic disease self-management model，CDSMM）、社会生态系统视角下的慢性病管理（ecological approaches to self-management model，EASMM）、慢性病创新照护框架（innovative care for chronic conditions framwork，ICCCF）。下面将逐一进行介绍，并讨论对现有干预的启示。

（一）慢性病照护模型

　　美国是最早研究及初步应用慢性病照护模型的国家，动员政府、医护人员、患者均参与慢性病管理活动，政府在政策上支持，把慢性病管理工作作为公共卫生服务重点投入的项目（Wagner，1998）。该模型使用一个系统的方法，来重建健康系统与社区之间的合作，从而加强患者的疾病管理，提升依从性（下页图 17 - 1）。

　　1. 慢性病照护模型情况简介

　　（1）慢性病照护模型指明了健康照护系统中能够促进慢性病高质量照护的关键要素。这些要素包括：社区、健康系统、自我管理支持、输送系统支持、决策支持和临床信息系统。这些要素在知情且积极参与疾病管理的患者和专业且有资源的照护人员之间产生有机的互动，从而提升慢性病的管理水平和患者的适应度。这个模型被用于多种慢性疾病，致力于让患者更健康、照护人员更满意且节省成本。

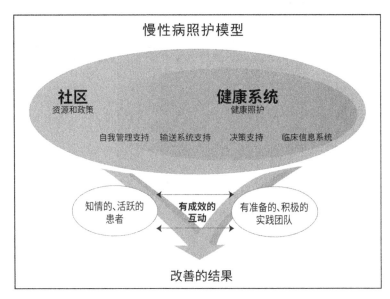

来源：http://www.improvingchroniccare.org/

图 17 - 1 慢性病照护模型

美国 MacColl 医疗创新中心的研究人员依据慢性病管理的有效措施，在 1990 年代中期提出了慢性病照护模型。随后，该模型经过了几次修改和完善。专家推荐使用这个模型来搜集数据和分析创新型项目的成效。1998 年，The Robert Wood Johnson 基金会资助 MacColl 医疗创新中心在全美国检测慢性病管理模型的有效性，并创建了"提升慢性病照护"的项目。

慢性病照护模型的核心要素，包括健康系统、服务输送系统、临床决策系统、临床信息系统、自我管理支持和社区。

1) 健康系统：健康系统致力于创造一种文化、组织和机制，来提升安全和有质量的照护。同时，致力于制订执行促进系统全面改变的有效改进措施，促进不同部门之间的合作发展。该模型认为，一个致力于提升慢性病照护水平的系统应该是全组织上下有准备且有动机地去改变。

2) 服务输送系统：服务输送系统确保输送高效的临床照护和自我管理支持的服务，在团队成员中确认职责和分派任务，创建跨学科团队，有计划地支持患者为本的照护，为病情复杂患者提供临床个案管理，确保提供持续的追踪服务，提供患者理解且符合他们特点的照护。

3) 临床决策系统：在临床决策方面，致力于提升符合科学依据和患者意愿的临床照护，与患者分享患者为本的依据和信息，以促进患者的自我参与。

4) 临床信息系统：充分利用患者和照护提供者信息来促进高效的照护，为照护提供者和患者提供及时的提醒，给照护提供者和患者共享信息以促进合作。近年来，随着信息技术的快速发展，美国学者开始重视医疗信息化建设，将信息技术应用到慢性病管理领域,在慢性病照护模型基础上构建出慢性病远程管理模式。

5) 自我管理支持:在自我管理的支持方面,给患者赋权,帮助他们来管理疾病。强调患者在疾病管理中的核心角色,使用有效的自我管理支持策略,包括评估、目标设定、行为计划、问题解决和追踪。组织自身和社区的资源,为患者提供持续的自我管理支持。该模型认为,有效的自我管理支持绝不是仅仅告诉患者做什么,还应该包括:认可患者在健康照护中的核心角色、需要为自己的健康负责;也包括提供疾病知识、情绪支持、与慢性病共存的技巧。自我管理的支持绝非开始于一节课,或者结束于一节课。照护提供者和患者需要合作来定义问题、确定优先的问题、建立目标、开展治疗计划以共同解决问题。

6) 社区:使用社区资源来满足患者的需求,鼓励患者参与社区项目。与社区组织达成合作,提供服务,填补患者需要服务的空缺,倡导改善患者照护政策。

(2) 2003 年,相关的学者和专家进一步对慢性病照护模型进行了修订,慢性病照护模型新增了 5 个主题。这些修订反映了对患者全方位的关注、政策所发挥的作用以及不同服务主体之间的协调合作。

1) 患者的安全(健康系统):强调要关注患者的安全,保障患者的安全,提升患者的生活质量。

2) 文化竞争力(服务输送系统):强调在服务输送的过程中,需要考虑到患者的文化背景,针对患者的文化背景和特点,提供文化差异性、个性化服务。

3) 照护合作(健康系统和临床信息):强调在现有的政策和服务背景下,加强多方的协调合作,降低服务的分割化,提升服务的效率。

4) 社区政策(社区资源和政策):强调社区政策在提升患者的疾病管理中的作用,号召制定支持性的社区政策,从而更好帮助患者提升疾病管理。

5) 个案管理(服务输送系统):强调个案管理的优势,发挥个案管理在服务中的优势。

也有一些学者对这个模型提出了质疑,比如,该模型没有包括大众健康和健康促进的理念,没能很好地体现健康促进和疾病预防的理念;没有充分地反映社会、环境和文化因素对于健康的影响(Glasgow 等,2001)。结合《渥太华宣言》,学者对慢性病照护模型进行了扩充(下页图 17-2)。扩充后的模型里增加了以下几大要素,包括制定健康公共政策、创建支持性的环境和强化社区健康促进工作(Barr 等,2003)。由此可以看出,扩展模型更加强调社区的作用。这些扩展也与《渥太华宣言》中的发展个人健康促进技能、重新调整卫生服务方向、制定更为健康的公共政策、创建支持性的环境和加强社区行动较为一致(World Health Organization,1986)。

2. 慢性病照护模型带来的反思和启发

结合慢性病照护模型以及访谈调研,现有糖尿病照护或干预还存在以下的问题,需要进一步努力。

(1) 患者层面:建立健康照护中的核心角色,提升自我管理技巧。首先,大部分患者未能清晰认识到自身是疾病管理的核心,要对自己的健康负责。其次,大部分患者对于疾

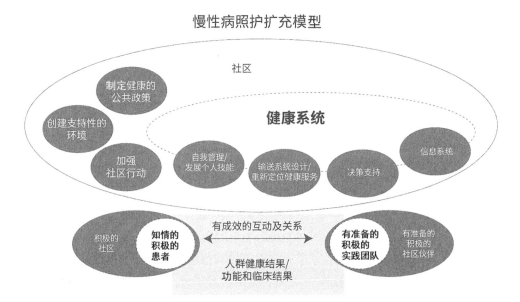

来源：Barr J V, Robinson S, Marin-Link B, et al. The expanded chronic care model: An integration of concepts and strategies from population health promotion and the chronic care model[J]. *Hospital Quarterly*, 2003, 7(1): 73~82.

图 17 - 2　慢性病照护扩充模型

病健康管理未能有一个科学且完整的认识，例如没有明显的症状不是一个大问题。再次，患者的积极主动性欠佳，背后的原因需要进一步探究。基于这些问题，需要在患者层面加大教育力度，针对根源进行健康教育和健康促进，强调患者在疾病管理中的核心作用，对患者进行持续的关于疾病管理和情绪支持等的健康教育。此外，还需要对患者进行深入的了解，针对其特点和背景，鼓励患者参与临床决策，从而制定个性化的治疗和干预方案。

（2）社区层面：强化社区健康促进，加强社区健康促进资源投放。社区层面的健康教育资源不足，且存在资源质量不佳的现象，需要在政策上给予重视。加强社区健康公共政策制定，同时引入更多的资源到社区来，给更多的慢性病患者提供服务。

（3）健康系统层面：加强人员配置和跨部门合作，提供以患者为本的服务。在健康系统层面，存在医护人员人力资源不足、针对慢性疾病服务分割化、缺少个案管理和持续性服务等问题。基于慢性病照护模型，需要加强不同部门间的合作和交流，为有需要的患者提供持续且全面的服务。

（二）慢性病自我管理模型

1. 慢性病自我管理模型的介绍

慢性病自我管理模型是由罗瑞格（Lorig，1996）提出。基于慢性病的发病率越来越多，提出要加强慢性病患者的自我管理。主要的要素包括：① 自我管理内容要关注患者感知到的需求；② 要在生活中实践学习到的新技巧并有反馈，包括决策和问题解决能力；③ 关于疾病管理中的情绪和角色管理；④ 使用技巧来增强患者疾病管理的信心；⑤ 强调患者在医患关系中的积极作用。该模型被广泛应用于慢性病的管理中，强调预防的重要性,通过改善人群的生活、行为方式,发挥基层和社区卫生服务中心的预防功能,从根本上尽力消除危险因素。该模型介绍了一种新的慢病管理模式,强调医患关系,涉及合作性照护和自我管理教育。不同于传统的自我管理教育中强调信息和技能的学习,自我管理教育强调问题解决技术,提升患者的自我效能感。

该模式强调慢性病管理主要在于患者和家庭,旨在鼓励患者积极主动承担健康管理的任务,从而预防慢性病及其并发症。在政府政策支持的基础上,重点干预和管理慢性病患者饮食、行为习惯、服药依从性、锻炼强度、疲劳程度、心理变化、疾病病程等因素,并整理、分析、评估疾病相关的基本资料,通过不断的健康教育与健康促进,使慢性病患者获得健康知识,制订慢性病管理的行为规范,建立健康的生活方式,逐步实现自我管理的目标,控制慢性病的发生、发展,延缓慢性病并发症的发展,使慢性病患者的生活质量得到极大提高(李文玲,2018;Lorig,1996)。

有专家(Bodenheimer 等,2002)对慢性病自我管理模式是否能够改善慢性病管理以及降低健康照护费用进行系统的梳理研究后发现,基于慢性病管理模式的研究均显示能够改善患者的状况,也能够降低医疗费用。他们认为,自我管理的核心概念是自我效能感,同时发现,教授自我管理技巧要比单纯教授信息的糖尿病教育更有效。同样的,Chodosh 等(2005)对基于慢性病自我管理模式的研究进行了荟萃分析,研究发现,慢性病自我管理模式对于改善老年慢性病患者的症状具有显著的效果。

随着互联网的发展,基于互联网的慢性病自我管理项目也越来越多。基于互联网的平台,慢性病患者能够获取及时的建议,也能搜集到更多的信息。Stellefsond 等(2013)对基于互联网的慢性病干预进行了系统梳理,结果表明,开展基于互联网的干预往往是多学科团队,通过邮件、论坛、短信等形式与患者进行交流和反馈,参与互联网干预的患者有更好的健康行为依从性和更高的生活质量。Kate 等(2006)对慢性病患者进行了基于互联网的干预,结果发现,干预组的健康改善明显好于控制组,说明基于互联网的干预是有效的。同样的,韩云等(2018)运用"互联网＋"的理念对 2 型糖尿病患者进行了干预,结果发现,干预组的患者在自我管理能力和生活质量上优于对照组,具有显著性的差异。在未来的研究中,还需要进一步探究在更大的样本中,基于互联网干预项目的长期效果如何,以及如何对新的知识、技术和参与技术进行转化,从而提升慢性病患者的管理能力。

2. 慢性病自我管理模型带来的反思和启发

(1)促进以患者为中心的实践:鉴于糖尿病管理中现实与设想之间的差距,非常有必要促进患者与教育团队之间的合作关系。要打破原有的以医生为中心的疾病管理模式中完全要求患者按照医嘱管理疾病的模式,促进以患者为中心的实践,要求慢性病自我管理的计划要符合患者的目标、资源、文化和生活方式。要想更成功管理疾病,需要患者设定符合自己价值观和生活方式的目标,也考虑到个人的社会心理因素。

(2)加强患者的赋权:加强患者的赋权也显得日益重要。赋权是以患者为中心,针对患者的实际情况,采用合作方式,帮助患者发现并挖掘其内在的潜能,来对自己的健康负责。转变观念,患者自己才是自身疾病管理的专家,应该对自身的疾病管理负主要责任。

（三）社会生态系统视角下的慢性病管理

1. 社会生态系统视角

布朗芬布伦纳提出的社会生态系统理论强调，个体嵌套于互相影响的一系列社会环境系统之中，在这些系统中，系统与个体相互作用并影响个体的发展（图 17-3）。在糖尿病管理的具体情境中，糖尿病患者的疾病管理受到外界环境的影响，患者会接触到一系列的不同资源和支持，会影响患者最终的疾病管理和病情控制（Fisher 等，2005）。

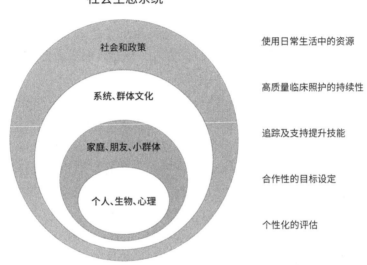

来源：Fisher E B, Brownson C A, O'Toole M L, et al. Ecological Approaches to Self-Management: The Case of Diabetes[J]. *American Journal of Public Health*, 2005, 95(9): 1523~1535.

图 17-3 社会生态系统每层对应的资源和支持

糖尿病的管理不仅仅需要患者自身的努力，还不可避免地受到外界环境的影响。除了个人的管理技巧和选择，还需要考虑到他们从家人、朋友、机构、社区和政府的物理、政策环境中接受的服务和支持。The Robert Wood Johnson 基金会的糖尿病项目中，基于社会生态系统视角，明确了以下自我管理的资源和支持，具体包括：个性化的评估、合作性的目标设定、追踪及支持提升技能、高质量临床照护的持续性等（图 17-3）。自我管理的资源和支持反映了糖尿病自我管理是在一定社会环境影响下发生的，相关的研究验证了这些关键资源和支持的价值。不同的自我管理干预一定程度上都提供了自我管理所需要的资源和支持（Fisher 等，2005）。

从社会生态理论视角来看，患者自身、家人、朋友、所在的群体组织、社区等都会影响到糖尿病患者的疾病管理。图 17-3 指出了糖尿病自我管理的关键资源和支持的核心要素，而这些资源和要素与生态理论视角下的行为改变一一对应（费希尔等，2005）。例如，个人层面的因素包括个性化的评估、管理技巧的提升等。下面将围绕不同层面的干预目标和措施展开讨论。

（1）个性化的评估：疾病的个体化模型（personal models of illness）。对于健康教育来说，最佳的实践起点应该是从患者的角度出发。从患者的角度出发往往需要考虑，对于患者来说，疾病、健康和死亡意味着什么；患者如何看待自己的角色；患者如何看待掌控力；患者如何看待家庭、社区的角色。医护人员的角度并不是看到疾病的"正确"方式，而仅仅代表医学的角度。强调患者的角度，是提升健康教育效果的基石。

与传统的干预不同，以患者为中心的干预需要从患者的角度来考虑，患者的需求是什么。即使在现在高科技的时代，更应该从患者的角度出发，考虑他们的需求、态度和信念等（Fisher 等，2005）。

（2）合作性设置目标：糖尿病患者在疾病管理中发挥着不可替代的作用。因此，在制订目标时，务必要让患者积极参与，而不是医护人员代替患者做决定，或者说完全由医护人员来制订目标。在制订目标的过程中，充分考虑患者的实际情况，发挥患者的主观能动性，强调患者在疾病管理中的个人选择和方向。我们要充分做到患者赋权（patient empowerment），强调患者在疾病管理过程中自己应尽的责任。如果患者意识到，目标是自己参与制订的，将会更大程度上激励患者的依从性。

（3）技能的提升：有研究表明，现有的慢性病行为干预中，大约 20％的干预技巧是疾病特异的（The Robert Wood Johnson Foundation and Center for the Advancement of Health，2001），在糖尿病干预中甚至比例更低，因为糖尿病的管理是非常复杂的。这说明，现有疾病干预的大部分内容都是一般性的问题解决技巧、防止复发的技巧、提升健康生活方式的技巧等。

大量的研究表明，患者行为改变的健康教育有以下重要原则（Perri 等，2001；Anderson，1998；Hill-Briggs，2003）：

1）明确并教会具体的行为和技巧，如怎么读速冻食物的标签。

2）示范并展示技巧。

3）排练（练习）技巧。

4）自我监督并反馈，来提升行为表现。

5）监测在日常生活中技巧的实施并复习。

6）重新审视计划，并检测修订计划的效果。

7）强化进步。

比较成功的干预一般都包括：小组讨论（涉及技巧的介绍、练习、复习，同时也有现实生活中的演练）。现有的糖尿病干预大部分都是以讲课的形式开展的，这种讲课式的技巧干预没有关注患者掌握技巧的水平，以及如何把技巧应用到实际生活中去。这样的结果，可能会导致患者离开了干预的场所回到日常生活中时，很难将课堂上的技巧融入日常生活中去。

除此之外，干预技巧的内容不仅仅要和生活方式改变相关的，还应扩展到其他领域的技巧。例如，处理来自家庭或者社会的干扰糖尿病管理的因素，以及如何获得来自家庭或朋友的支持，都会促进患者的疾病管理，提升他们的生活质量。

此外,仅仅关注行为改变的干预给患者带来的积极影响有限。研究表明,相比于单纯传授健康知识的管理干预,包含心理内容的自我管理干预,认知行为疗法将会带来更大的效果,改善患者的负性情绪,提升患者的生活质量(Steed 等,2003)。

(4) 追踪和支持:大量的研究表明,持续的追踪和随访对于行为改变的重要性。追踪或随访的内容包括:提升问题解决的能力、当遇到困难时的鼓励、遇到新问题时的帮助、帮助患者联系相关资源。

虽然追踪或随访很重要,但是关于什么样的支持会让患者获利、患者需要多少支持、提供支持会有多大的成效等问题的相关研究很少。因此,在实践中,追踪或随访在糖尿病管理中最难实施且很少提供。

糖尿病的管理是终身的,同样的道理,对于糖尿病的管理干预也应该是终身的。另外,随着外界环境的变化,如退休、丧偶、子女迁出家庭、伴随年龄增大的活动能力减退,都会对糖尿病自我管理产生显著的影响,这就需要经常审视和修订糖尿病自我管理的计划。

(5) 日常生活资源的接触:疾病管理的技巧对于疾病管理的作用,离不开所需要的资源。例如,维持适量的体育锻炼离不开安全舒适的体育锻炼场所。研究表明,社区内有步行道、锻炼器材与适量的体育锻炼呈显著正相关,在控制了人口学因素和其他环境变量后(Huston 等,2003)。同样的,能否接触到健康的、价格可承受的食物对于糖尿病管理也至关重要。家庭饮食习惯、家庭健康观念、家庭经济条件等,都会影响患者能否坚持健康饮食。

(6) 高质量临床照护的持续性:自我管理和临床照护质量不仅是兼容的,而且是相互依靠的。没有可靠的临床照护,患者自身的努力可能是被误导。没有患者的自我管理,专业的临床照护就没法渗透到日常生活中去。

2. 社会生态系统理论对糖尿病管理的反思和讨论

糖尿病的自我管理不仅限于个人层面的评估、目标制订、技能学习等,还嵌入家庭、社区和社会政策中。社会生态系统理论有利于促进理解人类环境如何影响到行为和健康,对于现有的糖尿病管理和干预有以下启示。① 进行个性化的评估,精准识别患者的需求。② 鼓励患者积极参与制订目标。③ 全面提升患者的技能,从行为到心理调适。④ 改造患者的日常生活环境,例如减少不健康食物的获取、创造有利于锻炼的环境等。⑤ 提供持续且高质量的服务。

在今后关于自我管理的资源和支持的研究中,还需要加强以下几个方面的研究。

1) 如何在基层卫生机构整合个性化评估、设置合作性目标、指导自我管理?

2) 如何重新设计基层卫生服务,从而更好整合自我管理干预?

3) 如何拟定完整的对策来解决糖尿病发展进程中可能出现的抑郁和其他负性情绪问题?

4) 如何提供糖尿病管理持续的、一致的支持、监测和帮助?

5) 如何提升糖尿病自我管理在日常生活中对所需资源的对接?

(四)慢性病创新照护框架
1. 慢性病创新照护框架介绍

现在的医疗卫生系统并不适合慢性疾病。联合国提出了慢性病创新照护框架,强调政府及政策参与和支持,卫生系统内外相关部门的协作、协调筹资,增加慢性病管理经费来源,规范培养负责慢性病管理的全科医生(图 17 - 4)。这种模式以预防为重点,为慢性病患者提供一体化、综合化的管理,增强患者自主管理意识及自我管理技巧,从根本上实现初级卫生保健工作的目标(WHO,2002)。

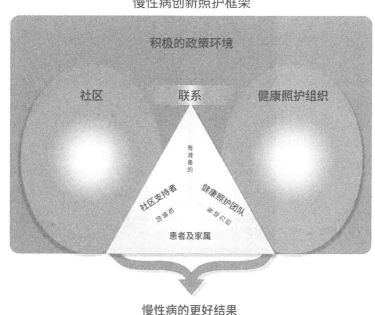

来源:世界卫生组织,2002. Innovative Care for Care Conditions:Building blocks for Action.

图 17 - 4　慢性病创新照护框架

慢性病创新照护框架具体指出,有 8 大举措可以帮助减轻慢性病给患者及其家庭、健康照护系统以及社会经济带来的负担。具体包括以下 8 点。

(1)支持模式的转变:现有的卫生系统是主要围绕急性病的,无法充分满足慢性病患者的需求。而慢性病的有效管理需要一个不一样的健康照护系统,这需要从观念上进行转变。

(2)管理社会环境:慢性病的管理需要考虑政府决策者、健康照护系统人员、患者、家属、社区人员,还有相关的组织。要建立一个适合慢性病管理的环境,有必要创建更加顺畅的信息分享,在不同的部门之间达成共识。

(3)健康照护系统的整合:健康照护系统要避免服务的分割化。健康照护系统的整合包括不同部门资金的整合和信息分享,也包括预防措施和社区资源,从而提升医疗卫生资源的有效性。

（4）整合不同部门的健康政策：应该分析不同部门的政策，并进行整合，从而提高健康结果。

（5）更加有效使用健康照护人力资源：健康照护人员需要使用新的团队照护模型和循证技巧来管理慢性病。良好的沟通技能、行为改变技巧、咨询技能，都是帮助慢性病患者必备的。

（6）重点关注患者和家属：慢性病的管理需要生活方式和日常行为的改变，必须强调患者在健康照护中的核心角色以及责任。必须要转变观念，重点关注患者和家属在慢性病管理中的作用。

（7）在社区中给予患者支持：慢性病患者的健康照护应该延伸到社区，社区能够发挥重要作用，从而患者及其家属能够从社区中获取服务和支持。

（8）强调预防：大部分慢性疾病及其并发症都是可以预防的。减少慢性病及其并发症的发生可以通过早期筛查、增加体育锻炼、减少烟草使用、饮食健康等。预防应该是日常健康照护互动中非常重要的一部分。

除了以上 8 大举措之外，慢性病创新照护框架指出，要遵循一些指导性原则，这些原则对于健康照护系统的微观、中观和宏观层面都至关重要。这些指导性原则包括：证据为本的决策制定、聚焦人群、聚焦预防、聚焦质量、资源和服务整合、灵活性。

2. 慢性病创新照护框架的具体措施

慢性病创新照护框架分别从微观、中观和宏观层面提出了具体的措施。

（1）从微观层面来讲，主要涉及患者互动的层面，包括：① 有准备的、知情的、有动机的患者及其家属；② 有准备的、知情的、有动机的健康照护团队；③ 有准备的、知情的、有动机的社区支持者。

（2）从中观层面来讲，主要涉及健康照护组织和社区的资源和力量。其中健康照护组织方面包括：① 促进健康照护的持续性和整体性；② 通过领导和激励提升服务质量；③ 用相关资源武装健康照护团队；④ 支持自我管理和预防；⑤ 充分利用信息系统。

（3）就社区的资源和力量而言，包括：① 增加慢性病的知晓率，破除慢性病相关的污名；② 通过领导和支持获得更好的结果；③ 调动和整合资源。

（4）从宏观层面来讲，涉及营造积极的政治环境，包括：① 提供领导，尽心政策倡导；② 整合政策；③ 提供持续的资金支持；④ 开发和配置人力资源；⑤ 加强合作。

3. 慢性病创新照护框架的启示

总的来说，慢性病创新照护框架强调，要针对现有的健康照护系统的微观、中观和宏观层面进行创新，来更好应对慢性病的照护问题。在今后的慢性病干预中，可以依照慢性病创新照护框架，从不同的层面进行改革创新，在宏观层面加强与卫生系统以外部门的合作；中观层面要加强社区资源的筹集和协调；微观层面要提高患者及其家庭的自我管理能力（袁莎莎等，2015）。应对慢性病，需要政府、社会、社区、家属和患者的共同努力，需要全社会共同创造积极的社会环境，加大对慢性病照护的投入和支持，鼓励社区发挥更大的作用，给患者和家属提供更大的支持。

二、糖尿病管理展望

基于现有的慢性病干预理论和模型,结合前期的定量研究和访谈,笔者对未来的糖尿病管理有如下展望。

(一) 个人加强自我管理

加强患者的赋权,以患者为中心,采用社会生态的视角,针对他们的实际情况,包括疾病情况、社会支持情况、心理特点、社区状况等,采用合作的方式,帮助患者充分挖掘内在的潜能,全面提升生活技能,从行为到心理调适成为自己的管理专家,提升生活质量。

在制订干预方案或者自我管理计划的时候,需要考察患者目前的生活方式、价值观、资源等,进行个性化的评估,精准识别患者的需求,同时鼓励患者积极参与制订计划,和医护人员共同制订符合患者特点的方案。

在实施干预的时候,尽量突破传统的以教授为主的方式,鼓励患者的参与和分享,让干预形式变得多样化,寓教于乐,提升干预效果。

在疾病管理内容方面,除"五驾马车"外,还应该向患者宣教口腔健康的重要性,教授患者口腔护理的技巧,进行口腔健康的定期体检,预防出现口腔疾患。

(二) 增加家庭层面的社会支持和主动参与

糖尿病不仅仅影响个人,还会影响患者的家庭。一方面,糖尿病患者需要调整生活方式和情绪、遵医嘱用药等,作为患者生活的主要场所,家庭的环境和家属的行为很大程度上也能影响到患者的疾病管理,并会进一步影响患者的血糖水平和并发症的管理。例如,家庭的饮食习惯如果一直不调整或改善的话,患者的饮食控制难度则会增加。相反,家庭的饮食习惯会配合患者一起进行调整或改善,这会帮助患者进行饮食调整,从而更有效地管理糖尿病。家属的态度、观念和行为能够帮助糖尿病患者更好地管理糖尿病,针对家属不良的健康观念或行为进行干预也成为现有干预的一个切入点。另一方面,家属在照顾糖尿病患者的时候,可能会有照顾负担,呈现出抑郁、焦虑等情绪,或者表现出照顾知识欠缺等表现。考虑到家属的重要性,针对家属的干预也越来越多(徐玉梅等,2010;Martire,2007)。

现有的针对家属的干预,包括仅针对家属的干预、同时针对家属和患者的干预。干预的内容涉及疾病知识、管理技巧、社会支持、情绪管理等多方面。那针对家属的干预成效如何呢?研究表明,相比于一般照顾来说,针对家属的干预在降低患者的消极情绪方面有显著变化,但变化较小;在降低家属的照顾负担和消极情绪方面,也有轻度的、显著的变化(Martire,2007)。研究发现,仅针对患者的干预成效,与针对家属的干预成效并不一致。Martire(2005)分析了12个随机临床试验来比较针对家属的干预和针对患者的干预的差异,结果表明,有一半的研究显示,参加针对家属干预的患者在疾病管理方面、疾病知识方面、疾病信念方面有更大的改善。但也有研究表明,针对患者及其家属的一个健康教育干预中,针对家属和患者的干预降低了患者的自我效能感,增加了患者的疲倦程度;相反,针对患者的健康教育干预提升了患者的自我效能感,降低了患者的疲倦程度(Martire,2005)。Armour(2005)综述了在糖尿病患者家属中针对家属的干预和针对患者家属的干预效果分析,结果表明,19 个随机临床试验中,有 5 个针对家属的干预显著改善了患者和家属的知识水平,有 8 个研究显著改善了患者的糖化血红蛋白。Martire(2004)围绕包括家属在内的干预效果分析综述表明,针对家属的干预能够起到积极的效果,但是效果还是比较小的。可能的原因是,干预在处理患者和家属的沟通方面做得不够。要想提升针对家属的干预效果,还需要在以后的干预中:① 促进家属和患者的有效沟通,减少家属在参与患者疾病管理过程中的不良沟通方式;② 干预建立在充分的理论基础上,围绕理论来设计干预措施(Martire,2007)。

值得关注的是,2018 年的世界糖尿病日主题是"家庭和糖尿病——糖尿病关系到每个家庭"。可以说,是一个非常大的突破,不仅仅关注个人因素,还重点强调了家庭的作用。世界糖尿病日主题从糖尿病的个体性慢慢过渡到糖尿病的家庭性,更加突出了家庭的重要性。借助公共卫生的三级预防的概念,家庭在糖尿病的筛查、预防和管理中发挥重要的作用。

1. 家庭与预防

改变不健康的生活方式,提倡健康的生活方式,这是预防糖尿病的关键,这属于一级预防。家庭是与一个人生活方式息息相关的场所,包括饮食、运动、健康观念等。就饮食而言,一个家庭的饮食方式能很大程度上体现这个家庭的健康观。现如今,满大街的外卖、太忙没空做饭等现象非常常见。减少在外吃饭,多在家吃饭且健康均衡膳食一定程度上能够减少风险。就运动而言,家人意识到运动的重要性,且能够定期外出运动,也是预防糖尿病的好方法。家庭的健康观念和健康生活方式是可以传递的,从而促进健康。而不良的生活方式和不良的健康观念则会传染,很可能"传染"糖尿病。

考虑到糖尿病是一种遗传性疾病,从下一代健康的角度来说,保证良好的生活方式可不得糖尿病,会大大降低下一代的患病风险。同时,家长的健康生活方式传递到下一代,也会降低下一代的患病风险。

2. 家庭与筛查

根据国际糖尿病联盟数据显示,有 1/2 的糖尿病患者未被确诊。而对 1 型糖尿病患者来说,如果没有被及时发现,可能会导致残疾或死亡。如果能够了解糖尿病的预警症状(如多饮、多尿、多食、体重减轻等),当发现家人有类似症状时,应提醒及时就医或陪同其就医,以确诊是否患有糖尿病。对于儿童青少年来说,他们不能很好地表达身体不适,加上对糖尿病的不了解,家长能否发现糖尿病的预警症状尤为重要。糖尿病的早发现、早治疗,对于糖尿病的管理和并发症的预防具有非常重要的意义,这属于二级预防。

3. 家庭与管理

糖尿病的管理复杂,且需要长期的努力,包括饮食、运动、血糖监测、药物服用或注射胰岛素。如果家庭无法提供一个支持性的环境,则患者的糖尿病管理将会很艰难。相反,如果家庭能和患者一起在饮食、运动方面做出改变,并在血糖监测、药物治疗方面提醒,这对患者来说无疑是个极大的促进因素。从整个家庭来说,不把糖尿病当成患者一个人的事情,而当成一个家庭的事情,家庭成员应共同参与患者的糖尿病管理,给患者提供充分的社会支持,改善患者的生活质量。

家庭在患者疾病管理中是非常重要的角色。根据本研究结果显示,需要警惕的是,家属在参与患者的疾病管理时,如果使用一些消极的手段,如不停地唠叨、当患者依从性不好时指责批评患者等;或者家属可能在糖尿病知识、技能等方面比较欠缺,或者在情绪方面有困扰,这些因素都不利于家属参与患者的疾病管理。

除了上述三点外,"家庭和糖尿病——糖尿病关系到每个家庭"的主题说明,糖尿病不仅仅会影响到患者个体,还会对整个家庭造成影响。例如,糖尿病不仅会影响到个体的身体、生活方式、情绪状态等,还会给其他家庭成员带来情绪上、生活方式改变上的困扰。从患者的角度来说,也需要理解其他家庭成员,而非想着"我生病了,家人就得让着我的心态",患者需要意识到,疾病不仅仅影响到他们自身,也会给家人带来困扰和担心。从家属的角度来说,家属要对患者有充分的理解,理解疾病给患者带来的情绪、脾气、行为等方面的变化,并要积极地给患者提供帮助。此外,患者和家属做好充分的沟通和交流也非常重要,才能更好发挥家庭在糖尿病管理中的作用。例如,患者可以告诉家属需要哪些方面的帮助或提醒、在哪些方面不希望家属过分干涉或者更希望家属以什么样的方式参与等,而家属可以告诉患者他们可以提供哪些方面的帮助等。家属和患者之间良好的沟通,可以更加有效地管理糖尿病。

对于干预和政策而言,"家庭和糖尿病——糖尿病关系到每个家庭"这个主题有着很多的启示。

(1)家属先了解糖尿病的相关科学知识:从观念上了解,如果患者血糖控制得好,完全可以和健康人一样活得长久、活得快乐。从知识上和技能方面学习,从而对糖尿病有一个正确客观的认知,鼓励患者树立战胜疾病的信心。

(2)按照患者的需求,家属积极参与患者的疾病管理:家属对患者的疾病管理行为进行监督。患者遵医嘱,家属应给予适当的鼓励。患者有时会出现不遵医嘱的行为,随便停用胰岛素或口服药,家属一定要耐心劝说他们,不能中止治疗。

(3)家属参与患者的积极生活方式改变:家属和患者共同制订饮食和运动计划,陪同和督促患者每日按计划执行治疗方案。尽量做到全家吃一样的饭菜,既保证患者的营养需求,又满足患者的心理需求。家属和患者一起去运动,这样可以保证患者在运动中的安全,运动也能改变家庭其他成员不健康的生活方式,积极预防糖尿病。

(4)家属学会一些必要的技能:血糖的家庭测量、低血糖的急救处理、胰岛素的注射等,教会患者在家里进行血糖监测,掌握病情和用药效果,以及正确的口腔护理技巧。

(5)营造温馨和谐的家庭氛围:重视糖尿病患者的心理问题,经常和患者聊聊天,精神上多给予安慰和支持。

(6)积极改造患者的日常生活环境:例如,减少不健康食物的获取,创造有利于锻炼的环境等。

（三）加强社区教育资源开发

目前,社区层面上针对糖尿病的健康教育资源不足,且存在资源质量不佳的现象,例如,形式单一、缺少互动、频率较少、知识更新较少等。要解决这个问题,需要在政策上给予重视,加强社区健康公共政策制定,同时引入更多的优质资源到社区来,给更多的慢性病患者提供服务。考虑到大多数糖尿病患者居住在社区,社区是开展糖尿病教育的绝佳平台。

除了充分利用社区给糖尿病患者提供支持服务,开展健康教育,还应加强社区层面医疗团队的力量,加强专业培训,提升诊治和管理糖尿病的能力。加强社区与医院的联动,如患者有严重并发症,可以进行转诊。加强社区层面的倡导,加强患者自身管理意识,提升自我管理能力。基于社区糖尿病患者的特点,开展糖尿病患者的同伴教育,培训患者志愿者,开展同伴支持,构建社区支持网络,在家门口给患者提供及时的支持和指导。

（四）组建跨学科团队,创新干预方法

糖尿病的管理比较复杂,往往涉及医疗照护、生活方式调整(药物、饮食、运动等)、经济、社会关系、心理健康、医患沟通等,这些多元需求决定了需要综合考虑多个层次,需要不同领域的专家来给糖尿病患者提供支持和服务,同时也需要给患者提供持续的追踪服务。组建跨学科团队,联系多方资源(医生、护士、营养师、社会工作者、口腔医生等),识别患者个性化的需求,减少服务分割及重复,与患者共同参与疾病的管理,对患者进行持续追踪和管理,提高服务质量,提升服务的成本效应。

创新干预模式,突破传统的干预模式,应用社会工作、戏剧治疗、音乐治疗等新型干预模式,丰富干预内容,增强干预中的互动,提升干预效果。

（五）政府加大投入,构建适合慢性病管理的卫生体系

糖尿病干预是一项巨大的工程,涉及生活方式干预和心理层面干预,包括控制饮食、多运动、保持良好的心态等。《"健康中国 2030"规划纲要》中强调"共建共享、全民健康",强调"坚持政府主导与调动社会、个人的积极性相结合,推动人人参与、人人尽力、人人享有,落实预防为主,推行健康生活方式,减少疾病发生,强化早诊断、早治疗、早康复,实现全民健康"。对于糖尿病的预防和管理,也需要国家有一定的财力投资和人力投资。例如,现在围绕糖尿病在生活方式方面的辅导和干预还是免费的,因此只能通过一般教育进行,很难进行强化干预。如果国家能加大投入,使得围绕生活方式的辅导和干预是收费的,且患者能够通过医保报销,或许能够进一步提升糖尿病干预的效果。

参考文献

［1］ 韩云,徐宇红,叶新华,等."互联网＋"慢性病管理模式在 2 型糖尿病患者中的应用[J].中华护理杂志,2018,53(7)：789～794.

［2］ 李文玲.慢性病管理模式现状分析[J].医学理论与实践,2018,31(22)：3353～3354.

［3］ 徐玉梅,夏艳,王太芬,肖晓华.以家庭为中心的健康教育对糖尿病患者治疗依从性的影响[J].国际护理学杂志,2018,29(3)：389～391.

［4］　袁莎莎，王芳，李陈晨，等.基于 ICCC 框架的社区卫生服务机构慢性病管理研究[J].中国卫生政策研究，2015,8(6)：39～45.

［5］　Bodenheimer T, Wagner E H, Grumbach K. Improving Primary Care for Patients With Chronic Illness[J]. *JAMA*, 2002, 288(15)：1909.

［6］　Chodosh J, Morton S C, Mojica W, et al. Meta-Analysis：Chronic Disease Self-Management Programs for Older Adults[J]. *Annals of Internal Medicine*, 2005, 143(6)：427.

［7］　Fisher E B, Brownson C A, O'Toole M L, et al. Ecological Approaches to Self-Management：The Case of Diabetes[J]. *American Journal of Public Health*, 2005, 95(9)：1523～1535.

［8］　Glasgow R, Orleans C, WAgner E, Curry S, Solberg L. Does the Chronic Care model also serve as a template for improving prevention? [J] *The Milbank Quarterly*, 2001, 79(4)：579～612.

［9］　Hill-Briggs F. Problem solving in diabetes self-management：a model of chronic illness self-management behavior[J]. *Ann Behav Med*, 2003, 25(3)：182～193.

［10］　Huston S L, Evenson K R, Bors P, Gizlice Z. Neighborhood environment, access to places for activity, and leisure-time physical activity in a diverse North Carolina Population[J]. *Am J Health Promot*, 2003, 18(1)：58～69.

［11］　Lorig K R, Ritter P L, Laurent D, D, et al. Internet-Based Chronic Disease Self-Management：A Randomized Trial[J]. *Medical Care*, 2006, 44(11)：964～971.

［12］　Lorig K. Chronic Disease Self-Management[J]. *American Behavioral Scientist*, 1996, 39(6)：676～683.

［13］　Martire L M, Lustig A P, Schulz R, et al. Is it beneficial to involve a family member? A meta-analysis of psychosocial interventions for chronic illness[J]. *Health Psychology*, 2004, 23(6)：590～611.

［14］　Martire L M, Schulz R. Involving family in psychosocial interventions for chronic illness[J]. *Current Directions in Psychological Science*, 2007, 16(2)：90～94.

［15］　Martire L M. The "relative" efficacy of involving family in psychosocial interventions for chronic illness：Are there added benefits to patients and family members? [J] *Families, Systems & Health*, 2005, 23(3)：312～328.

［16］　Perri M G, Nezu A M, McKelvey W F, et al. Relapse prevention training and problem-solving therapy in the long-term management of obesity[J]. *J Consul Clin Psychol*, 2001, 69(4)：722～726.

［17］　Steed L, Cooke D, Newman S. A systematic review of psychosocial outcomes following education, self-management and psychological interventions in diabetes mellitus[J]. *Patient Educ Couns*, 2003, 51(1)：5～15.

［18］　Stellefson M, Chaney B, Barry A E, et al. Web 2.0 Chronic Disease Self-Management for Older Adults：A Systematic Review[J]. *J Med Internet Res*, 2013, 15(2)：e35.

［19］　Wagner E H. Chronic Disease Management：What Will It Take to Improve Care for Chronic Illness? [J] *Effective Clinical Practice*, 1998, 1(1)：2～4.

［20］　Wagner E H, Austin B T, Korff M V. Organizing Care for Patients with Chronic Illness[J]. *The Milbank Quarterly*, 1996, 74(4)：511. doi：10.2307/3350391.

第十八章
后续讨论和研究

一、研究不足

本书的具体课题研究使用定量和定性研究方法,围绕糖尿病患者进行问卷调查以及访谈,同时也针对住院患者进行社会工作和戏剧治疗的干预。总体而言,研究存在以下不足。

1. 问卷调查的样本量较少,存在代表性不够的局限。围绕糖尿病有很多调查,但关于糖尿病患者的社会心理因素的问题较为缺乏。本书里的小样本研究可作为一个尝试,以后需要样本量更大、涉及社会心理层面的研究来深入探究老年糖尿病患者的疾病管理情况。

2. 本书中所呈现的生态瞬时评估法,一方面可作为搜集老年糖尿病患者日常生活资料的方法,另一方面也可以作为老年糖尿病患者的干预手段。同样的,作为一个研究的尝试,样本量偏少,且由于经费有限,未能采用更为便捷的电子化记录,一定程度上限制了数据的丰富性和搜集数据的便捷性。

3. 本书创新性地在老年糖尿病患者中使用了社会工作干预方法和戏剧治疗的方法,并形成了干预手册,但是未能在更大范围的患者中开展干预。这主要与医院的专职工作人员缺乏有关,希望今后能增加专业人员,开展丰富多样的干预活动。

二、未来研究方向

(一) 加强糖尿病治疗和管理的精准性

纪立农教授于 2019 年 5 月 10 日在"2019 北大糖尿病论坛"上提出,当前糖尿病分型有自身的临床和科学价值,但是在一定程度上未能满足临床的需求,随着研究的深入,对糖尿病的了解和认识会逐步深入。纪立农教授指出,通过人工智能糖尿病聚类分析,根据不同的指标将新确诊糖尿病患者分为 5 个亚型,这些亚型的临床表现特征均不同,分为严重自身免疫性糖尿病、严重胰岛素缺乏型糖尿病、严重胰岛素抵抗型糖尿病、轻度肥胖相关型糖尿病、轻度年龄相关型糖尿病。不同亚型的糖尿病血糖波动水平不一样。此外,不同亚型糖尿病的并发症风险也不一样,相应的也需要不同的治疗方案。在今后的研究中,需要加强药物试验,探究不同组别的患者对不同降糖药的反应,从而可以针对不同的分型采取相应的治疗,实现精准化治疗。精准化治疗糖尿病,这对于糖尿病患者来说,无疑是个福音。

相应地我们要加强糖尿病的精准管理,提升患者的依从性。到目前为止,我国成年糖尿病患者人数已达到 1.14 亿,大约每 10 个成年人里,就有一名 2 型糖尿病患者。糖尿病患者数量庞大,人群结构复杂,呈现出来的需求有较大的差异性。例如,刚被确诊的糖尿病患者在疾病知识和管理技巧方面需求很大,而长期患病的患者在并发症的管理和情绪管理方面的需求较大。

目前,糖尿病健康教育和干预资源缺乏,且同质性较高,形式较为单一,大多以健康宣教为主,未能个性化地满足患者的需求。在今后的研究和实践中,需做到以下两点。① 基于需求进行分类,精准提供服务:需要系统摸排老年糖尿病患者的现状及需求,除了疾病知识和管理方面的需求,应重点摸排社会心理层面的需求,从而系统了解患者的情况,根据患者的差异性需求进行分类,相应提供适切的服务。② 基于患病阶段提供服务:处于不同阶段的患者的需求可能会不一样,在今后的研究中需要重点关注新确诊的糖尿病患者,加强对他们的健康宣教、情绪舒缓培训,而对于患者较久的患者来说,应加强对并发症的预防、纠正错误的疾病认知和管理方法等。同时,也可以加强不同人群之间的交流,增强同伴群体的社会支持。

总而言之,以患者为中心,立足于患者的病情和需求,加强研究和探索,致力于提供个性化、精准化的治疗和干预,提升治疗和干预效果,最终改善患者的生活质量。

(二) 增加老年糖尿病患者及其家属的社会支持

患有糖尿病,需要患者终身进行疾病管理,而糖尿病的管理涉及日常生活中的方方面面,每天重复的疾病管理有可能会给患者带来沉重的负担,导致依从性差。当患者面临心理压力或情绪困扰的时候,社会支持有利于帮助患者缓解情绪,避免因心理压力影响糖尿病的管理。拥有良好的社会支持,可以帮助老年糖尿病患者克服困难,增强管理疾病的信心,改善依从性。增加患者的社会支持,有利于患者加强自我管理。如果家属能够做出适合糖尿病患者的饮食、陪伴患者一起运动、监督患者进行血糖监测和按时服药,能大大提升患者的依从性,较好地控制血糖。增加同伴群体的社会支持,患者之间可以互相交流,尤其在疾病管理经验和社会支持方面能够做到互相支持,一定程度上同伴群体的社会支持对于提升依从性、缓解焦虑情绪更有效。

同时,糖尿病不仅仅会影响患者本人,还会影响患者的家庭。为了帮助患者应对糖尿病,家属也需要调整生活方式(如饮食)来帮助患者共同管理糖尿病。同时,家属在照顾患者的过程中,可能会有照护负担,呈现出抑郁、焦虑等。有些家属在提供照护服务时,往往缺少相关的照护技巧和经验。事实上,老年家属照护者不仅仅是服务的提供者,也是支持服务的需求者。但当前家属照护者作为支持服务的需求者这个角色未能得到充分关注时,他们对支持服务的需求相应也没有得到满足。

2018 年的世界糖尿病日主题是"家庭和糖尿病——糖尿病关系到每个家庭",这个主题强调,在糖尿病的管理中,不仅仅要关注患者本身,还重点强调了家庭的作用,即家庭可以在糖尿病的管理中发挥重要的作用。家庭可以在糖尿病的预防、筛查和管理阶段分别发挥非常重要的作用,家庭作为糖尿病管理的共同参与者,可以在以下方面给患者家属提供社会支持。① 给家属教授糖尿病相关的疾病知识和管理技巧,鼓励患者积极参与疾病管理。② 积极改造患者的日常生活环境,去除环境中不利于糖尿病管理的因素,避免家属对患者使用消极的方式参与糖尿病的管理。③ 鼓励家属关心患者的情绪和心理,鼓励患者树立管理好疾病的信心。总之,患者家属具备糖尿病知识和管理技巧,可作为老年糖尿病患者强有力的后盾,促使患者更好地管理疾病,预防糖尿病的并发症。

此外,今后的研究还应积极探索糖尿病患者和家属之间的交流与互动及其对糖尿病的管理带来的影响。糖尿病不仅仅会影响患者本人,也会影响家属的情绪和生活方式。患者和家属双方是否能就疾病做好充分的沟通与交流,会很大程度上影响患者的疾病管理和家属的身心健康。如果患者以患者角色自居,持着"我生病了,我就是老大,家人就得让着我"的心态,这无疑会给家庭带来不愉快的气氛。如果家属给患者施加很大的压力,对患者不理解,对患者不停唠叨,会影响到患者的积极性。后续需要更多的关于家属和患者如何沟通和交流的研究,才能更好发挥家庭在糖尿病管理中的作用。

除了理论研究外,还需要在实践中摸索针对糖尿病患者和家属的干预,在这样的干预中,纳入疾病知识、管理技巧、沟通技巧、社会支持等内容,是否能提高糖尿病患者的依从性、心理健康、社会支持、生活质量等,能否提高家属的生活质量、降低家属的压力等,还需要更多的研究,来确定到底什么样的干预模式成效好、如何推广这样的干预等。

(三) 组建跨学科团队,创新糖尿病干预模式

糖尿病是一种较为复杂的代谢性疾病,该病与其他的疾病有共同的风险因素,糖尿病也会带来严重的并发症,如何提升诊断治疗的准确度,亟须组建跨学科团队来探究合作诊疗模式。同时,糖尿病会影响患者的方方面面,需要患者在日常生活中调整好生活习惯、管理好自己的社会交往和情绪,患者呈现出来的需求是动态的、多元的。在现行的医疗卫生体系下,仅靠医生护士没法满足广大糖尿病患者不断增长的健康需求和美好生活愿望。需要组建跨学科的团队,包括医生、护士、营养师、运动康复师、心理咨询师、社会工作者等,团队成员通力合作,利用自身的专业知识参与到团队中,给患者提供健康教育和干预的整体方案。

在健康教育和干预的内容方面,围绕"生物—心理—社会"的健康模式,梳理关于糖尿病治疗和管理的前沿研究,摸清糖尿病患者多维度的需求,在"五驾马车"的基础上,加强口腔护理以及社会心理方面的支持。在健康教育和干预的模式方面,突破传统的健康宣教的途径,打破患者"健康教育就等于健康讲座"的观念,改变患者被动式的学习方式,以患者喜闻乐见的方式开展健康教育和干预。同时,也可以引入其他学科的方法,如社会工作干预方法、戏剧治疗方法、音乐疗法等,并探索其成效。

总而言之,糖尿病健康教育和干预工作者需要创建跨学科团队,以患者需求为出发点,丰富健康教育和干预的内容,创新健康教育和干预的模式,充分满足糖尿病患者的多元化的需求,提升其自我管理的依从性,改善其生活质量。

（四）创新研究方法，推进糖尿病的治疗和管理

糖尿病的管理需要渗透到患者生活中的方方面面。以往大部分的研究主要以问卷调查为主，这些研究考察糖尿病患者的疾病管理现状、社会支持现状等，但是忽略了患者日常疾病管理行为的动态变化及其背后的影响因素。而探究患者日常疾病管理行为、情绪、社会支持、睡眠等的动态变化及其背后的影响因素时，通过模型的构建，有利于我们更加准确了解患者依从性的现状及背后的原因。随着互联网的发展，如何充分利用互联网的技术，推进糖尿病的治疗和管理亟须更多的研究。可以整合互联网/智能设备和生态瞬时评估方法，患者利用互联网或智能手机的终端，实时记录日常疾病管理的行为、社会心理因素的变化等，这些可以作为个人健康档案的重要组成部分。如果这些信息能与跨学科团队终端相连，可为跨学科团队的诊治和干预方案提供非常翔实的依据。同时，家庭成员如能获取这些信息，也能调整思路参与糖尿病管理。不管是基于互联网，还是基于线下服务，都需要创新研究方法，加强对糖尿病患者的了解和管理。基于生态瞬时评估的三位一体的模式也给全面糖尿病干预提供了非常好的平台。

致　谢

本书是笔者基于攻读博士学位期间（2010～2014年）在新加坡收集的数据、2014年10月在上海大学工作之后在上海搜集的数据以及2018年在上海市第十人民医院进行的现场干预所获数据编撰而成。

首先，衷心感谢笔者的导师Wendy Cheng和Joyce Pang！在攻读博士学位期间，导师Wendy Cheng以及Joyce Pang对论文的选题、结构、理论和研究方法的使用、问卷内容的设计、数据的分析和讨论等，都进行了非常细致的讨论。Wendy Cheng在临床心理学领域经验丰富，在如何给糖尿病患者进行干预方面提供了非常宝贵的建议和经验分享。Joyce Pang在人格、动机等研究领域内经验丰富，对于如何深入探究老年糖尿病患者行为背后的动机和原因提供了非常好的见解。

其次，要感谢上海大学社会学院的领导和同事，在项目申请和平日的工作中给予的大力支持、鼓励和包容。本书的出版也得益于学院的支持。

此外，在上海的研究和资料搜集过程中，笔者也得到了上海市第十人民医院社工部主任何平老师和内分泌科护士长王西英老师、徐汇区中心医院内分泌科刘巧蕊医生、张庙街道社会组织服务中心丁海燕老师等的帮助。也非常感谢笔者的研究生在资料搜集整理和文献查阅过程中的辛苦付出，她们是张梦玲、陈书香、张晶、向淑芬、王海晶、贾晓璐、王宁一、王瑾芳、李晓阳等。同时，也感谢在资料搜集过程中部分患者、医护人员、社区工作者等的支持和参与！

最后，本书的出版得到了以下两个项目的支持，分别为：

（1）浦江人才计划资助项目：老年糖尿病患者的生态瞬时评估及智能管理模式研究（16PJC039）；

（2）晨光学者计划资助项目：上海市老年慢性病患者生态瞬时评估及干预研究：以糖尿病为例（15CG46）。